U0583093

儿科疾病诊治与药学应用

王启红　张军文　扈建翠　孔营　刘晓雯　陈燕◎主编

吉林科学技术出版社

图书在版编目（CIP）数据

儿科疾病诊治与药学应用/王启红等主编. --长春：
吉林科学技术出版社，2024.3
ISBN 978-7-5744-1152-4

Ⅰ.①儿…Ⅱ.①王…Ⅲ.①小儿疾病-诊疗②小儿
疾病-用药法Ⅳ.①R72

中国国家版本馆 CIP 数据核字(2024 年)第 064452 号

儿科疾病诊治与药学应用

主　　编	王启红　等
出 版 人	宛　霞
责任编辑	董萍萍
封面设计	树人教育
制　　版	树人教育
幅面尺寸	185mm×260mm
开　　本	16
字　　数	309 千字
印　　张	13.25
印　　数	1~1500 册
版　　次	2024 年 3 月第 1 版
印　　次	2024 年12月第 1 次印刷

出　　版	吉林科学技术出版社
发　　行	吉林科学技术出版社
地　　址	长春市福祉大路5788 号出版大厦A 座
邮　　编	130118
发行部电话/传真	0431-81629529 81629530 81629531
	81629532 81629533 81629534
储运部电话	0431-86059116
编辑部电话	0431-81629510
印　　刷	廊坊市印艺阁数字科技有限公司

书　　号	ISBN 978-7-5744-1152-4
定　　价	78.00元

版权所有　翻印必究　举报电话：0431-81629508

编 委 会

主　编　王启红（临沂市人民医院）

　　　　张军文（青岛市即墨区通济街道社区卫生服务中心）

　　　　扈建翠（利津县利津街道卫生院）

　　　　孔　营（滕州市中心人民医院）

　　　　刘晓雯（茌平区人民医院）

　　　　陈　燕（鄄城县人民医院）

目　　录

第一章 新生儿疾病

第一节 新生儿持续肺动脉高压

新生儿持续肺动脉高压(PPHN),过去又称新生儿持续胎儿循环(PFC),发生率占活产婴儿的(1~2)/1200。PPHN 是由于生后肺血管阻力的持续增加,阻止由胎儿循环过渡至正常新生儿循环,当肺血管压力高至超过体循环压力时,大量血液经卵圆孔和(或)动脉导管水平的右向左分流,临床表现为严重青紫、低氧血症及酸中毒,吸高浓度氧,青紫不能消失,病死率高。

一、病因

1.肺血管发育不全

为气道肺泡及肺小动脉数量减少,肺血管横截面积减少,使肺血管阻力增加。常见病因为肺发育不全及先天性膈疝等。

2.肺血管发育不良

肺内平滑肌自肺泡前生长至正常无平滑肌的肺泡内动脉,肌型动脉比例增多,但肺小动脉数量正常。因血管内平滑肌肥厚,管腔弯窄,使血管阻力上升。宫内慢性缺氧可使肺血管重构,中层肌肉肥厚。此外如母亲曾应用过阿司匹林及吲哚美辛等药,使胎儿动脉导管早闭和继发肺血管增生,导致肺动脉高压。

3.肺血管适应不良

指肺血管阻力在出生后不能迅速降低。常见于围生期窒息、低氧、酸中毒等因素,占PPHN 发生原因的大部分,如围生期胎粪吸入综合征导致的 PPHN。在上述病因中,第一类、第二类治疗效果差,第三类治疗效果较好。

4.其他因素

某些先天性心脏病,如左及右侧梗阻性心脏病可导致 PPHN;心肌功能不良也可导致PPHN;肺炎、败血症可导致 PPHN(可能由于一氧化氮产生抑制,内毒素抑制心肌功能,同时血栓素、白三烯等释放,导致肺血管收缩)。此外,某些代谢问题如低血糖、低血钙亦有可能引起肺动脉高压。红细胞增多症,血液高黏滞状态淤滞,易致肺动脉高压等。

二、临床表现

多见于足月儿、过期产儿,早产儿常见于肺透明膜病合并 PPHN。

足月儿或过期产儿有围生期窒息,胎粪吸入史者于出生后 24 小时内出现全身性、持续性发绀,发绀与呼吸困难不平行。吸高浓度氧多数不能好转。虽发绀重,但没有明显的呼吸困难。临床上与发绀型先天性心脏病不易区别。肺部无明显体征。心脏听诊无特异性,部分患儿心前区搏动明显,肺动脉第二音亢进分裂。围产窒息者胸骨下缘有时可闻及粗糙的收缩期杂音。心功能不全者可有心音低钝、循环不良和低血压。

三、辅助检查

当新生儿于初生 24 小时内发生持续而明显的发绀,其发绀又与呼吸困难程度不相称时应高度怀疑本病,需做如下检查。

1.针对低氧

(1)高氧试验。吸 100％氧 10 分钟后患儿发绀不缓解,此时取左桡动脉或脐动脉血(动脉导管后血)做血气分析,如 $PaO_2 < 6.65kPa(50mmHg)$,则表示有右向左分流,可排除由于呼吸道疾病引起的发绀。

(2)动脉导管前、后 PaO_2 差异试验。同时取右、左桡动脉(或右桡动脉、脐动脉)血,前者为导管前血,后者为导管后血,如两份血 PaO_2 差异 $\geqslant 1.99kPa(15mmHg)$,且导管前高于导管后者,说明在动脉导管水平有右向左分流,但仅有卵圆孔分流者差异不明显。

(3)高氧通气试验。用呼吸器吸 100％氧,以 $100\sim150/min$ 的呼吸频率,吸气峰压为 $30\sim40cmH_2O$,使 $PaCO_2$ 下降至 $2.66\sim3.32kPa(20\sim50mmHg)$,pH 上升至 7.5 左右时,则肺血管扩张,阻力降低,右向左分流逆转,PaO_2 明显上升。此方法可用于鉴别 PPHN 和先天性心脏病,后者 PaO_2 不上升。

2.排除先天性心脏病

(1)胸部 X 线片。有助于鉴别肺部疾病。PPHN 患儿心影多正常或稍大,肺血减少。

(2)心电图。表现为与新生儿时期一致的右心室占优势的心电图,如有心肌缺血可有 ST-T 改变。

(3)超声心动图。主要用于鉴别有无先天性心脏畸形。PPHN 患儿在 M 型超声心动图上可表现为左、右心室收缩时间间期延长,如右室射血前期与右室射血期比值 >0.5,左室射血前期与左室射血期比值 >0.38,可参考诊断本病。用二维超声心动图可检查心房水平的右向左分流,方法是用生理盐水或 5％葡萄糖做对比造影。彩色多普勒检查也可确定动脉导管及卵圆孔的右向左分流,并可测定动脉导管的直径。多普勒超声心动图还可以估测肺动脉压力和肺血管阻力,根据三尖瓣反流压差推测肺动脉收缩压,根据肺动脉瓣反流压差估计肺动脉舒张压及平均压。

(4)心导管检查。可以证实肺动脉压力情况,但它是侵入性检查方法,有一定危险性,一般不做。

四、治疗

低氧性呼吸衰竭和 PPHN 有较高的病死率和并发症,治疗的目标是纠正低氧血症,同时尽可能减少由于呼吸治疗本身而出现的并发症。经典(传统)的治疗手段有人工呼吸机的高通气、纠正酸中毒或碱化血液、纠正体循环低血压或给以正性肌力药物或液体扩容。近年来发展的新治疗方法如一氧化氮吸入(iNO)、表面活性物质应用等已显著改善了该病的预后。新型的治疗方法,如血管扩张剂、抗氧化剂治疗等仍在不断地探索中,并有一定的前景。上述传统的治疗手段在临床上已取得了较好的效果,但是遗憾的是,除 iNO 和表面活性物质治疗有经随机对照研究的循证医学证据外,其他治疗方法尚缺乏 RCT 研究证实,其治疗的潜在缺点也逐渐引起了人们的重视。

(一)机械通气治疗

自 1983 年以来,采用气管插管人工呼吸机进行高通气以降低肺动脉压力一直是治疗 PPHN 的主要方法之一。通过机械通气使血氧分压维持正常或偏高,同时使血二氧化碳分压降低,以利于肺血管扩张和肺动脉压的下降。既往所谓的高通气一般是将 $PaCO_2$ 降至 25mmHg,维持 $PaO_2>80$mmHg,患儿经心导管监测可见肺动脉压力的显著下降。新生儿肺血管对氧的反应不稳定,低氧性肺血管痉挛可引起致命性的肺血管阻力增加;为减少血氧的波动,临床医生常倾向于将氧分压稳定在较高的水平;同时,在呼吸机参数撤离过程中,氧的调节也应逐渐降低,以免出现反应性肺血管痉挛。但尚无临床证据提示目标血氧分压超过 70~80mmHg 对患儿更为有利。

关于机械通气时呼吸机的调节,如患者无明显肺实质性疾病,呼吸频率可设置于每分钟 60~80 次,吸气峰压力 25cmH_2O 左右,呼气末正压 2~4cmH_2O,吸气时间 0.2~0.4 秒;当有肺实质性疾病,可用较低的呼吸机频率,较长的吸气时间,呼气末正压可设置为 4~6cmH_2O。近年来考虑到高氧的潜在不良反应,有学者尝试较温和的通气。在 20 世纪末报道的吸入 NO 治疗 PPHN 的多中心研究资料中,将 NO 应用前的 PaO_2 维持在 >80mmHg,$PaCO_2$ 30~35mmHg,以降低肺动脉压力。但是,随着对高氧和低碳酸血症危害的研究深入,发现高氧可引起活性氧(ROS)增加;低 $PaCO_2$ 可显著降低脑血流,尤其在早产儿可增加脑室周白质软化(PVL)的发生机会;研究还发现曾经由于高通气治疗而有明显低碳酸血症者,听力异常的机会显著增加,这些资料均提示在 PPHN 的治疗中应该避免过高的血氧分压和过度的低 $PaCO_2$。教科书中有关 PPHN 的治疗中也逐步修改了治疗时对 $PaCO_2$ 和 pH 的要求,如在 Manual of Neonatal Care(Boston)1998 年版提出将 $PaCO_2$ 维持在 35~40mmHg;而在该书的 2004 和 2008 版,修改为 35~45mmHg。近年来也有学者将 PPHN 的血气目标 $PaCO_2$ 维持在 35~50mmHg。

如氧合改善不理想时,可试用高频振荡人工呼吸机(HFOV)。PPHN 伴有肺实质性疾病时,呼吸治疗应考虑针对原发病而采取不同的策略,而高频通气常用于严重肺实质性疾病所致的呼吸衰竭。在 PPHN 需要用吸 ANO 治疗时，HFOV 能复张更多的肺泡而有利于 NO 的递送。

（二）应用碱性液体提高血 pH

酸中毒时肺血管阻力增加，通过提高血 pH 以降低肺血管阻力是临床治疗 PPHN 的常用手段。可通过高通气降低血二氧化碳分压或（和）应用碳酸氢钠液体提高血 pH，但两者的意义不同。碱性液体的应用有高钠、CO_2 产生增加等不良反应。实验研究证实如需显著降低肺血管阻力，pH 需达到 7.60 以上，$PaCO_2$ 需降低至 25mmHg 以下，而此时治疗的相关风险，如脑血流的减少和听力损伤的潜在并发症机会增加。传统的方法是将血 pH 提高至 7.45～7.55，目前主张将其保持在 7.35～7.45 即可。

（三）提高体循环压力

PPHN 的右向左分流程度取决于体循环与肺循环压力差，提高体循环压有利于减少右向左分流。维持正常血压，将动脉收缩压维持在 50～75mmHg，平均压在 45～55mmHg。当有容量丢失或因血管扩张剂应用后血压降低时，可用生理盐水、5%的蛋白、血浆或输血；为增加心肌收缩力，常使用正性肌力药物，如多巴胺 $2～10\mu g/(kg \cdot min)$、多巴酚丁胺 $2～10\mu g/(kg \cdot min)$、肾上腺素 $0.03～0.10\mu g/(kg \cdot min)$。

（四）镇静和镇痛

因儿茶酚胺释放能激活肾上腺能受体，使肺血管阻力增加，临床上对 PPHN 常使用镇静剂以减少应激反应。可用吗啡：每次 0.1～0.3mg/kg 或以 $0.1mg/(kg \cdot h)$ 维持；或用芬太尼 $3～8\mu g/(kg \cdot h)$ 维持。必要时用肌松剂，如潘可龙每次 0.1mg/kg，维持量为 0.04～0.1mg/kg，每 1～4 小时 1 次。

（五）扩血管药物降低肺动脉压力

PPHN 可由肺血管发育不良、发育不全或功能性适应不良所致，药物治疗目的是使肺血管平滑肌舒张、血管扩张。目前临床和实验研究主要集中在对调节肺血管张力的三条途径进行探索：包括 NO、前列环素及内皮素在肺血管张力的调节及相关类似物或阻滞剂的应用。

1.吸入 NO 治疗（iNO）

NO 吸入是目前唯一的高度选择性的肺血管扩张剂。在 20 世纪 90 年代初，Roborts 和 Kinsella 首次报道将 NO 吸入用于 PPHN。美国多中心研究显示，对 PPHN 患者早期应用 NO 吸入能使氧合改善，减少体外膜氧合（ECMO）的应用；治疗后长期的神经系统随访也未见明显异常；近年来还有资料显示 iNO 治疗后的早产儿脑性瘫痪的发生率有所减少。

（1）NO 吸入降低肺动脉压的原理：NO 是血管平滑肌张力的主要调节因子，已证实它就是内皮衍生舒张因子（EDRF）；出生后的肺血管阻力下降有 NO 的介导参与。内源性 NO 由 L-精氨酸通过一系列酶反应而产生。NO 通过与鸟苷酸环化酶的血红素组分结合，激活鸟苷酸环化酶，使 cGMP 产生增加，后者可能通过抑制细胞内钙激活的机制，使血管和支气管平滑肌舒张。当 NO 以气体形式经呼吸道吸入后，能舒张肺血管平滑肌，而进入血液的 NO 很快被灭活,使体循环血管不受影响。NO 与血红素铁有高度亲和力,包括还原型血红蛋白,结合后形成亚硝酰基血红蛋白(NOHb),后者被氧化成高铁血红蛋白,高铁血红蛋白被进一步还原成硝酸盐及亚硝酸盐通过尿液、少量通过唾液和肠道排泄。由于 NO 在血管内的快速灭活,它对体循环不产生作用。这与传统的扩血管药物不同。吸入 NO 治疗的临床实践证明,它能选择性降低肺动脉压,能改善通气血流比值,降低肺内或肺外分流,使患儿氧合改善。

(2)NO 吸入方法

①NO 气源。NO 气体在自然界普遍存在,是不稳定的高亲脂性自由基,并有轻微的金属气味。NO 通过雷电和石化燃料的燃烧产生。大气中 NO 的浓度常在 $10\sim100ppb$(10 亿分之一)。商品化的 NO 气体通过硝酸与二氧化硫反应生成。NO 一旦合成,常与高纯度的氮气混合,以 2000psi 的压力储存于铝合金钢瓶中。医用 NO 气源浓度常为 400 或 800ppm(百万分之一)。

②吸入 NO 的连接方法与浓度估算。NO 吸入通常经人工呼吸机辅助通气完成。NO 接入人工呼吸机有多种方法,各有其特点。

呼吸机前混合:将 NO 气体与氮气分别连接外接混合器,再接入呼吸机的“空气”入口,通过调节外接混合器及呼吸机混合器,获得所需的 NO 吸入浓度。此方法能较均匀地将 NO 与吸入气混合,能精确达到所需的吸入浓度,不受呼吸形式、潮气量、每分通气量、流量等影响。但当呼吸机内容量较大时,NO 与 O_2 的接触机会增加,会导致 NO_2 的产生增加;混合器及呼吸机内部的气体溢出可致 NO 气体污染室内空气。此外,使用此方法常需消耗较多的 NO 气源。

将 NO 气体加入呼吸机的输出端混合。用此法混合时,应将 NO 气体加入呼吸机输出端的近端,使气体到达患者端前已充分混合。混合气体的 NO 浓度估算如下:混合后 NO 浓度＝(NO 流量×气源浓度)/(NO 流量＋呼吸机流量),或所需 NO 流量＝呼吸机流量＋[(NO 气源浓度÷所需 NO 浓度)−1]。此混合方法相对节约 NO 气源;NO 与 O_2 的接触时间少,因此 NO_2 产生较少。其缺点是当每分通气量、流量变化时,实际 NO 吸入浓度会相应波动。

(3)吸入 NO 时的浓度监测。由于 NO 吸入浓度受潮气量、吸入氧浓度、气源浓度等影响,高浓度 NO 吸入可致肺损伤,精确的 NO 吸入浓度常需持续监测。NO 与氧反应可生成 NO_2,后者对肺损伤更为明显。当 $NO_2\geqslant2ppm$ 时,可使气道反应性增加。由于 NO_2 可与水反应生成 HNO_3,它在肺内停留时间很长,被肺上皮细胞吸收,导致损伤。临床上常用化学发光法或电化学法监测吸入气 NO/NO_2 浓度。应用时应注意将测量探头连接于近患者端;测量前需用标准 NO/NO_2 气体将仪器校正。为精确反映混合后气体 NO/NO_2 浓度,至少应将 NO/NO_2 探头连接于离气源加入端 30cm 以上的近患者端。

(4)NO 吸入适应对象。20 世纪 90 年代初,Roborts 和 Kinsella 分别报道将 NO 吸入用于 PPHN。患儿在常规治疗包括高氧、高通气、碱性药物,提高体循环压等措施后低氧血症仍明显,或需很高的呼吸机参数才能维持时,可采用 NO 吸入治疗。或在有条件者以超声检查排除先天性心血管畸形,并证实肺动脉高压同时低氧血症明显,如氧合指数(OI)＞25 常是 iNO

的应用指征。表现为卵圆孔和(或)动脉导管水平的右向左分流或经三尖瓣反流估测肺动脉压为＞75％体循环压时,可考虑用 NO 吸入治疗。

先天性膈疝伴有肺发育不良并发 PPPN 时可用 NO 吸入治疗,但有严重的肺发育不良时,疗效往往较差,仅 35％左右患儿有效。

早产儿呼吸窘迫综合征可并发 PPHN,低氧血症难以纠正时可试用 iNO。

新生儿左向右分流先天性心脏病患者常有肺动脉压增高,由于体外循环手术常有肺内源性 NO 产生减少,此时可用较低剂量 NO 吸入维持,以降低肺血管阻力。在体外循环手术后常可出现肺动脉高压并发症而需要用镇静剂、人工呼吸机高通气甚至体外膜肺(ECMO)治疗。对这些术后患儿可应用 NO 吸入,使肺动脉压下降。但对先天性心脏病患者进行 NO 吸入治疗前应明确其存在的解剖畸形性质。某些畸形,如永存动脉干、左心发育不良综合征、单心室等常依赖较高的肺循环阻力以平衡体/肺循环,维持体循环氧合。此时如吸入 NO,可致命。

对于其他多种原因引起足月儿严重低氧性呼吸衰竭,经常规呼吸机、血管活性药物、高频呼吸机等治疗后可能仍有低氧血症而最终需 ECMO 治疗。因吸入 NO 只扩张有通气之肺血管,故它不仅能降低肺动脉压,还能改善通气/血流比值。有报道在 iNO 治疗氧合可有所改善,但对这方面的临床研究还需进一步深入。

(5)吸入 NO 的剂量调节。虽然 NO 吸入有一定的剂量—效应关系,一般在吸入浓度大于 80PPm 时效应增加不明显,而相应的不良反应明显增加。考虑到 NO 及 NO_2 的潜在毒性作用,应尽可能用较小的剂量以达到临床所需的目的。临床对 PPHN 的常用剂量为 20ppm,可在吸入后 4 小时改为 5～6ppm 维持,一般不影响疗效,并可以此低浓度维持至 24 小时或数天,一般小于 2 周。对于 NO 有依赖者,可用较低浓度如 1～2ppm 维持,最终撤离。

(6)吸入 NO 的撤离。尽管没有统一的 NO 撤离方式,一般在 PPHN 患儿血氧改善,右向左分流消失,吸入氧浓度降为 0.4～0.45,平均气道压力小于 $10cmH_2O$ 时可考虑开始撤离 NO。长时间吸 NO 会抑制内源性 NO 合酶,故 iNO 应逐渐撤离。在吸入浓度较高时,可每 4 小时降低 NO 5ppm,而此时吸入氧浓度不变。在撤离时要监测动脉血气、心率、血压及氧饱和度。如患者能耐受,逐渐将 NO 撤离。在撤离时如氧饱和度下降超过 10％或其值低于 85％,可提高吸入氧浓度 10％～20％,NO 应再增加 5ppm,在 30 分钟后可考虑再次撤离。当 iNO＜5ppm 时,撤离时每次降 1ppm,以免引起肺动脉高压的反跳。

(7)吸入 NO 的疗效评价。NO 吸入后患儿可即刻出现血氧改善,也可缓慢地变化。其反应性不同取决于肺部疾病、心脏功能及体循环血流动力学在病理生理中所起的不同作用。一般 OI 在 15～25 者,治疗反应较 OI＞25 者更好。临床上新生儿在 NO 吸入后可出现下列反应。

①吸入后氧合改善并能持续。

②吸入后氧合改善,但不能持续。

③吸入后氧合改善并能持续,但产生对 NO 吸入的依赖。

④吸入后氧合无改善,或者恶化。

iNO疗效差的可能原因如下。

①新生儿低氧不伴有肺动脉高压。

②有先大性心血管畸形而未被发现,如完全性肺静脉异位引流、主动脉缩窄、肺毛细血管发育不良等。

③败血症引起的心功能不全伴左心房、室及肺静脉舒张末压增高。

④存在严重的肺实质性疾病,吸入NO有时反而使氧合恶化。

⑤严重肺发育不良。

⑥血管平滑肌反应性改变。

评价吸入NO对氧合改善的疗效时可采用:氧合指数(OI),可作为动态疗效观察手段。OI涉及呼吸机参数、吸入氧浓度及血氧分压等综合因素,即:

OI=平均气道压力(cmH₂O)×吸入氧浓度÷动脉氧分压(mmHg)

NO吸入治疗是一个连续的过程,单独某个时间点的OI尚不能全面反映疗效。可采用动态观测OI的方法,即TWOI。该方法计算OI的下降值(下降为负数,上升为正数)与时间的积分值,再除以观测时间(小时),当结果值为负数时,提示氧合改善,负值越大,改善越显著;当结果值为正数时,提示氧合恶化。

(8)吸入NO毒性机制及防治方法。一般来说,目前临床应用的NO吸入剂量是安全的,也未见长期不良反应。NO本身为一种自由基,大剂量吸入对肺有直接损伤作用,但吸入浓度在80ppm以内,数天吸入后尚未见对肺毒性作用的报道。但为安全起见,呼吸机的呼出气端口应连接管道,将废气引出室外或以负压装置吸出。

NO与氧结合后可产生NO₂,后者50%~60%可滞留于肺,与水结合形成HNO₃被肺上皮细胞吸收,对其有直接损伤作用。NO₂的生成取决于NO浓度的平方与氧浓度。此外,NO与NO₂反应可产生三氧化二氮,后者是水溶性的,形成硝酸盐及亚硝酸盐,这也参与了对肺的损伤。5ppm NO₂吸入4小时,即可对肺造成轻度炎症;长期暴露于NO₂还可使气道功能减退、感染的易感性增加。临床上所用NO吸入浓度很少使NO₂超过2ppm。为减少NO₂产生,可将呼吸机流量降至8~12L/min,以减少NO的加入量。通过有效地监测NO、NO₂浓度,其毒性作用是可以避免的。另外,吸入NO还可产生以下不良反应:

①高铁血红蛋白的产生。NO与血红蛋白的亲和力较一氧化碳与血红蛋白的亲和力大280~1500倍,与还原型血红蛋白的结合力较氧合型高5~20倍。高铁血红蛋白血症的产生取决于患者的血红蛋白浓度及氧化程度、高铁血红蛋白还原酶的活性及最终的NO吸入量。一般短期应用吸入NO,其浓度在20~80ppm时,高铁血红蛋白很少超过2%。数天应用后可有所增高,但较少超过10%及出现临床症状;当高铁血红蛋白明显增高时,如超过7%,可静脉应用维生素C 500mg和输血进行治疗。

②其他不良反应。在应用吸入NO后可出现出血时间延长。这可能与血小板功能有关。其机制可能与血小板内的cGMP激活有关。对有出血倾向者,尤其是早产儿,在吸入NO过程中应密切观察。

2.其他扩血管药物降低肺动脉压力

一般扩血管药物往往不能选择性扩张肺动脉,其临床疗效常有限。iNO 是治疗 PPHN 的"金标准",但是由于 NO 吸入需投入的费用常较高,有人提出有必要对在这个"NO 时代"被遗忘的药物治疗方法做重新考虑。可试用:

(1)硫酸镁。能拮抗 Ca^{2+} 进入平滑肌细胞;影响前列腺的代谢;抑制儿茶酚胺的释放;降低平滑肌对缩血管药物的反应。硫酸镁剂量为:负荷量 200mg/kg,注射 30 分钟;维持量为 50~150mg/(kg·h),可连续应用 1~3 天,但需监测血钙和血压,以免出现体循环低血压。硫酸镁有镇静作用,故在应用后 12~24 小时应逐渐撤离已在使用的吗啡、芬太尼等镇静剂。

(2)妥拉唑林。有胃肠道出血、体循环低血压等不良反应,已较少用于 PPHN。

(3)前列腺素与前列环素。在动物实验,前列腺素 D_2 能降低肺血管阻力 30%,而在 PPHN 常不能显著降低肺血管阻力或改善氧合。前列环素(PGI_2):PPHN 患者在前毛细血管存在前列环素合酶缺乏;PGI_2 能增加牵张引起的肺表面活性物质的分泌;在低氧时,PGI_2 对降低肺血管阻力尤其重要;近年来证实气管内应用 PGI_2 能选择性降低肺血管阻力;PGI_2 与磷酸二酯酶 5 抑制剂联合应用有协同作用。此外,较稳定的拟前列环素药物如伊洛前列素和依前列醇对原发性肺动脉高压及小儿先天性心脏病并发肺动脉高压均有显著的作用,它们的半衰期分别为 30 分钟和 2 分钟,其中 iloprost 吸入给药具有较好的肺血管选择性,推荐剂量:0.5μg/kg,吸入 5 分钟,每 4 小时 1 次,这是对 PPHN 患者无 NO 吸入治疗条件时一种较好的替代方法。目前也有口服前列环素,如贝前列素(BPS),剂量为每次 1μg/kg,每 6 小时 1 次,经胃管注入。

(4)肺表面活性物质。成功的 PPHN 治疗取决于呼吸机应用时保持肺的最佳扩张状态。低肺容量引起间质的牵引力下降,继而肺泡萎陷,FRC 下降;而肺泡过度扩张引起肺泡血管受压。因均一的肺扩张,合适的 V/Q 对 PPHN 的治疗关系密切,肺表面活性物质应用能使肺泡均匀扩张,肺血管阻力下降而显示其疗效。临床研究显示,低氧性呼吸衰竭和 PPHN 患儿在表面活性物质应用后需进行 ECMO 治疗的机会减少,其中对 OI 值在 15~22 者效果最好。此外,PPHN 患者常伴有胎粪吸入性肺炎,胎粪可引起肺表面活性物质灭活,产生继发性表面活性物质缺乏,使缺氧及肺动脉高压加重,这也是对 PPHN 应用表面活性物质替代的依据。

(5)磷酸二酯酶抑制剂。NO 引起的肺血管扩张在很大程度上取决于可溶性 cGMP 的增加。抑制鸟苷酸环化酶活性可阻断 NO 供体的作用,提示该途径对 NO 发挥作用很重要。cGMP 通过特异性磷酸二酯酶(PDE-5)灭活,故抑制磷酸二酯酶活性有"放大"NO 作用的效果,可用于预防反跳性肺血管痉挛。PPHN 在治疗撤离时(尤其是 NO 应用停止后)可出现反跳性肺血管痉挛及肺动脉高压,使用磷酸二酯酶 5 抑制剂可显著减少反跳。

PDE-5 抑制剂西地那非或称万艾可被试用于新生儿 PPHN,且显示出能较好选择性地作用于肺血管床的作用。最近报道的临床随机盲法对照试验对新生儿 PPHN 的治疗结果显示,口服西地那非组(1mg/kg,每 6 小时 1 次)较对照组氧合改善显著,病死率显著下降。也有将西地那非经气道给药(每次 0.75mg/kg 或 1.5mg/kg),以加快起效时间和提高其对肺血管的选择性,并取得了较好的疗效。近年出版的较为著名的新生儿药物手册 Neofax 已将该药收录,并详细介绍了使用方法(口服剂量为 0.5～2mg/kg,每 6～12 小时 1 次);提出该药可在对吸入 NO 或其他常规治疗方法无效的 PPHN 或 PPHN 不能撤离 NO 或无 NO 吸入条件时使用,这为新生儿医生提供了参考。该药在 PPHN 治疗中很有前途,因尚未被批准用于儿科及新生儿,有进一步的临床对照研究的必要。也有学者认为西地那非可作为目前的标准治疗后仍无效时的最后治疗手段。

(6)其他磷酸二酯酶抑制剂与 PPHN 治疗。磷酸二酯酶-3 抑制剂-米力侬常用于儿童心脏手术后,以改善心肌收缩力,降低血管阻力。近年来也有报道将磷酸二酯酶-3 抑制剂用于PPHN 的治疗,使用剂量为:负荷量 $75\mu g/kg$ 静脉滴注超过 60 分钟,即给以 $0.5～0.75\mu g$ (kg · min)维持。对于<30 周的早产儿,负荷量 $135\mu g/kg$ 静脉滴注 3 小时,即给以 $0.2\mu g/$ (kg · min)维持。有学者对 4 例严重的 PPHN 患者在 NO 吸入治疗无效后给以米力侬,结果氧合显著改善。但在治疗中 2 例患儿出现了严重的脑室内出血,是否与用药有关尚不清楚,但应引起注意,有必要进行临床随机对比研究。米力农治疗 PPHN 的有效性和安全性尚不完全清楚,目前仅限于随机对照的研究中。

(7)内皮素拮抗剂。内皮素为强烈的血管收缩剂,在 PPHN 患者血浆内皮素(ET-1)水平增高,在成人肺动脉高压,口服内皮素受体拮抗剂波生坦已用于临床,结果显示该药能改善患者的血流动力学和生活质量。由于该药有潜在的肝脏毒性作用,较少用于小于 2 岁的儿童。在新生儿仅有极少的报道。有报道对早产儿支气管肺发育不良(BPD)并发肺动脉高压时应用波生坦,并取得了一定的疗效。该药可能用于难治性肺动脉高压,如先天性膈疝并发的PPHN、BPD 并发的肺心病或先天性心脏病并发的肺动脉压力增高。

3.其他治疗

(1)抗氧化治疗。氧化应激在 PPHN 的发病中起重要作用,故抗氧化剂用于 PPHN 的治疗近年来受到了重视。研究显示,重组人超氧化物歧化酶应用 rhSOD 气管内应用减轻实验性胎粪吸入性肺损伤的程度。PPHN 的动物实验已证实气管内应用 rhSOD 后能显著降低肺动脉压力和改善氧合。rhSOD 也可用于新生儿临床,对早产儿在生后早期应用 rhSOD 可显著改善婴儿期呼吸系统的预后。上述结果显示抗氧化治疗在 PPHN 治疗中有潜在的临床价值。

(2)吸入 NO 高频通气治疗。理想的 NO 吸入疗效取决于肺泡的有效通气,高频振荡通气治疗能使肺泡充分、均一扩张以及能募集或扩张更多的肺泡,使 NO 吸入发挥更好的作用。虽然部分报道显示高频通气对 PPHN 有一定的疗效,但随机对照研究未发现其有降低患儿病死率的作用,也不能减少重症患者最终用 ECMO 的机会。吸入 NO 对 PPHN 的疗效,取决于肺部原发病的性质。当用常规呼吸机＋吸入 NO 或单用 HFOV 通气失败者,联合 HFOV 通气＋NO 吸入后疗效显著提高,尤其对严重肺实质疾病所致的 PPHN,因经 HFOV 通气后肺容量持续稳定,可加强肺严重病变区域 NO 的递送。

(3)NO 吸入的可能替代物。NO 具有许多重要的生物学作用,临床上用 NO 吸入治疗新生儿持续性肺动脉高压和呼吸窘迫综合征取得了良好的疗效,但 NO 易与氧或超氧离子形成毒性的氮氧化物,限制了它的临床使用。对 NO 的研究中发现亚硝基硫醇在体内分布广泛,可分解产生 NO,具有和 NO 类似的生物学作用。有人甚至提出它才是真正的血管内皮舒张因子。目前,人工合成的亚硝基硫醇作为一类新型的 NO 供体类药物引起了人们极大的兴趣。StamLer 等在低氧性的肺动脉高压猪模型上发现,用人工合成的一种亚硝基硫醇-亚硝酸乙酯(ENO)吸入治疗可选择性地降低肺动脉压而不影响体循环的压力,与 NO 相比停药后无反弹现象,高铁血红蛋白血症比较轻微。随后对 7 例持续性肺动脉高压的新生儿进行了临床试验,亚硝酸乙酯同样取得了良好的疗效,患者的血流指标和氧合状态都得到了改善,但这类药物投入临床使用还有待进一步的研究。对其他实验性肺动脉进行 ENO 吸入也选择性降低肺动脉压,并发现有较长的作用持续时间。

(4)体外膜氧合(ECMO)。是新生儿低氧性呼吸衰竭和 PPHN 治疗的最后选择。随着 iNO 和高频通气技术的广泛开展,ECMO 的使用已显著减少。一般 ECMO 的指征是:在两次血气分析测定计算的氧合指数(OI)均≥30。国内仅个别单位开展了此项治疗技术。

在上述各种扩血管治疗方法中,NO 吸入治疗是目前唯一的选择性肺血管扩张剂,被认为是金标准。但仍有 20%～30%的患儿对 NO 吸入无反应,这种失败情况多见于有肺实质性疾病和肺发育不良的 PPHN 患者。除 NO 外,目前所有的血管活性药物应用疗效均有争议。常规的 PPHN 治疗方法可能是血管活性药物发挥疗效的基础,例如,患儿在血 pH 值<7.25 时对吸入 NO 的反应不如 PH≥7.25 者显著。也有学者在做 ECMO 的单位发现有 70%的患者转入时已应用了扩血管药物作为最后的治疗方法,但相当多的患者在停用了这些药物后临床反而有明显改善,以上情况都说明了对 PPHN 治疗时"传统"治疗的重要性。

第二节　新生儿窒息

新生儿窒息是指婴儿出生 1 分钟无自主呼吸或未建立有效通气的呼吸动作,呈现外周性(四肢肢端)和(或)中央性(面部、躯干和黏膜)发绀甚至肤色苍白,肌张力不同程度地降低(严重时四肢松软),心率可能下降至每分钟 100 次以下甚至每分钟 60 次以下,血压正常或下降,最严重者甚至无心跳。主要是由于产前或产程中胎儿与母体间的血液循环和气体交换受到影响,致使胎儿发生进行性缺氧、血液灌流降低,称胎儿窒息或宫内窘迫。少数是出生后的因素引起的。新生儿窒息是新生儿死亡或智力伤残的主要原因之一。

一、病因

(一)产前或产程中

1.母亲因素

任何导致母体血氧含量降低的因素都会引致胎儿缺氧,如急性失血、贫血(Hb<100g/L)、一氧化碳中毒、低血压、妊娠高血压疾病、慢性高血压、糖尿病,或心、肾、肺疾病等。另外要注意

医源性因素:①孕妇体位,仰卧位时子宫可压迫下腔静脉和腹主动脉,前者降低回心血量,后者降低子宫动脉血流;②孕妇用药:保胎用吲哚美辛可致胎儿动脉导管早闭,妊娠高血压用硝苯地平可降低胎盘血流,孕妇用麻醉药,特别是腰麻和硬膜外麻可致血压下降。

2.脐带因素

脐带>75cm(正常30~70cm)时易发生打结、扭转、绕颈、脱垂等而致脐血流受阻或中断。

3.胎盘因素

胎盘功能不全,胎盘早剥,前置胎盘等。

4.胎儿因素

宫内发育迟缓,早产,过期产,宫内感染。

5.生产和分娩因素

常见的因素是滞产,现代妇产科学将第一产程分潜伏期和活跃期,初产妇潜伏期正常约需8小时,超过16小时称潜伏期延长,初产妇活跃期正常需4小时,超过8小时称活跃期延长,或进入活跃期后宫口不再扩张达2小时以上称活跃期停滞;而第二产程达1小时胎头下降无进展称第二产程停滞。以上情况均可导致胎儿窘迫。其他因素有急产、胎位异常、多胎、头盆不称、产力异常等。

(二)其他

少数婴儿出生后不能启动自主呼吸,常见的原因是:中枢神经受药物抑制(母亲分娩前30分钟至2小时接受镇静药或麻醉药),早产儿,颅内出血,先天性中枢神经系统疾病,先天性肌肉疾病,肺发育不良等。几种病因可同时存在,一种病因又可通过不同途径起作用。新生儿窒息多为产前或产时因素所致,产后因素较少。

二、临床表现

胎儿窒息时,胎动增强,逐渐减弱或消失。心率先增快,可超过每分钟160次,以后减慢,可低于每分钟100次,有时不规则,最后心脏停止跳动。较重窒息者常排出胎粪,羊水呈黄绿色。由于低氧血症和高碳酸血症使呼吸中枢兴奋性增高,出现真正的呼吸运动,可吸入羊水或混胎粪。

目前,广泛应用新生儿Apgar评分法判定新生儿窒息的严重程度。观察皮肤颜色、呼吸、心率、肌张力和反射五项指标,可提供一个更为全面的判定窒息程度、复苏效果和预后的量化指标。在胎儿出生后1分钟和5分钟进行常规评分。新生儿窒息的严重程度按胎儿出生后1分钟的Apgar评分法判断。5项评分相加的满分为10分,总分8~10分为正常,4~7分为轻、中度窒息,0~3分为重度窒息。1分钟评分多与动脉血pH相关,但不完全一致。因为Apgar评分还受一些因素的影响,例如母亲分娩时用麻醉药或镇痛药使胎儿受到抑制,评分虽低,因无宫内缺氧,血气改变相对较轻,早产儿发育不成熟,虽无窒息而评分常低。5分钟评分多与预后(特别是中枢神经系统后遗症)相关。若5分钟评分低于8分,应每分钟评估1次,连续 2 次≥8 分。

从复苏的实际考虑,Apgar 评分不能作为决定是否进行复苏的指标。因为若等到出生后 1 分钟评分结果出来后才做决定就太晚了,会影响预后。出生后应即刻快速评估:羊水清吗? 是否有哭声和呼吸? 肌张力是否好? 肤色是否红润? 是否足月儿? 5 项指标,作为是否进行 初步复苏的依据。而在随后的复苏过程中再以呼吸、心率和皮肤颜色作为决定下一步复苏的 指标。

三、辅助检查

1.实验室检查

宫内缺氧胎儿,可通过羊膜腔镜或在胎头露出宫颈时取头皮血,或取脐动脉血进行血气分析,血 pH 值<7.0。出生后动脉血气分析 pH 值降低、氧分压降低、二氧化碳分压增高。可有低血糖、电解质紊乱、血尿素氮和肌酐升高等生化指标异常。

2.特殊检查

对出现呼吸困难者摄 X 线胸片,常见两肺纹理增粗紊乱,或见斑片状阴影。头颅 B 超、CT、MRI 检查可发现并发新生儿缺氧缺血性脑病或颅内出血等征象。对心率减慢者查心电图、二维超声心动图、心肌酶谱,可有异常变化。

四、诊断

1.诊断要点

(1)诊断依据:①生后 1 分钟和(或)5 分钟 Apgar 评分≤7 分;②脐动脉血 pH<7.0。

(2)分度诊断:①轻度窒息生后 1 分钟 Apgar 评分 4～7 分;②重度窒息生后 1 分钟 Apgar 评分 0～3 分。

2.鉴别诊断

(1)颅内出血。患儿可有出生窒息史,也常有产伤史,或有维生素 K 缺乏等其他出血性疾病史,而且颅内出血神经系统症状进展快,其表现呈兴奋与抑制交替状态,并进行性加重,头颅 B 超或 CT 可见出血病灶。

(2)新生儿呼吸窘迫综合征。早产儿多见,生后不久出现进行性呼吸困难、青紫、呼气性呻吟等为其特点。死亡率高,死亡多发生在生后 48 小时内。胸部 X 线为毛玻璃样改变或支气管充气征伴"白肺"的特异性表现可确诊。

五、治疗

尽快完成对患儿及时有效的复苏抢救,尽可能缩短机体缺氧的时间,监测体温、呼吸、心率、尿量等多项指标,了解各脏器受损程度并及时处理。

1.一般治疗

加强护理,复苏前后均需注意保暖,防止并发症的发生。轻度窒息患儿复苏后数小时可以试喂糖水,若无呕吐、腹泻,可喂奶。

2.复苏治疗

遇存在窒息的患儿生后应及时进行复苏,多采用国际公认的 ABCDE 复苏方案:① A (airway):吸净黏液,畅通气道;②B(breathing):建立呼吸,保证吸氧;③C(circula-tion):维持循环,保证每搏输出量;④D(drugs):药物治疗,纠正酸中毒;⑤E(evaluation):保暖、监护、评价。其中 A 为根本,B 为关键。对呼吸、心率和皮肤颜色进行评估应贯穿于整个复苏过程中,遵循:评估→决策→措施→再评估→再决策→再措施的循环往复原则。

在 ABCDE 复苏原则下,新生儿复苏可分为 4 个步骤:①基本步骤,包括快速评估、初步复苏及评估;②人工呼吸,包括面罩或气管插管正压人工呼吸;③胸外按压;④给予药物或扩容输液。

(1)初步复苏。以下操作要求动作迅速,应在生后 15～20 秒内完成。

在胎儿肩娩出前,助产者用手挤捏新生儿的面、颏部排出(或用吸球吸出)新生儿口咽、鼻中的分泌物。胎儿娩出后,用吸球或吸管(8F 或 10F)先口咽、后鼻腔清理分泌物。应限制吸管的深度和吸引时间(＜10 秒),吸引器的负压不超过 100mmHg(13.3kPa)。过度用力吸引可能导致喉痉挛和迷走神经性的心动过缓,并可使自主呼吸出现延迟。

当羊水有胎粪污染时,无论胎粪是稠或稀,胎头一旦娩出,应先吸引口、咽和鼻部,可用大吸引管(12F 或 14F)或吸球吸出胎粪,接着对新生儿有无活力进行评估(有活力是指新生儿有规则呼吸或哭声响亮、肌张力好、心率＞每分钟 100 次),如新生儿有活力,初步复苏继续;如无活力,可采用胎粪吸引管进行气管内吸引。

新生儿出生后立即用温热干毛巾擦干全身的羊水和血迹,减少蒸发散热,预热的保暖衣被包裹其外。有条件者可用远红外辐射保暖装置代替,不得已时也可用白炽灯等临时保暖,但应防止烫伤。因会引发呼吸抑制,也要避免高温。

摆好体位,肩部用布卷垫高 2～3cm,置新生儿头轻度仰伸位(鼻吸气位)。

完成以上步骤的处理后若婴儿仍无呼吸,可采用手拍打或手指弹患儿足底或摩擦后背 2 次(触觉刺激)以诱发自主呼吸,如这些努力均无效,表明新生儿处于继发性呼吸暂停,需正压人工呼吸。

(2)建立呼吸,维持循环。初步复苏后立即对婴儿进行评估,对出现正常呼吸,心率＞每分钟 100 次,且皮肤颜色逐渐红润或仅有手足青紫者,只需继续观察。

对呼吸暂停或抽泣样呼吸,或心率每分钟 60～100 次及给予纯氧后仍存在中枢性青紫者,应立即应用加压吸氧面罩正压给氧,通气频率每分钟 40～60 次,吸呼比 1∶2,压力第一口呼吸时为 2.94～3.92kPa(30～40cmH$_2$O)以保证肺叶的扩张,之后减为 1.96～2.94kPa(20～30cmH$_2$O)。可通过患儿胸廓起伏、呼吸音、心率及肤色来判断面罩加压给氧的效果。如达不到有效通气,需检查面罩和面部之间的密闭性,是否有气道阻塞(可调整头位,清除分泌物,使新生儿的口张开)或气囊是否漏气。面罩型号应正好封住口鼻,但不能盖住眼睛或超过下颌。

大多窒息患儿经此通气后可恢复自主呼吸,心率＞每分钟 100 次,肤色转红,此时可停面罩正压吸氧,改常规吸氧或观察;如心率未到每分钟 100 次,但有逐渐加快趋势时应继续面罩加压给氧;如心率始终无增快,并除外了药物抑制后,应立即行气管插管加压给氧,使心率迅速上升,若此后心率仍持续<每分钟 80 次,应同时加做胸外按压。

持续气囊面罩人工呼吸(>2 分钟),可致胃充盈。应常规插入 8F 胃管,用注射器抽气或敞开胃管端口来缓解。

对无规律性呼吸或心率<每分钟 60 次者,应直接进行气管插管正压通气加胸外按压。气管内插管适应证有羊水胎粪黏液吸入,需吸净者;重度窒息需较长时间进行加压给氧人工呼吸者;应用面罩加压给氧人工呼吸无效,胸廓无扩张或仍发绀者;需气管内给药者;拟诊先天性膈疝或超低出生体重儿。气管插管的方法:左手持喉镜,使用带直镜片(早产儿用 0 号,足月儿用 1 号)的喉镜进行经口气管插管。将喉镜夹在拇指与前 3 个手指间,镜片朝前。小指靠在新生儿颏部提供稳定性。喉镜镜片应沿着舌面右边滑入,将舌头推至口腔左边,推进镜片直至其顶端达会厌软骨谷。暴露声门,采用一抬一压手法,轻轻抬起镜片,上抬时需将整个镜片平行朝镜柄方向移动使会厌软骨抬起即可暴露声门和声带。如未完全暴露,操作者用自己的小指或由助手的示指向下稍用力压环状软骨使气管下移有助于看到声门。在暴露声门时不可上撬镜片顶端来抬起镜片。插入有金属管芯的气管导管,将管端置于声门与气管隆凸之间,接近气管中点。通常不同型号气管导管插入后,2.5mm 直径插管唇端距离(上唇至气管导管管端的距离)为 6cm、3.0mm 插管管唇端距离为 7cm,3.5mm 插管管唇端距离为 8cm,4.0mm 管唇端距离为 9cm。整个操作要求在 20 秒内完成并常规作 1 次气管吸引。插入导管时,如声带关闭,可采用 HemLish 手法,助手用右手食、中两指在胸外按压的部位向脊柱方向快速按压 1 次促使呼气产生,声门就会张开。

用胎粪吸引管吸引胎粪时,将胎粪吸引管直接连接气管导管,以清除气管内残留的胎粪。吸引时复苏者用右手示指将气管导管固定在新生儿的上颌,左手示指按压胎粪吸引管的手控口使其产生负压,边退气管导管边吸引,3~5 秒将气管导管撤出。必要时可重复插管再吸引。

确定气管插管位置正确的方法:①胸廓起伏对称;②腋下听诊双侧呼吸音一致,且胃部无呼吸音;③无胃部扩张,呼气时导管内有雾气;④心率、肤色和新生儿反应好转。

心脏胸外按压时多采用双拇指手掌法或双指法,双拇指或中示指重叠或并排于患儿胸骨体中下 1/3 交接处,其他手指围绕胸廓托于背后,用拇指以每分钟 100~120 次的频率按压胸廓(每按压 3 次,间断正压通气 1 次,即每分钟 90 次的按压和每分钟 30 次呼吸,达到每分钟约 120 个动作),深度为胸廓前后径的 1/3。

(3)药物治疗。在新生儿复苏时,很少需要用药。新生儿心动过缓通常是因为肺部充盈不充分或严重缺氧,而纠正心动过缓的最重要步骤是充分的正压人工呼吸。

在完成气管插管加压给氧,胸外按压等处理 30 秒后再次进行评估,对可能还会存在无反应的部分窒息患儿,应及时给予药物治疗。另外,对于临产前有胎心、出生后无心跳者,应在进行气管插管胸外按压的同时就给予药物。

1:10000 肾上腺素对心搏停止或在 30 秒的正压人工呼吸和胸外按压后,心率持续<每

分钟 60 次者,应立即应用,剂量为 0.1～0.3mL/kg(0.01～0.03mg/kg),首选静脉注入,也可气管导管内注入,剂量同前,有条件的医院还可经脐静脉导管给药。必要时每 3～5 分钟可重复 1 次,当心率＞每分钟 100 次时停用。药物浓度不宜过高,1∶1000 肾上腺素会增加早产儿颅内出血出现的危险。

碳酸氢钠在一般心肺复苏(CPR)的过程中不鼓励使用,但在对其他治疗无反应或有严重代谢性酸中毒时可使用。剂量 2mmol/kg,常用 5% 碳酸氢钠溶液(相当于 0.6mmol/mL)3.3mL/kg,用等量 5%～10% 葡萄糖溶液稀释后经脐静脉或外周静脉缓慢注射(＞5 分钟)。碳酸氢钠的高渗透性和产生 CO_2 的特性可对心肌和大脑功能造成损害,故应在建立充分人工呼吸和血液灌流后应用,如何再次使用碳酸氢钠治疗持续代谢性酸中毒或高钾血症,应根据动脉血气或血清电解质等结果而定。因该药有腐蚀性不能经气管导管给药。

对有低血容量的新生儿、已怀疑失血或有新生儿休克(苍白、低灌注、脉弱)且对其他复苏措施无反应者考虑给予扩容剂扩充血容量。一般可选择等渗晶体溶液,推荐生理盐水。大量失血时,则需要输入与患儿交叉配血阴性的同型血或 O 型血红细胞悬液,首次剂量为 10mL/kg,经外周静脉或脐静脉缓慢推入(＞10 分钟)。在进一步的临床评估和反应观察后可重复注入 1 次。给窒息新生儿,尤其是早产儿不恰当的扩容会导致血容量超负荷或发生并发症,如颅内出血等。

经上述复苏处理后,患儿仍呈持续休克状态时,可考虑应用多巴胺或多巴酚丁胺,其作用与剂量有相关性,小剂量 1～41μg/(kg·min)可扩张周围小血管,增加肾血流量;中剂量 5～10μg/(kg·min)可增加心搏出量;大剂量 10～20μg/(kg·min)使血管收缩,有升压作用。使用时多从小剂量用起,根据病情变化逐渐增加剂量。多巴酚丁胺是由多巴胺衍生而来的,它主要是增加心肌收缩力,加大心搏出量,但对外周血管的扩张和收缩却无作用,也不增快心率,初采用小剂量 5μg/(kg·min),最大不超过 20μg/(kg·min)。

加药剂量(mg)＝体重(kg)×6 加入 10% 葡萄糖液 100mL 中静脉滴注。

给药速度依照 1mL/h＝1μg/(kg·min),应用输液泵调节滴速。

纳洛酮为麻醉药拮抗剂。在注射纳洛酮前,必须建立和维持充分的人工呼吸。需要在正压人工呼吸使心率和肤色恢复正常后,但仍出现严重呼吸抑制,及母亲分娩前 4 小时有注射麻醉药物史两个指征同时存在时应用。剂量为 0.1mg/kg,首选静脉注射,也可以气管导管或肌肉、皮下给药,可重复给药。由于麻醉药药效时间通常比纳洛酮长,常需重复注射,以防呼吸暂停复发。

母亲为疑似吸毒或持续使用美沙酮镇静剂的新生儿不可用纳洛酮,否则会导致新生儿严重惊厥。

脐静脉是静脉注射的最佳途径,用于注射肾上腺素或纳洛酮以及扩容剂和碳酸氢钠。可插入 3.5F 或 5F 的不透射线的脐静脉导管,导管尖端应仅达皮下进入静脉,轻轻抽吸就有回血流出。插入过深,则高渗透性和影响血管的药物可能直接损伤肝脏。务必避免将空气推入脐静脉。

3.复苏后治疗

窒息缺氧可能会给患儿带来不可逆的神经系统损害,为减少并发症的出现,复苏后的监护仍至关重要,应加强对患儿体温、呼吸、面色、心音、末梢循环、哭声、眼神、意识状态、吸吮力、肌张力、神经反射、颅内压以及大小便等多项指标的监测。

(1)注意保暖,使患儿处于 36.5℃ 左右的中性温度,减少氧耗。

(2)遇患儿自主呼吸稳定,肤色持续红润 0.5 小时后可试停氧气。

(3)若患儿反复出现呼吸暂停,可用氨茶碱静脉滴注,首次负荷量 $4\sim6mg/kg$,静脉滴注,12 小时后给维持量 $2mg/kg$,每 $8\sim12$ 小时给药 1 次。

(4)凡曾气管插管疑有感染可能者,或窒息患儿呼吸已近乎正常但 $2\sim3$ 天后病情恶化,又再次出现呼吸困难考虑可能为继发肺炎前兆时,都应选用有效的抗生素治疗。

(5)颅压高、脑水肿明显者,给予 20% 甘露醇 $0.25\sim0.5g/kg$ 静脉滴注,每 $6\sim8$ 小时给药 1 次,之后逐渐减量。必要时给地塞米松,每次 $0.5\sim1mg$ 静脉推注,病情好转后及时停药。

(6)重度窒息患儿,适当推迟开奶时间,以防呕吐物误吸再次导致窒息;如无呕吐时,可抬高上半身,以利于胸廓的扩张,减少心脏负担;胃潴留严重,胃管喂养不能耐受者,可改为静脉补液 $50\sim60mL/(kg \cdot d)$,肾功能受损时适量减少液体入量。

(7)保持电解质和酸碱平衡,常规补充维生素 K_1,排尿正常者第 2 天可加 Na^+ $2\sim3mmol/(kg \cdot d)$,3 天后根据血钾测定结果,补 K^+ $1\sim2mmol/(kg \cdot d)$,注意预防低血糖、低血钙及坏死性小肠结肠炎的发生。

第三节 新生儿呼吸窘迫综合征

新生儿呼吸窘迫综合征(RDS)又称肺透明膜病,多见于早产儿,临床以出生后不久即出现进行性呼吸困难为主要表现。该症如未经特殊治疗,24 小时内即可死亡。

一、病因

1.早产儿肺表面活性物质的产生、释放不足

肺表面活性物质在胎儿 $22\sim24$ 周产生,于 $35\sim36$ 周时活力明显增加,故疾病发生率与胎龄呈反比。

2.低氧、酸中毒

此时肺呈低灌流状态,抑制表面活性物质的产生及释放。围生期窒息,急性产科出血如前置胎盘、胎盘早剥、双胎中的第二个婴儿及母亲低血压等时,肺透明膜病的发生率均显著增高。

3.高胰岛素血症

糖尿病母亲的婴儿,常有胰岛细胞增生现象,产生高胰岛素血症,由于胰岛素拮抗肾上腺皮质激素对卵磷脂的合成作用,使胎儿肺延迟成熟。

4.剖宫产儿

剖宫产执行在分娩发动前时 RDS 发生率亦可明显增高,此类婴儿常为晚期早产儿。

5.家属倾向

曾患过 RDS 婴儿的孕妇，以后分娩 RDS 的机会高达 90％～95％。

6.人种、性别关系

白种人及男婴的发生率相对较高。

7.肺表面活性物质产生及代谢方面缺陷病

包括表面活性蛋白 B 及 C 基因突变及 ABCA3 基因突变（其产物位于 Ⅱ 型肺泡上皮板层体内的 ABC 转运蛋白）所致的严重 RDS。

二、临床表现

一般于出生后 6 小时内出现呼吸困难，但症状亦可发生在分娩室内，呼吸困难症状可逐渐加剧，典型的有气促、呼气呻吟、吸气凹陷、鼻翼扇动及发绀等，病情严重时有呼吸暂停、肌张力低下、低血压等表现，严重肺不张时胸廓塌陷，没有适当呼吸支持者往往在出生后 2～3 天因呼吸衰竭死亡，轻症者发病晚，呼吸困难轻，偶有呼气呻吟声，经 3～4 天后随表面活性物质的合成而好转。常有以下并发症。

1.急性期并发症

（1）气漏。RDS 急性期突然恶化，发绀加重，呼吸困难或呼吸暂停，血压降低或出现心动过缓时常可能并发气胸、纵隔积气及心包积气等，肺间质气肿常发生在张力气胸之前。

（2）感染。常因应用呼吸机及各种损伤性监测引起医源性感染如肺炎、败血症等。怀疑时应采血及分泌物培养后用抗生素治疗。

（3）脑室内出血（IVH）。<1.5kg 的早产儿 IVH 的发生率为 40％，RDS 患儿由于低氧、酸中毒及正压通气的影响使 IVH 的发生率增加，严重的 IVH 可出现呼吸暂停、发绀，血细胞比容迅速下降及酸中毒现象。

（4）动脉导管开放（PDA）。病情好转肺血管压力下降时常并发 PDA，发生率 30％～50％。表现为 PaO_2 下降、$PaCO_2$ 上升及呼吸暂停发作，尚未撤离呼吸机者则难以撤离呼吸机。体征有心率增快，心前区强有力的抬举搏动，心音亢进，胸骨左缘 3～4 肋间可闻及 Ⅲ 级收缩期杂音，常可触及水冲脉，严重病例有心力衰竭症状。X 线胸片有心脏扩大及肺血增多现象，二维超声可直接探得开放的导管，体重<1.5kg 的症状性 PDA 应以吲哚美辛关闭导管，每次 0.2mg/kg，1 个疗程为 2～3 次，对有肾衰竭、出血倾向、血小板低于 $80×10^9/L$（8 万/mm³）者不用，体重较大的无血流动力学改变的 PDA 通常限制液体即能使导管关闭。

2.远期并发症

远期并发症包括支气管肺发育不良（BPD）、晶状体后视网膜病（ROP）、神经系统损害等。

三、辅助检查

（一）肺成熟度检查

1.磷脂酰胆碱/鞘磷脂比值

胎儿肺内液体与羊水相通，故可测羊水中磷脂酰胆碱/鞘磷脂比值（L/S），L/S<1.5 表示

肺未成熟,RDS 发生率可达 58％;L/S 1.5～1.9 表示肺成熟处于过渡期,RDS 发生率 17％;L/S 2.0～2.5 表示肺基本成熟,RDS 发生率仅 0.5％。

2.磷脂酰甘油(PG)

小于 3％表示肺未成熟,敏感度较高,假阳性率较 US 低。

3.泡沫试验

生后 1 小时内从新生儿胃内抽出胃液 0.5mL,加等量 95％乙醇溶液在试管内,振荡 15 秒,然后静立 15 分钟,观察管壁内泡沫多少来判断结果。"－"为管壁无泡沫;"＋"为气泡占管周＜1/3;"＋＋"为＞1/3 管周至单层泡沫;"＋＋＋"为有双层气泡排列者。"－"者示肺泡表面活性物质不足,易发生 NRDS;"＋＋＋"示可排除 NRDS;"＋"～"＋＋"为可疑。

(二)肺 X 线检查

本病 X 线检查有特异性表现,需在短期内连续摄片动态观察。通常按病情限度将 NRDS 的 X 线所见分为 4 级。

1.Ⅰ级

肺野透亮度普遍减弱,细小网状及颗粒状阴影分布于两肺野,无肺气肿。

2.Ⅱ级

除全肺可见较大密集颗粒阴影外,出现支气管充气征。

3.Ⅲ级

肺野透亮度更加降低,呈毛玻璃样,横膈及心界部分模糊,支气管充气征明显。

4.Ⅳ级

整个肺野呈"白肺",支气管充气征更加明显,似秃叶树枝。胸廓扩张良好,横膈位置正常。

四、诊断与鉴别诊断

NRDS 需与围生期引起呼吸困难的其他疾病鉴别,如吸入综合征、肺湿、宫内肺炎、膈疝和肺出血等。通过病史、临床症状和胸部 X 线片不难区别。此类引起呼吸困难疾病大多见于足月儿。

1.早产儿宫内感染性肺炎

早期胸部 X 线片很难区别。下述症状提示婴儿有肺炎:胎膜早破超过 24 小时;发热或持续有低体温;四肢肌张力减弱,反应低下;生后 12 小时内出现黄疸;早期出现呼吸暂停和持续性低血压。可抽取胃液检菌协助诊断。

2.青紫型先天性心脏病

先天性心脏病体格检查有异常体征,胸部 X 线片可见心影增大,肺血增多或减少。

五、治疗

(一)一般治疗

1.治疗环境

RDS 属危重病症,需入重症监护室治疗,进行血气、血压、心电等多种监护。对新生儿及小婴儿应特别注意保暖,减少能量消耗,并避免各种不必要的刺激。

2.喂养

在危重期由于依赖机械通气,一般不能耐受经口喂养,可给予鼻饲或静脉营养,病情改善后可逐步过渡到经口喂养。

3.避免医院感染

RDS患儿常常需要气管插管呼吸机辅助呼吸,医护人员必须严格无菌操作,积极避免出现呼吸机相关肺炎等医院感染发生。

(二)病因治疗

RDS治疗的关键在于原发病及其病因,如对肺发育不成熟的NRDS给予经气管插管肺泡表面活性物质(PS)注入;对ARDS处理好创伤,尽早找到感染灶,针对病原菌应用敏感的抗生素,制止炎症反应进一步对肺的损伤。更紧迫的是要及时纠正患者严重缺氧,赢得治疗基础疾病的宝贵时间。在呼吸支持治疗中,要防止气压伤、呼吸道继发感染和氧中毒等并发症的发生。同时还应进行针对发病机制的治疗。

1.原发病治疗

如抗休克、抗感染、处理好创伤,尽早找到感染灶,针对病原菌应用敏感的抗生素,制止炎症反应进一步对肺的损伤等。

2.针对发病机制的治疗

(1)抗感染、抗炎、抗毒和病灶引流。可应用各种炎性介质的单克隆抗体,炎性介质受体拮抗剂和酶抑制剂。上述制剂包括TNF-α单克隆抗体,IL-1、8单克隆抗体,可溶性TNF-α受体、IL-1受体拮抗剂,环氧化酶抑制剂,内毒素类脂抗体(HA-A1)等,在动物实验中显示了一定的预防作用。有些已处于临床试用阶段,但效果不一,可能与尚未掌握抗炎治疗的时机、剂量和不良反应有关。

(2)肾上腺皮质激素。具有降低毛细血管通透性、促进肺泡表面活性物质合成、抑制中性粒细胞在肺血管床的聚集等作用。但临床观察疗效不一,主张应用者,则以早期、大剂量、短疗程为原则。有报道用甲泼尼龙每次30mg/kg,每6小时一次,48小时后停用,取得较好疗效。近年来亦有主张长疗程甲泼尼龙治疗ARDS,如美国学者Meduri报道,16例难治性ARDS,起始剂量甲泼尼龙2mg/(kg·d),连续用药32天。结果显示,与8例接受安慰剂对照组比较,治疗组病死率、急性肺损伤和MODS评分均明显下降。

长期以来,人们对糖皮质激素在ARDS中的应用价值褒贬不一,至今尚未得出一致结论。焦点并不在于对糖皮质激素肺保护机制的否定,大量基础和临床研究早已证实了糖皮质激素在ARDS综合救治中的作用。如糖皮质激素能降低肺毛细血管通透性,减少渗出,减轻肺间质水肿和透明膜形成所致的弥散障碍;能通过增加PS降低肺泡表面张力,减少肺泡萎陷所致的肺内分流;通过降低各种促炎细胞因子水平,从ARDS发病机制的主要环节阻断和减少各种致病因素导致的肺部炎症反应。而对糖皮质激素治疗持否定态度学者的主要依据是,有多中心临床研究发现糖皮质激素并不能降低ARDS的发生率和病死率,大剂量糖皮质激素

[30mg/(kg·d)，每6～24小时一次]应用的后果还可导致感染扩散，病死率增加。大量临床试验表明，虽然糖皮质激素不是ARDS综合救治中不可缺少的方法，但确实是有用或疗效确切的方法之一，尤其是当患者合并顽固性低氧血症和休克，常规治疗方法无法纠正时。

在激素应用时机方面，有早期应用（发病7天内）和晚期应用（发病7天后）两种观点。研究表明ARDS早期应用激素并不能降低病死率，且激素治疗的相关并发症发生率高，个别研究甚至发现激素治疗的患者病死率反而增高。因此，在ARDS早期应用激素治疗的作用受到质疑。近年来有研究者将激素治疗的时间推迟至发病1周以后，此时ARDS病理改变以纤维增殖为主。已有一些研究显示出了晚期应用激素治疗ARDS的效果。由此可见，激素在ARDS中的应用时机应选择在疾病晚期，即ARDS发病第7天或之后较适宜。所用激素甲泼尼龙的剂量，以采用较小剂量、较长疗程方案较合理[1mg/(kg·d)，连用4周以上]。

（3）抗凝治疗。肝素可改善局部和全身微循环，减轻弥漫性肺血栓形成，存在DIC诱因时可酌情选用。近年来有报告应用小剂量肝素：0.1～0.15mg/kg(10～15U/kg)，每4～8小时皮下注射一次。

（4）免疫调节剂。是当前研究的焦点，但临床缺乏用药遵循的依据。可以分为特异性抗炎制剂（即发病机制治疗）、全身抗炎症反应制剂（包括糖皮质激素、免疫球蛋白、非甾体类抗炎制剂）、调节炎症介质对终末器官的效应（一氧化氮和一氧化氮合酶抑制剂）、增强全身或特异性抗炎因子制剂（γ-干扰素、白介素-6、PGE、合成抑制剂等）。在中医辨证基础上对机体整体的中药免疫调节治疗具有更强的可实践性，值得深入研究。

（5）血液净化。连续性动-静脉血液滤过是近年来急救医学中最重要的进展之一。ARDS发病的共同病理生理基础是肺泡-毛细血管膜的急性损伤，这种肺损伤的机制尚不完全明了，但是已经确认它是全身炎症反应综合征的一部分，涉及炎症细胞的迁移与聚集，以及炎性介质的释放。这些炎性细胞与炎症介质共同作用于肺泡毛细血管，引起后者通透性增高，造成肺间质或肺泡水肿。Van Bommel等认为，连续血液滤过通过对流或吸附可以清除血浆细胞因子和细胞抑制因子，特别是在高容量血液滤过情况下，连续血液净化不失为治疗重症ARDS的一种有益辅助手段。

（三）对症治疗

1.呼吸支持

近10年来出现了一系列的呼吸支持新技术。与成人ARDS相比，小儿呼吸支持新技术取得了更大的进展，积累了大量临床多中心研究资料，现已公认体外膜肺（ECMO）、高频振荡通气（HFOV）、肺泡表面活性物质（PSF）替代疗法可降低儿科ARDS病死率。一氧化氮吸入、控制性低通气策略也显示明显的临床效果。近年来，根据ARDS的不同阶段和肺脏病理改变，实行呼吸支持疗法联合程序化策略，取得明显疗效。一般认为，对儿科ARDS呼吸支持的选择顺序是：①早期肺损伤的小婴儿可先应用鼻塞持续气道正压（NCPAP），ARDS病例宜早期气管插管，在肺保护性通气策略下给予常规机械通气，维持最佳PEEP。先用间歇正压通气（IPPV），如吸氧浓度需50%才能使PaO_2达理想水平时，应改用呼气末期正压通气（PEEP）。

吸气末压力一般用 $5\sim15cmH_2O(0.49\sim1.47kPa)$。应选择最佳压力以维持足够的氧合及足够的心排血量。慎防压力过高引起气胸和纵隔气肿。②HFOV 和 PSF 替代疗法。③其他:包括一氧化氮吸入、气管内肺通气、体外膜肺(ECMO)。由于高频振荡通气(HFO)、一氧化氮(NO)、肺泡表面活性物质(PS)等的广泛应用,已使应用 ECMO 的患者数明显下降。早期诊断、早期应用合理的机械通气干预是降低此类患者病死率的关键,机械通气治疗是一种呼吸功能替代疗法,可延长患者的存活时间,其目的是改善组织氧合,为综合治疗赢得时间。

(1)呼气末正压通气(PEEP)。PEEP 能有效防止肺泡萎陷,提高 PaO_2。另据统计 60% 的 ARDS 患者存在内源性 PEEP(PEEPi),使用 PEEP 有利于克服 PEEPi,减少吸气阻力,降低呼吸功能。由于肺内源性和肺外源性在病理生理特点方面有差异,常用的 PEEP 水平为 $5\sim15cmH_2O(0.49\sim1.47kPa)$,必要时可根据描记压力容积曲线判断低拐点(代表部分肺泡开始复张)的方法,选择最佳的 PEEP。PEEP 促使萎陷肺泡复张,具有肺保护作用,但 PEEP 或 CPAP 可增加胸内正压,减少回心血量,从而降低心排血量。通常当 PEEP 水平 $>10cmH_2O$ 时,对回心血量影响比较明显,所以在应用 PEEP 时,应该注意:对血容量不足的患者,应补充足够的血容量以代偿回心血量的不足;PEEP 应从低水平开始,先用 $3\sim5cmH_2O$ 逐渐增加至合适的水平,常用的 PEEP 水平为 $5\sim15cmH_2O$;注意吸气末气道峰压(PIP)应控制在 $35cmH_2O$ 水平以下,以免影响静脉回流和心功能,并减少气压伤的发生;病情好转至 $FiO_2<40\%$ 时 $SaO_2>90\%$ 且稳定 12 小时以上者,可逐步下调 PEEP 的水平至停用。

(2)肺保护性通气策略。已有临床多中心大规模的试验证实,此通气模式可显著降低病死率。NIAARDS 研究小组将 ARDS 患者随机分为 6mL/kg 组或 12mL/kg 组,结果发现,小潮气量组死亡率降低 22%,且通气时间、器官衰竭时间更短,目前这是唯一经多中心、大样本、随机对照试验证实能够降低 ARDS 患者死亡率的治疗手段。肺保护性通气策略的要点包括:①合理的 PEEP 水平;②较低的潮气量,限制 PIP 在 $35cmH_2O$ 水平以下;③允许 $PaCO_2$ 高于正常水平;④长吸气策略:通过增加吸呼比(增加吸气时间)可以使 PIP 降低,平均气道压增加,气体交换时间延长,从而改善氧合。

(3)肺复张策略(RM)。在实施肺保护性通气策略同时,采取有效措施促进塌陷的肺泡复张是非常必要的。应用 PEEP 来保持残留肺的功能,阻止或尽可能减少肺不张已被广泛接受,但仅靠 PEEP 无法达到足够的压力使已经塌陷的肺泡复张。RM 作为一种促使萎缩肺泡复张的方法,与肺保护性通气策略联合应用,可明显改善 ARDS 肺的顺应性,改善组织氧合,对 ARDS 治疗具有重要意义。主要包括以下手段:①叹息:即在小潮气量通气模式中,间隙增加潮气量的同时,加上吸气屏气和呼气屏气,使病变程度不一的肺泡间气体得到均匀分布,顺应性差的肺泡区域也能复张,增加肺容量。②逐步增加平均气道压:在进行肺复张的过程中,可以逐步增加平均气道压来复张肺,前两种方法的临床疗效颇受质疑。③持续性肺充气(SI):即在小潮气量通气时或高频通气时,给予足够的压力($30\sim45cmH_2O$),并持续 $20\sim120$ 秒,使塌陷的肺充分开放,并使病变程度不一的肺泡达到平衡,此后再调整到常规通气模式。临床研究表明,SI 不会加重呼吸机相关的肺损伤,而且可能有一定的预防 MODS 的作用。在 SI 的屏气过程中,特别是屏气时间较长时可出现血压一过性降低和血氧轻度降低,但屏气结束后多可恢复。目前认为在 ARDS 早期 SI 的效果较好,但后期疗效欠佳。

(4)俯卧位通气。近年来,俯卧位通气在治疗 ALI/ARDS 的动物实验和临床研究中,成为研究的热点。俯卧位通气可通过肺内通气/血流的再分布,促进萎缩肺组织的复张,减少肺内分流,有效地改善肺内通气/血流比值。

(5)液体通气。是在常规机械通气的基础上,经气管向肺内注入相当于功能残气量的全氟碳化合物,以消除肺泡内的气液界面,并通过重力的作用促进肺基底区萎陷的肺泡复张,提高肺泡内氧降梯度,从而增加氧弥散面积,促进氧合,提高肺的顺应性。

(6)体外膜肺(ECMO)替代治疗。鉴于 ARDS 肺难以进行气体交换,运用体外循环原理与装置进行膜肺方式工作,可以改善低氧血症,但可破坏血液的有形成分,长期应用并发症较多,且成本高,费用大,目前临床难以推广。

(7)高频正压通气(HFPPV)。疗效未完全肯定,且易引起 CO_2 潴留,故只能在有心功能不全时短时间应用。

2.肺泡表面活性物质(PS)的应用

大量动物实验和临床研究结果表明 PS 具有降低肺泡表面张力、复张已萎缩肺泡等治疗效应。此外还具有稳定呼吸道,抗水肿,促进液体弥散,抗黏液胶合,促进纤毛运动,抗菌、抗炎、平滑肌松弛等作用。多年来的临床实践已表明,PS 治疗 NRDS 的疗效是肯定的,但对 ARDS 的治疗还未得到广泛应用。

(1)NRDS 患儿 PS 的使用。传统的常规 PS 给药方法是分仰卧位、左侧位、右侧位三个体位给药,但 Werner 等通过实验表明,沿气管插管一次性快速注入放射元素标记的 PS,不变换体位,PS 可很快在两肺显影,5 分钟之内即达到了两肺的均匀分布,提示没有必要在使用 PS 时变换体位。因此,目前主张不用变换体位一次性快速气管内给药。一次性快速注入可使 PS 更均匀分布到各肺泡内,促进 PS 更好发挥其作用;并避免了变动体位时对头颈部的牵拉,而造成迷走反射,引起心率变慢以及颅内出血的可能。

PS 制剂均为冷藏保存,使用前必须先放入暖箱或手心进行预热,加温至 37℃ 左右再使用,这样可保证 PS 在肺内迅速分布和发挥效应。将预热好的所需量 PS 吸入无菌注射器中,连接能插入气管导管的比气管导管短 0.5~1cm 的 5F 吸痰管(事前在无菌条件下剪好)备用。然后行气管插管,患儿取仰卧位,用药前必须确认气管插管位置正确,插管宁浅勿深,并尽可能吸净气道分泌物,然后插入连接注射器的吸痰管,尽量在患儿吸气的同时快速注入 PS,随后接复苏气囊加压给氧 1 分钟,拔出气管导管,吸氧观察或接鼻塞 CPAP 或不拔出气管导管继续接呼吸机治疗。用药时部分患儿可发生一过性发绀及血氧饱和度下降,心率减慢现象或有药液反流,此与给药时气道暂时性阻塞及脱离呼吸机有关,气囊加压给氧后症状即可消失。给药后除非有气管阻塞症状,原则上 6 小时内不作气管内吸引,以免药物吸出。药液注入后应持续进行血氧饱和度监测,半小时后进行血气分析,根据血氧饱和度及以后定期的血气监测指导,及时调整呼吸机参数,尤其是气道压力,以免发生气压伤及氧中毒。基层单位没有呼吸机,若有气管插管条件也可进行预防性给药。如果没有能插入气管导管的 5F 吸痰管，也可采用粗长的大针头代替。

（2）ARDS 患儿 PS 的使用。实验表明 ARDS 人鼠 Ⅱ 型细胞的改变以板层小体的变化最为突出，板层体排空明显增多而致空泡化，提示 ARDS 发病机制与肺泡表面活性物质有重要关联。因此，表面活性物质的功能不全或缺乏在 ARDS 中起重要作用，补充外源性表面活性物质应该有效。新生儿 ARDS 使用 PS 治疗已有较多报道，有一定疗效。但对成人及儿童由于用量较大，花费太多，尚未得到广泛使用，并且由于给药途径、使用的表面活性物质的制剂不同，临床结果尚存差异。

3.利尿剂的应用

常用呋塞米（速尿），通过利尿或直接作用于心血管系统，有降低肺毛细血管静水压、减少肺间质液生成和促进间质液回吸收的作用，动物实验证明用呋塞米造成轻度脱水状态，可使 ARDS 的病肺重量明显减轻.提示该药有减少渗出、促进间质液回吸收的作用。剂量为每次 $1\sim2mg/kg$，$4\sim8$ 小时一次，也可持续静点 $0.1\sim1mg/(kg \cdot h)$。

4.血管活性药的应用

合并心功能不全或高 PEEP 时常需应用正性肌力药。

（四）维持内环境稳定

1.体液平衡

维持体液平衡的最终目的是既要减轻肺水肿，改善肺部氧合状态，又维持足够的循环血量，保证氧的运输，以改善组织细胞缺氧状况。具体的液体入量应根据循环功能和肺水肿程度综合考虑，而不应片面强调限制液量。晶体液和胶体液应有适当比例，以维持一定的胶体渗透压。为提供最佳氧携带能力又不增高血液黏稠度，宜将血细胞比容维持在 $35\%\sim40\%$。当 ARDS 患儿血压下降时应鉴别系心源性因素还是低血容量因素。根据临床报道，往往容易忽视低血容量性低血压，必须强调，因全身毛细血管通透性增强所致水肿不是入量过多的表现，也不能以此否定低血容量性低血压的存在。在不能确定是否存在低血容量时，可进行容量负荷实验。如无中心静脉压（CVP）和肺动脉楔压（PAWP）监测，可从心率、血压、经皮氧饱和度和尿量（放置 Foley 导尿管）来判定结果。

2.酸碱平衡

RDS 患儿常有酸碱平衡紊乱，往往呼吸性酸中毒和代谢性酸中毒同时存在。对呼吸性酸中毒的纠正，主要应从改善通气功能入手；但当合并代谢性酸中毒，血液 pH 值低于 7.20 时，应适当应用碱性液纠正酸中毒，常用 5％碳酸氢钠溶液，用量为每次 $2\sim5mL/kg$，必要时可重复 1 次，通常稀释为 1.4％等渗溶液静脉滴注，只在少数情况下才直接应用。需注意，碳酸氢钠只在有相当的通气功能时才能发挥其纠正酸中毒的作用，否则输入碳酸氢钠将使 $PaCO_2$ 更高。使用碱性液纠正代谢性酸中毒时计算药物剂量的公式如下：所需碱性液（mmol）= $0.3 \times$ BE（mmol）× 体重（kg）（注：5％碳酸氢钠溶液 1.68mL = 1mmol）。要密切结合临床病情掌握用量，而不能完全照公式计算。最好在开始只用计划总量的 1/2 左右，在治疗过程中再根据血液酸碱平衡检查结果随时调整，以免治疗过度。

3.代谢营养支持

在神经内分泌等多种细胞因子参与下，ARDS 患者出现严重的代谢紊乱、免疫功能受抑、消化道屏障功能受损、感染难以控制。小儿生长发育快，体内营养素和能源储备不足，更易导致严重代谢紊乱。合理的代谢营养支持能提供足够能量，限制分解代谢，恢复机体免疫功能，从而提高 ARDS 患儿生存力，缩短康复时间。对任何存在胃肠道功能受损的ARDS 患儿均可应用经口、鼻胃管、鼻腔肠管进行胃肠营养或胃肠和静脉混合营养。代谢营养支持除给予正常人体营养物质外，应用某些特异性代谢底物、药物和生物制剂可以减轻或阻止加速的分解代谢，促进蛋白合成。常用制剂有谷氨酰胺、精氨酸、支链氨基酸、牛磺酸、核苷酸、肉毒碱、重组型脂肪酸、基因工程重组的生长激素和有机磷酸盐。呼吸衰竭为主时，避免更多葡萄糖供给，提高脂肪供热比例，葡萄糖输入速度不宜超过 5mg/(kg·min)，非蛋白质热量不超过 35~40cal/(kg·d)。蛋白质的供给量 1.5~2.0g/(kg·d)，氮与非蛋白热量之比≤1:150。

第四节　胎粪吸入综合征

胎粪吸入综合征(MAS)据统计占活产新生儿的 1.2%~1.6%，本病发生于足月儿、小于胎龄儿及过期产儿；早产儿(尤其胎龄<34 周者)虽有严重窒息，在宫内也不排胎粪。此类婴儿病史中常有围生期窒息史，母亲常有产科并发症，分娩时常有产程延长及羊水胎粪污染史，如在妊娠末期或产时能做好胎心监护，产房能做好吸引，常可避免大量胎粪吸入，急慢性缺氧(或)感染均可造成宫内排出胎粪，在应激状态下宫内产生喘气可吸入大量胎粪污染羊水。

一、病因及发病机制

急、慢性宫内缺氧可导致肠系膜血管收缩，肠道缺血，肠蠕动亢进，肛门括肌松弛而引起宫内排胎粪，宫内缺氧胎儿呼吸时可吸入已被胎粪污染的羊水，婴儿前几次呼吸可将在上呼吸道含胎粪小颗粒的羊水吸入细支气管，产生小节段性肺不张，局限性阻塞性肺气肿及化学性肺炎，使肺的通气、血流比例失调，影响气体交换，造成严重呼吸窘迫，甚或并发气胸及持续肺动脉高压，胎粪吸入综合征患儿有 1/3 并发肺动脉高压，在宫内脐带长时间受压可导致肺血管重构造成持续肺动脉高压。

二、临床表现

婴儿出生时皮肤常覆盖胎粪，指、趾甲及脐带为胎粪污染呈黄、绿色，经复苏，建立自主呼吸后不久即出现呼吸困难、青紫。当气体滞留于肺部时，因肺部过度扩张可见胸廓前、后径增宽呈桶状，听诊可闻粗大啰音及细小捻发音；出生时有严重窒息者可有苍白和肌张力低下，由于严重缺氧可造成心功能不全、心率减慢、末梢循环灌注不足及休克表现。10%～20%伴有气胸及纵隔积气,严重病例当并发持续胎儿循环时呈严重青紫。

多数病例于7～10天恢复。

三、诊断

(1)轻型肺纹理粗重,呈轻度肺气肿。

(2)中型肺野有密度增加的粗颗粒或片状、云絮状阴影或有节段性肺不张及透亮充气区。

(3)重型除中型表现外,常伴有肺间质气肿、纵隔积气和气胸。

四、治疗

1.基础治疗

(1)清理呼吸道:当羊水有胎粪污染时,无论胎粪是稠或稀,头部一旦娩出,先吸引口、咽和鼻,可用大孔吸管(12/14F)或吸球吸胎粪。并根据新生儿有无活力来决定是否要插管吸引,无活力者需插管,有活力者还可观察,所谓有活力是指呼吸好,肌张力正常,心率>每分钟100次,可理解为无窒息状态。吸出胎粪的最佳时间是头部刚娩出,尚未出现第1口呼吸时或插管后尚未通气前吸出胎粪,尽可能吸清,以免胎粪向下深入。吸引时不主张经气管插管导入更细的吸痰管冲吸,而是一致采用胎粪吸引管直接吸出。按时做超声雾化及胸部的物理治疗。

(2)常规监测和护理:注意保温,复苏后的MAS婴儿应立即送入NICU,安装各种监护仪,严密观察心、脑、肾的损害迹象。定时抽动脉血测 pH、PaO_2、$PaCO_2$ 和 HCO_3^-,调节 FiO_2,及时发现并处理酸中毒。监测血压,如有低血压及灌流不足表现,可考虑输入血浆或全血。需监测血糖和血钙,发现异常均应及时纠正。如羊水已被胎粪污染,但无呼吸窘迫综合征,应放入高危婴儿室,严密观察病情发展。

(3)限制液体量:液体需要量约60～80mL/(kg·d),过多水分有可能加重肺水肿,但也不宜过少,以免呼吸道过于干燥。营养应逐步达到需要量,不能口服者采用鼻饲或给静脉营养液。

2.氧疗与机械通气

(1)氧疗。对血氧监测证实有轻度低氧血症者应给予鼻导管、面罩或头罩吸氧,维持 PaO_2 6.65kPa(50mmHg)以上或 $TcSO_2$ 90%～95%为宜。

(2)持续气道正压吸氧(CPAP)。MAS 早期或轻度的 MAS,X 线胸片显示病变以肺不张为主,可选用 CPAP。压力一般在 0.3～0.5kPa(3～5cmH_2O),使 PaO_2 维持在 8.0～9.33kPa(60～70mmHg)。但对于以肺气肿为主的 MAS,不适合应用 CPAP 治疗。

(3)常频机械通气。严重病例当 pH<7.2,PaO_2<6.65kPa,$PaCO_2$>9.33kPa 时,需机械通气治疗。常用通气方式 CMV+PEEP,早期肺顺应性正常,故 PIP 不宜过高,因高 PIP 可使肺泡过度充气而致肺泡破裂产生肺气漏,也可阻断通气良好肺泡的肺血流,使通气/血流比值失衡,影响肺氧合功能。多主张应用较低的 PEEP $0.196\sim0.294kPa(2\sim3cmH_2O)$,呼吸频率不宜过快,每分钟 $30\sim40$ 次即可,伴有肺动脉高压时可采用高通气。机械通气时多数患儿需使用镇静剂和肌松剂。

(4)高频通气。HFV 用较高的呼吸频率、小潮气量和低的经肺压使肺泡持续扩张,保持气体交换,从而可减少高通气所致的肺气漏等肺损伤,对 MAS 有较好疗效。HFV 的通气方式有高频正压通气(HFPPV)、高频喷射通气(HFV)、高频气流间断通气(HFFI)和高频振荡通气(HFOV)等。HFOV 是 MAS 较常用的方法。

3.药物治疗

(1)抗生素的应用。MAS 不少是由于孕母宫颈上行感染引起,且胎粪是细菌生长的良好培养基,因此疾病应早期用抗生素治疗,可根据血和气管内分泌物培养结果选用敏感抗生素。

(2)肺表面活性物质(PS)的应用。MAS 患儿内源性肺表面活性物质受到严重损害,可给予外源性肺表面活性物质(PS)治疗,提高生后 6 小时和 24 小时的氧合,有效改善 MAS 引起的气体弥散不足,肺不张,肺透明膜形成,不增加并发症的发生。推荐剂量为每次 $100\sim200mg/kg$,每 $8\sim12$ 小时给药 1 次,可用 $2\sim3$ 次,首次给药最好于生后 6 小时内。但总的疗效不如新生儿呼吸窘迫综合征好。

(3)激素的应用。在 MAS 中的应用疗效尚不能确定。

4.其他治疗

(1)一氧化氮(NO)吸入。吸入外源性 NO 可选择性地快速舒张肺血管平滑肌,减少肺内分流,维持较好的氧合能力,并能防止由活化的中性粒细胞诱导的早期肺损伤,对 MAS 并发持续性肺动脉高压有较好疗效。常用治疗持续肺动脉高压(PPHN)的 iNO 剂量开始用 20×10^{-6} 浓度,可在 4 小时后降为 $(5\sim6)\times10^{-6}$ 维持;一般持续 24 小时,也可以用数天或更长时间。

(2)体外膜氧合作用(ECMO)。ECMO 可将体内血液引至体外通过膜氧合器进行气体交换后再送回体内,从而用人工呼吸机暂时代替肺呼吸,使肺有足够的休息时间。

5.并发症治疗

(1)合并气胸、纵隔气肿等肺气漏者,轻症可自然吸收,重症应立即抽出气体或插管引流。

(2)合并持续肺动脉高压者,当发生严重低氧血症时,应警惕合并 PPHN。常规治疗 PPHN 包括碱化血液、药物降低肺动脉压力、高频通气、一氧化氮吸入等,其目的为降低肺动脉压力,提高体循环压力,逆转右向左分流。

第五节　新生儿肺炎

新生儿肺炎是指肺部感染及炎症,是一种常见的新生儿疾病。每年造成 75 万~120 万的新生儿死亡,占全球儿童死亡率的 10%。新生儿期是儿童因肺炎死亡率最高的一个时期。新生儿肺炎可分为早发型肺炎和晚发型肺炎。早发型肺炎是指出生后第 1 周由于出生时吸入污染的羊水而引起的感染,其高危因素包括:母亲发热、绒毛膜羊膜炎、母亲感染 B 族溶血性链球菌或有性传播性疾病病史。晚发型肺炎可通过医院内其他感染的新生儿或医疗设备而感染,如新生儿接受气管插管时间过长,可出现院内感染。

一、分类和发病机制

1.吸入性肺炎

因吸入胎粪、羊水等引起继发感染,也可因吞咽反射不成熟,吞咽动作不协调,食管反流或腭裂等因素引起乳汁或分泌物吸入引起。

2.感染性肺炎

出生前感染可因羊膜早破、孕母感染、病原体通过胎盘屏障经血行传播途径到达胎儿,或分娩过程中胎儿吸入产道中分泌物等引起。医源性感染常为出生后感染,由于医用器械如吸痰器、雾化器、供氧面罩、气管插管等消毒不严格,或使用呼吸机时间过长等引起肺炎;病房拥挤,消毒制度不严,医护人员洗手不勤等均易引起婴儿肺部感染;广谱抗生素使用过久容易发生念珠菌肺炎。

二、临床表现

1.宫内感染性肺炎

宫内感染性肺炎发病较早,临床表现差异大。出生时常有窒息史,复苏后可有呼吸急促、呻吟、发绀、呼吸暂停、体温不升等表现。肺部体征出现较晚,部分患儿可有呼吸音粗糙、降低或出现啰音。神经系统症状常见,如肌张力改变、抽搐、昏迷等,但不一定有颅内病变。严重者可出现呼吸衰竭、心力衰竭、弥散性血管内凝血(DIC)、休克或持续肺动脉高压等。经胎盘感染者常缺乏肺部体征,而表现为黄疸、肝大、脾大、视网膜炎和脑膜脑炎等,多系统受累表现常较肺炎表现明显。也有出生后数月进展为慢性肺炎者。

2.分娩过程中感染性肺炎

分娩时的感染常经过一定的潜伏期才发病。发病时间因不同病原体而异,一般在出生数日至数周后发病。如细菌性感染多在出生后 3~5 天发病,可伴有败血症。Ⅱ型疱疹病毒感染多在分娩后 5~10 天出现症状,开始可表现为皮肤疱疹,继之出现脑、肝、脾、肺等多脏器受累的症状与体征。而衣原体感染潜伏期长,先出现上呼吸道感染症状,随之出现呼吸急促、呼吸窘迫,肺部湿啰音,病程可达数周或 1 个月以上。

3.出生后感染性肺炎

出生后感染性肺炎主要症状有呼吸困难、点头呼吸、口吐泡沫、口周发绀、反应低下、吸气性三凹征、体温异常、食欲差等,少数患儿有咳嗽。肺部体征在发病早期常不典型,可有呼吸音粗糙或降低,逐步出现肺部啰音,严重病例可出现呼吸衰竭、心力衰竭等并发症。血行感染者中毒症状重,以黄疸、肝大、脾大、脑膜炎等多系统受累为主。金黄色葡萄球菌肺炎患儿常并发化脓性脑膜炎、脓气胸、肺脓肿、肺大疱、骨髓炎等。呼吸道合胞病毒肺炎可表现为喘息,肺部听诊可闻及哮鸣音。早产儿肺炎表现不典型,常表现为呼吸暂停、不吃、不哭、体温不升等。

三、辅助检查

1.影像学检查

(1)胸部 X 线。宫内感染性肺炎出生后第 1 天肺部 X 线检查可无改变,24 小时后逐渐出现改变。而不同病原体感染所致肺炎胸部 X 线改变有所不同,病毒性肺炎常以间质性肺炎为主,表现为支气管、血管周围的纤维条状密度增高影,肺间质呈网状影,可伴有肺气肿及纵隔气肿。细菌感染性肺炎常表现为肺纹理增粗、边缘模糊,小斑片状、大小不一、不对称的密度增高影,病情进展时病灶可融合成片,常伴肺气肿、肺不张,偶见大叶性实变伴脓胸、脓气胸、肺脓肿、肺大疱。

(2)胸部 CT。CT 分辨率高,采用薄层扫描可提高图像分辨率,显示早期病变,对于肺部其他疾病的鉴别诊断也有极大的帮助,但 CT 辐射量较胸部 X 线高,应慎重选择。

2.实验室检查

(1)外周血象及血培养。宫内感染性肺炎患儿外周血象白细胞数大多正常或降低或增高,部分巨细胞病毒、弓形体或梅毒螺旋体感染者红细胞、血小板计数降低。血培养和药敏试验有助于明确致病菌,但血培养阳性率往往不高。

(2)脐血或外周血 IgM 抗体。当 IgM 抗体滴度>200~300mg/L 提示宫内感染;血清特异性 IgM 抗体增高对病原学诊断有价值。

(3)病原学检测。出生后立即进行胃液涂片可发现胃液中有与母亲产道相同的病原体。取患儿血标本、气管分泌物等进行涂片、培养和对流免疫电泳等检测有助于病原学诊断。对怀疑病毒感染患儿可进行病毒分离、免疫学检查或 PCR 检查。

(4)其他。血 C-反应蛋白增高为感染性肺炎的敏感指标。应动态监测血气变化,有条件者可做肺功能检查,以协助判断肺炎的严重程度。支气管肺泡灌洗液中细胞总数及中性粒细胞增高、灌洗液上清中白细胞介素-1、白细胞介素-6、白细胞介素-8、肿瘤坏死因子升高,有助于感染性肺炎的诊断。

四、治疗

1.基础治疗

置患儿于适中环境湿度及温度,保证热量供给,部分不能经口喂养者可采用肠外营养,经肠道喂养时需注意有无腹胀、呼吸改变等喂养不耐受的情况。维持体液和电解质平稳,保持内环境稳定。

2.呼吸道管理

及时清理口、鼻、咽分泌物,必要时雾化吸入,确保呼吸道通畅。痰多者可使用肺部物理治疗,加强翻身拍背,体位引流,以利于分泌物排出,促进肺部病变恢复。

3.氧疗

当有低氧血症或高碳酸血症时可根据病情和血气分析检查结果,适当给予氧疗。可依患者情况选择鼻导管、面罩、头罩或鼻塞持续气道正压给氧,维持动脉血氧分压在 $6.65 \sim 10.7 \mathrm{kPa}$($50 \sim 70 \mathrm{mmHg}$),不高于 $13.33 \mathrm{kPa}(100 \mathrm{mmHg})$,以防止氧中毒。呼吸衰竭时可采用气管插管和机械通气治疗,同时给予心电图、血氧监护,密切注意呼吸机应用可能存在的并发症,适时停机。

4.抗病原体治疗

应针对病原选用药物。医院内感染者耐药菌发生率较高,应根据当地病原菌特点选择抗菌药,并结合药敏试验结果调整药物。B族溶血性链球菌可用青霉素 2 万~4 万 $\mathrm{U}/(\mathrm{kg} \cdot \mathrm{d})$、氨苄西林 $100 \sim 200 \mathrm{mg}/(\mathrm{kg} \cdot \mathrm{d})$,疗程 $10 \sim 14$ 天;李斯特菌肺炎可用氨苄西林;解脲支原体或衣原体肺炎可选用红霉素 $20 \sim 30 \mathrm{mg}/(\mathrm{kg} \cdot \mathrm{d})$,疗程 $2 \sim 3$ 周;巨细胞病毒肺炎可用更昔洛韦,单纯疱疹病毒肺炎可用阿昔洛韦 $10 \sim 15 \mathrm{mg}/\mathrm{kg}$。因氨基糖苷类抗菌药对母体和胎儿均有毒性作用,故应避免使用氨基糖苷类抗菌药。

第六节　新生儿黄疸

60%的足月儿及 80%的早产儿在生后前第 1 周即开始出现肉眼可见的黄疸。正常新生儿产生胆红素的速率是正常成年人的 $2 \sim 3$ 倍,黄疸开始出现的时间和持续时间是确定病因的关键。新生儿极少在出生时即有黄疸,且在 24 小时内出现的黄疸被认为是病理性的。

间接胆红素或未结合胆红素,是体内主要胆红素,是血红蛋白的分解产物,也是前体细胞分解的副产物,且有时来源于无效血红蛋白。新生儿的红细胞较大,红细胞压积较高,且红细胞寿命较短,90 天左右。直接胆红素是指结合胆红素,它通常经胆道系统排泄到肠道,随大便排出体外。可因为胆道系统、小肠或大肠的阻塞而使直接胆红素排泄障碍。

胆红素脑病或核黄疸是因未结合胆红素沉积在大脑而致的一种严重神经系统受损。未结合胆红素为脂溶性的,可通过血-脑屏障,导致脑细胞代谢紊乱,特别是在基底神经节区。在健康的足月儿,胆红素水平通常需>20mg/dL,才会发生核黄疸。严重感染、低氧血症、出血、使用特殊药物者,即使<20mg/dL 也可导致神经系统损害。早产儿其风险增高。有临床表现或黄疸合并发热、前囟饱满、嗜睡、激惹、喂养困难、发抖、惊厥或其他神经系统征象都要立即警惕核黄疸。

一、病因

(一)非急诊原因

生理性黄疸通常在第 2 或第 3 天出现,在 $2 \sim 4$ 天达高峰,第 7 天开始消退。母乳性黄疸通常在 7 天后出现,$2 \sim 3$ 周达高峰,第 $3 \sim 10$ 周消退。

（二）生理性黄疸

生理性黄疸是因胎儿红细胞的分解增多，产生大量的胆红素，且不成熟的肝脏结合胆红素的能力有限所致。更详细地讲，大量出现的胆红素使肝脏超负载，继发于高红细胞容量、红细胞寿命缩短、早期高胆红素或胆红素的肠肝循环增加。另外还有肝脏从血浆摄入胆红素量能力下降。最常见的原因是继发于结合蛋白的减少，结合蛋白是肝细胞内的胆红素结合蛋白。苯巴比妥已被证明可用来诱导结合蛋白的产生。结合胆红素的减少是因为葡糖醛酸转移酶活性低。这个酶的作用是将非可溶性的未结合胆红素变成葡糖醛酸胆红素，即可排泄的水溶性结合胆红素。最后，不完全的胆红素排泄削弱胆红素的排泄。

（三）母乳性黄疸

母乳性黄疸与肠肝循环增加有关。热卡摄入减少可导致肠蠕动减少，肠肝循环增加。和配方乳喂养的孩子相比，母乳喂养的婴儿产生的大便含胆红素少。非结合胆红素和肠道中不可吸收的脂肪是有关的。在母乳喂养的孩子，肠道脂肪吸收增多，抑制肝内 UGT_2 而产生更多的未结合胆红素。除此之外，母乳还可以降低肠道中尿胆素的形成，增加胆红素的重吸收。母乳中 β-葡糖苷酸酶活性高，可产生未结合胆红素，而未结合胆红素在肠道可被重吸收。最后，基因突变（Gilbert 综合征）可使母乳性黄疸的持续时间延长。

1.流行病学

高胆红素血症可能与家族、种族及其他基因易感性因素有关。西班牙人胆红素血症的发生率偏高。黑人高胆红素血症发生率偏低。有过高胆红素血症病史的孩子，其兄弟姐妹也倾向于有高水平的血清总胆红素。另外值得注意的，生理性黄疸在亚洲和希腊后裔中更为多见。亚洲和美洲原住民可能有更高的母乳性黄疸发病率。

2.病史

引起新生儿黄疸的原因是复杂、各不相同的，这迫使我们要获得详细的病史，包括家族史，母亲妊娠史，分娩史以及出生后的病史。生理性黄疸和较轻的母乳性黄疸，应是排除性诊断。Gilbert 综合征的家族病史，溶血性疾病，母亲的疾病，脐带结扎延迟，产伤和母乳喂养史，大便颜色消失和家长的营养是一些明确黄疸原因的重要病史细节。有时用药史也很重要，因为有些药物可改变胆红素和白蛋白的结合力。抗惊厥药，利尿剂，抗生素和镇静药全部都有可能是引起黄疸的药物。

足月儿生理性黄疸通常在第 3 天开始出现，而早产儿通常要到第 5 天。母乳黄疸出现的时间延后一点，在 7～14 天。新生儿可能有开奶困难史，或母亲有可能母乳产生缓慢，这两种情况在口服摄入量不足或脱水的新生儿更常见。

（四）引起早期新生儿黄疸的其他原因

在早期新生儿，还有许多其他原因可引起高胆红素血症。它们按高胆红素血症的类型可分成如下表所示的病因。

一般来说，几乎所有的高结合胆红素血症的病因必须会诊和尽可能收入院。与此相反，大多数高未结合胆红素血症的病因是自限性的,良性的(除了血型不合)。基于此,检查应该包括血常规和外周血涂片(查看溶血),胆红素分类,血型和 Coombs 试验。实验室发现一般特征。

只要安排适当的随访,多数有黄疸的婴儿可以从急诊科安全地出院。高胆红素血症患儿应接受治疗。

二、临床表现

(1)黄疸出现的时间早,于出生后 24 小时内即可出现,并呈进行性加重,2～3 天即达高峰;或出生后黄疸不明显,4～5 天后出现较明显的黄疸。

(2)黄疸发展快,24 小时内可明显加重,胆红素每天可增加 $85.5\mu mol/L$ 以上。

(3)黄疸程度较重,黄疸呈杏黄、橘黄或金黄色。

(4)黄疸分布范围较广,除头颈躯干、巩膜黄染较明显外,四肢及手足心也黄。

(5)大便色黄,尿色浅黄,不染尿布。

(6)如血清胆红素>$220.6\mu mol/L$ 时常可出现反应较差、食欲低下。

(7)如为溶血所致,因贫血而皮肤苍白,降低黄疸色泽呈苍黄色,肝脾常肿大。

(8)如为红细胞增多所致,呈多血貌,皮肤深红色,也可影响黄疸颜色。

(9)如感染所致,多伴有发热或体温低下及其他感染中毒症状等。随黄疸加重,出现精神萎靡或易激惹时为胆红素脑病的早期表现。

(10)胆红素脑症患儿早期即表现为易激惹、尖叫,查体见肌张力减弱,原始反射减弱。多见于出生后4～10 天,溶血性黄疸出现较早,最早可见 1～2 天出现症状。根据进行性的神经症状分为 4 期,即警告期、痉挛期、恢复期和后遗症期。

①警告期:属于早期,持续 12～24 小时,常表现为骨骼肌张力减退、嗜睡、吸吮反射减弱或拒乳、精神萎靡、呕吐,可伴有发热。

②痉挛期:持续时间一般 12～24 小时,预后差,主要临床特点是痉挛、角弓反张和发热。

③恢复期:持续时间约 2 周,抽搐渐渐减轻,吸吮力和对外界反应渐渐恢复。

④后遗症期:始于病后 1 个月或更晚,一般持续终身。

三、辅助检查

1.胆红素的检测

(1)微量胆红素仪:检测胆红素,方法简便,只需用少量末梢血(用毛细管取足跟血)离心后,取一滴血清进行比色,当时即可直接显示总胆红素值,以后再取一次静脉血查总胆红素和结合胆红素。早期新生儿各种病因引起的高胆红素血症主要以未结合胆红素增高为主,必要时可查尿胆红素,如为阴性,可初步排除结合胆红素增高。

(2)经皮测胆红素仪:监测胆红素,具有无创、简便等优点。将仪器置于前额或胸骨中部直接读数即可。经皮测胆红素仪与微量测胆红素仪对比,两者也呈良好的线性关系,但此法所测出的值与皮肤的厚薄和肤色有关，只能作为筛查用，不能用以做诊断依据用，仍需进一步测微量血确定诊断。

2.实验室检查

(1)红细胞及血红蛋白。早期新生儿血红蛋白<145g/L 即可诊断为贫血。

(2)网织红细胞。常显著增高，>6%；有核红细胞增多，可超过 10 个/100 个白细胞；末梢血涂片可见球形红细胞。

(3)改良直接 Coombs 试验。可区分为免疫性和非免疫性溶血所致的高未结合胆红素血症。若改良直接 Coombs 试验阴性，提示为非免疫性溶血或非溶血病所致的高未结合胆红素血症，若改良直接 Coombs 试验阳性，提示为红细胞被致敏，为免疫性溶血。对怀疑新生儿血型不合溶血病者，常同时检测改良直接 Coombs 试验、抗体释放试验和游离抗体试验，简称三项试验。母子血型不合，加前两项试验的任一项，即可确诊。必要时，检测母血间接 Coombs 试验及抗体效价。

(4)排除性试验。疑为 G-6-PD 缺陷可检测高铁血红蛋白还原率，如<0.75(75%)需进一步测 G-6-PD 活性以确诊；疑有红细胞形态异常引起溶血，除仔细检查血涂片有无球形细胞、椭圆形细胞、口形细胞、固缩细胞增多外，红细胞脆性可增加，可做脆性试验协助诊断；疑为血红蛋白病可进行血红蛋白电泳检查，血涂片可见靶形细胞，红细胞脆性试验减低；疑为催产素引起溶血，可测血钠及渗透压，均降低；疑为维生素 E 缺乏所致溶血，可直接测血维生素 E 水平；疑为感染所致溶血，可进行血培养，如为金黄色葡萄球菌感染，白细胞增高，并有中毒颗粒，有明显核左移。杆菌感染白细胞可降低。C 反应蛋白均明显增高，血沉增快。

3.MRI

MRI 能在早期即发现胆红素脑病患儿基底节区短 Ti 信号的特征性改变。神经病理提示早期该区域改变为神经核团的胆红素黄染，而后期才提示神经元的坏死。因此，对于高胆红素血症，尤其是临床诊断胆红素脑病患儿，不仅早期应完善头部 MRI 明确有无 MRI 特征性改变，而且需要定期复查头部 MRI 明确有无特殊区域的 T_2 信号改变。

四、诊断

对于黄疸患儿首先要区别是生理性还是病理性黄疸，其次如为病理性是什么原因，需要进一步做什么检查，是否有害，需要什么治疗。只依据血清胆红素水平不能区分是生理还是病理性黄疸。对于高胆红素血症诊断，尤其已发生核黄疸者，必须通过详细了解病史，全面体格检查及实验室检查进行诊断和鉴别诊断，确定病因。

根据黄疸出现时间的早晚考虑有无溶血、围产、感染或其他因素，明确发病原因。要详细询问母亲妊娠史(有无妊娠合并症、产前有无感染史等)、分娩过程(有无难产史，羊膜早破史，是否用过催产素、镇静或麻醉剂等)、胎儿有无宫内窘迫或出生窒息史。出生后有无低体温、低摄入热量、低血糖、插管或其他侵入性诊断或治疗操作史，或皮肤、脐部、呼吸道感染史。是否为早产儿，小于胎龄儿或糖尿病母亲的婴儿。母亲及新生儿血型、胎次，母亲有无流产、死胎和输血史,同胞兄妹有无黄疸史或家族史。母乳或人工喂养。黄疸出现时间极为重要,出生后24小时即有明显黄疸并伴贫血征者多为新生儿 Rh 或 ABO 血型不合溶血病;出生后 2～3 天出现明显黄疸,超过生理黄疸范围多由各种围产因素所致,多不伴贫血征;出生后 4～5 天黄疸逐渐加重可因感染或胎粪排出延迟所致。询问尿及粪便颜色、有无反应低下、食欲缺乏、发热或体温不升等全身症状。无以上原因,若为母乳喂养者应考虑母乳喂养性黄疸,非母乳喂养者可能为生理性黄疸。

体检时,首先观察黄疸的色泽,如色泽鲜艳并有光泽呈橘黄色或金黄色,重症可稍显苍白,为高未结合胆红素血症的特点;如色泽呈灰黄色或黄绿色多为高结合胆红素血症。其次观察黄疸分布部位,可粗略估计胆红素水平,在无条件立即测胆红素时可做参考。要注意一般情况,有无病态;是否有皮肤苍白、出血点或脓疱疹;有无呼吸困难或暂停,肺部有无啰音;心音是否低钝,有无杂音;肝脾有无肿大,脐轮是否红肿,有无脓性分泌物。对重症黄疸患儿要特别注意有无神经系统早期异常改变,如精神萎靡或易激惹、前囟是否紧张、有无凝视、肌张力有无减弱或增高,新生儿期特有的吸吮反射、拥抱反射、握持反射等是否减弱,还应注意有无全身性水肿、心力衰竭表现。

五、治疗

早期新生儿发生未结合胆红素血症时均应采取积极的防治措施,以免延误或失去治疗时机,致死或致残,尤其是发病早、进展快者需按急症处理。尽早明确诊断,给予相应处理。

(一)一般治疗

1.体温低下者

采取保暖措施。出生后尽早开奶,按需喂奶,至少每 3 小时 1 次,摄入热卡不足者静点葡萄糖补充,防止低血糖。缺氧、酸中毒者应及时纠正。

2.避免使用与胆红素竞争葡萄糖醛酰转移酶或白蛋白结合位点的药物

如磺胺类、新青霉素Ⅱ、利福平、水杨酸盐、吲哚美辛、维生素 K_3 等。

3.去除病因

如由感染引起者,及时控制感染。

(二)光照疗法

简称光疗,是本症首选的治疗方法,具有作用快、方法简便安全、不良反应少、效果明显等优点。

1.光疗指征

(1)在使用推荐方案前,首先评估形成胆红素脑病因素,新生儿处于某些病理情况下,如新生儿溶血、窒息、缺氧、酸中毒(尤其高碳酸血症)、败血症、高热、低血糖等,易形成胆红素脑病,如有上述高危因素应放宽干预指征。

(2)24 小时以内出现黄疸应积极寻找病因,并给予光疗。

（3）24～72小时出现黄疸者，出院前至少要检查一次血清胆红素，出院后48小时应于社区或医院复查胆红素，以监测胆红素水平。

（4）出生后7天内（尤其是出生后3天内）接近但尚未达到干预标准者，应严密监测胆红素水平，以便得到及时治疗。无监测条件的地区和单位可适当放宽干预标准。

（5）"考虑光疗"是指在该日龄的血清胆红素水平，可以根据临床病史、病程和体检做出判断，权衡利弊，选择光疗或严密监测胆红素。

（6）早产儿光疗指征：①血清胆红素＞205μmol/L（12mg/dL）；②新生儿溶血病，出生后血清胆红素＞85μmol/L（5mg/dL）；③超低体重儿血清胆红素＞85μmol/L（5mg/dL）；④所有高危儿可行预防性光疗。

2.光疗方法

（1）单光治疗。适用于预防性治疗。光疗箱用20W或40W蓝色荧光灯管6～8只，呈弧形排列，灯管间距2.5cm，灯管距患儿35～40cm，置于开放暖箱或闭式暖箱上方，不影响其他治疗的进行。患儿需裸体，每隔2～4小时翻身1次，周围环境温度维持在30℃左右。一般开放暖箱上方常配备蓝光装置，也有装备蓝光的闭式暖箱，均为单面光疗。

（2）双光治疗。适用于胆红素已达高胆红素血症的诊断标准。选用蓝光箱治疗，箱内上下均有6只荧光管，排列同上，上方距患儿35cm，便于对患儿进行护理和操作，下方距患儿25cm，患儿睡在箱中央有机玻璃板上。因上下方均可受到光照射，而且下方距离缩短，照射到皮肤的强度明显增加，疗效优于单光治疗。

（3）毯式光纤黄疸治疗仪。适用于母婴同室母乳喂养的早期新生儿或家庭治疗。治疗仪包括一个主机（体积24cm×10cm×21cm，移动方便，可置于婴儿床外）和一个光垫［由一条1.2m（4英尺）长的纤维光缆联接组成］。光垫直接贴于婴儿的胸部或背部，其外包裹衣被，不妨碍喂奶、输液和护理。虽然光垫直接与皮肤接触，但几乎不产生热，也不直接照射脸部，不良反应很小。缺点是照射面积较小。

（4）冷光源治疗。用蓝光发光二极管作光源，安装在保温箱内，波长为430nm，光谱中无红外线和紫外线，产热低，光异构化强，可紧贴患儿，提高光疗效应。

3.光疗时间

（1）非溶血性黄疸。8～12小时间断光疗。溶血性黄疸24小时持续光疗，疗程4天。

（2）尽量裸露，保护眼睛和生殖器，冬天注意保暖，夏天注意降温，液量应增加20mL/（kg·d）。

（3）光疗时可出现发热、皮疹、腹泻、核黄素（维生素B_2）减少，直接胆红素达4mg/dL（68μmol/L）时会出现青铜症，此时应停止光疗，停止后青铜症自行消退。光疗期间补充水分、钙剂、维生素B_2。

4.光疗注意事项

（1）充分暴露小儿皮肤，使之有较大接触面积。一般需裸体，用黑布遮住双眼，防止损伤视网膜；用尿布遮盖生殖器，防止损伤生殖器功能，但遮盖面积勿过大，以免影响疗效。

（2）光疗箱的温度要求 30℃左右，湿度 50%。夏季防止过热，冬季注意保暖。箱内应有降温及保暖设备，每 2～4 小时测体温及箱温 1 次，以便随时调整。

（3）光疗时，每日液体总入量应增加 25%，并应监测尿量。

（4）需每 12～24 小时监测血胆红素 1 次。

（5）每次照射后应做记录，超过 2000 小时应更换新管，以免影响疗效。也可用蓝光辐照计测功率，$<200W/cm^2$ 时必须换管。

（6）详细记录箱温、体温、呼吸、脉搏、进食量、大小便次数。密切观察全身情况，有无呕吐、发绀、皮疹及粪便性状。

（7）光疗时哭闹不安者，可给予苯巴比妥，防止皮肤擦伤。

（三）药物疗法

1.血浆或白蛋白

与血中未结合胆红素联结，减少游离的未结合胆红素，防止胆红素脑病，适用于早期新生儿尤其是早产儿、重度黄疸及进展快者。血浆用量每次 10mL/kg，白蛋白用量每次 1g/kg，每天 1 次，连用 3 天。

2.肾上腺皮质激素

只用于重症新生儿溶血病或重症感染新生儿，不要常规使用。注意防止肾上腺皮质功能减退，皮质醇下降等不良反应。地塞米松 0.3～0.5mg/(kg·d)静点或口服泼尼松，1～2mg/(kg·d)，分 2 次服。

3.酶诱导剂

用于 1 周内的新生儿，对 32 周以下的早产儿效果差，服后 3 天才能显效，作用慢，自开展光疗以来已较少应用。首选药物为苯巴比妥，用量为每日 5mg/kg，分 2～3 次服，连服 4 天。也有主张第 1 次给 5mg/kg，以后 4mg/(kg·d)维持。或肌内注射 10mg/(kg·d)一次，可代替口服 3 天。或加用尼可刹米，100mg/(kg·d)，分 2～3 次口服，可提高疗效。不良反应有嗜睡或吃奶缓慢，影响观察病情。

4.活性炭或琼脂

选用 10%活性炭溶液 5mL，每 2 小时服 1 次。或口服琼脂，每次 125～250mg，每日 4～6 次，连服 3～9 天。由于服药次数多，仅能作为一种辅助治疗。

5.静脉注射免疫球蛋白

适用于血型不合引起的同族免疫新生儿溶血病，早期应用可减少换血，临床应用已取得较好效果。多采用一次大剂量疗法，1g/kg 于 6～8 小时持续静脉滴入，优于 400mg/(kg·d)连续注射 3 天疗法。

（四）换血

换血是治疗早期新生儿重症高未结合胆红素血症最迅速而有效的方法，为急救措施之一。主要用于重症母婴血型不合溶血病，也可用于重症感染（常合并高胆红素血症）。

1.换血的指征

①血红蛋白＜120g/L，伴水肿、肝脾肿大、心力衰竭。②脐血胆红素足月儿＞68.4μmol/L(＞4mg/dL)，早产儿＞60μmol/L(＞3.5mg/dL)。③出生后24小时内血清胆红素达342μmol/L(20mg/dL)，或每小时上升＞12μmol/L(＞0.7mg/dL)。④出现早期核黄疸症状。⑤前一胎有死胎、胎儿水肿、严重贫血史。⑥早产儿适当放宽指征。

2.血源选择

①Rh血型不合采用Rh血型与母亲同型，ABO血型与新生儿同型血。②在Rh(抗D)溶血病无Rh阴性血时，也可用无抗D(IgG)的Rh阳性血。③ABO血型不合换血时，最好采用AB型血浆和O型红细胞混合血，也可选用O型血或与新生儿同型血。

3.换血前的准备

(1)换血前1～2小时输白蛋白1g/kg，有助于血管外的胆红素向血管内转移，并增加白蛋白与未结合胆红素联结量。但贫血和心力衰竭患儿禁用。

(2)将患儿放置在辐射式开放抢救台上。若用库存血，需先将储血袋放入保鲜袋中，再浸入温水中(不可超过38℃，以免发生溶血)，轻轻摇动，逐渐升温至37℃左右。若用加温圈则不必进行预加温。通过上述措施可以保持稳定的正常体温。患儿取仰卧位，暴露放置套管的血管部位。将四肢用夹板、棉垫和绷带固定。术前安置好心肺监护仪，或心前区放置听诊器，用胶布固定好，以便手术中进行监测。手术前停喂奶一次，防止呕吐或吸入，术前抽出胃内容物。肌内注射苯巴比妥10mg/kg或鼻饲5％水合氯醛1mL/kg，保持安静。

(3)人员配备。换血组由2名医生和1名护士组成。一名医生负责和指导换血的全过程，监护患儿状态和进行应急处理。一名医生负责持续抽血和协助监护患儿状态。护士负责换血的各项准备工作、静动脉穿刺和套管针留置、输血管道的连接、监护和调整换入血的流速、传递注射器、更换储血袋、冲管、给药和记录。

(4)药物准备。500mL生理盐水3瓶、肝素1支(100mg/mL)、配制肝素生理盐水500mL(内含肝素50mg)备用、硫酸鱼精蛋白1支(50mg/5mL)、10％葡萄糖酸钙2支、25％葡萄糖2支、急救备用药品。

(5)器械准备。成人输液泵1台，能准确显示预置量、流速和累计量，误差不大于5％。留置套管针22G、24G各2只，三通开关3只。输血器1副，一次性输血管1根，一次性5mL注射器10只，一次性20mL注射器按预计换血量准备所需只数，标本试管5个。心电监护仪、血压监护仪、经皮血氧饱和度测定仪。备用复苏囊、面罩、喉镜、气管插管和氧气。

4.换血方法

(1)用枸橼酸血或肝素抗凝血150～180mL/kg，脐静脉插管(或连续的动-静脉方法)。

(2)分次抽出或输入5～10mL/(kg·min)，持续监测心率、呼吸。

(3)换血前后测血红蛋白、血细胞比容和胆红素。

(4)换血前1小时和换血后5～6小时禁食、禁水。

5.换血后处理

(1)每隔半小时观测生命体征 1 次,共 4 次,以后每 2 小时 1 次共 4 次,观察心功能情况。

(2)每隔 1～2 小时测血糖 1 次,共 2～4 次,以便及时发现低血糖。

(3)每 4 小时测血清胆红素 1 次,监护胆红素的回升情况。残存的游离抗体继续同患儿红细胞结合,可导致继续溶血,使胆红素再次升高。若又上升至 $342\mu mol/L(20mg/dL)$ 以上时,有可能需要再次换血。

(4)换血后应在 NICU 进行监护和光疗,密切观察黄疸程度,有无嗜睡或易激惹、拒奶、抽搐等早期核黄疸表现。若换血后情况良好,无呕吐等异常情况,8 小时后可恢复喂奶。

六、治疗心得

(1)高未结合胆红素血症占住院新生儿的首位。由于延误诊疗,胆红素脑病仍有发生,严重威胁着新生儿的健康和生命,应引起高度的重视,因本症是完全可以防治的疾病。对早期高危新生儿如黄疸发生早,进展快,程度重,应监测血清胆红素,密切观察病情,及时诊断,给予相应的防治措施,严重者应按急症处理,如 Rh 血型不合溶血病等。

(2)凡是高危儿均应监测胆红素。此外,还应强调日龄,出生后 24 小时内胆红素＞102.6mol/L,48 小时内＞153.9mol/L,72 小时内＞205.6mol/L 已属病理性黄疸,不需等待220.6mol/L 才诊断为高胆红素血症,应及时给予光疗。早产儿本身即为高危儿,如又合并其他高危因素,胆红素达 102.6mol/L 即应给予光疗。高危儿通过以上预防措施或是能及时明确诊断和积极治疗的住院患儿都能取得防止胆红素脑病的效果。

(3)做好产前检查工作也很重要,尽量预防早产和难产,提高接产技术,防止宫内窒迫和新生儿窒息,普及新法接生和复苏技术。对孕妇及新生儿均忌用可使胆红素增高的药物。

(4)新生儿溶血病光疗中,胆红素尚可升高,是因光疗并不能阻止溶血,不可认为无效,若上升慢或未达到换血指标,仍可继续光疗。光疗效果不明显时应检查灯管是否已减效。

(5)胆红素脑病和核黄疸的区别。急性胆红素脑病主要指出生后 1 周内胆红素神经毒性引起的症状,而核黄疸则特指胆红素毒性引起的慢性和永久性损害。因此,需要注意的是,新生儿期的急性胆红素脑病如及时干预,可避免神经系统后遗症的发生,即不出现核黄疸表现;而发生黄疸的新生儿,尤其是早产儿或低出生体重儿,由于新生儿期可能缺乏典型的痉挛症状,在新生儿期没有确诊胆红素脑病,而在后期有出现神经系统损害即核黄疸的可能。

第二章　小儿呼吸系统疾病

第一节　小儿急性上呼吸道感染

急性上呼吸道感染是指鼻腔、咽或喉部急性炎症的总称。亦常用"感冒""鼻炎""急性鼻咽炎""急性咽炎""急性扁桃体炎"等名词诊断，统称为上呼吸道感染，简称"上感"。是小儿最常见的急性感染性疾病。

一、病因

1.病原

上呼吸道感染90%以上的原发病原为病毒，常见病毒为鼻病毒、柯萨奇病毒及艾柯病毒、流感病毒、副流感病毒、呼吸道合胞病毒、腺病毒、人偏肺病毒。细菌感染占10%左右，常见的细菌有A组乙型溶血性链球菌、肺炎链球菌、流感嗜血杆菌及葡萄球菌。肺炎支原体也是引起上呼吸道感染的病原。

2.小儿上呼吸道的解剖和免疫特点

婴幼儿时期头面部发育不足，鼻腔、咽部、喉部狭窄，富于血管及淋巴组织，感染时易造成堵塞，甚至呼吸困难。咽喉壁淋巴组织感染可发生咽后壁脓肿。婴幼儿鼻泪管短，开口接近眼的内眦部，且瓣膜发育不全，感染时容易侵入眼结膜。鼻窦发育不充分，鼻窦口相对较大，且鼻窦黏膜与鼻腔黏膜相连接，易发生鼻窦炎。

3.易感因素

先天性心脏病、免疫缺陷病、营养不良、贫血、佝偻病等；缺乏锻炼、过度疲劳及有过敏体质；大气污染、被动吸烟、气候骤变等均可降低呼吸道黏膜防御能力。

二、诊断要点

1.临床表现

由于年龄、体质、病原体等不同，病情的缓急及轻重程度也不同。

(1)症状：轻症可有流涕、鼻塞，喷嚏等呼吸道卡他症状，一般3～4天自然痊愈。部分患儿有咳嗽、咽痛、食欲缺乏、呕吐、腹泻、发热、头痛、全身无力、睡眠不安等症状。婴幼儿一般以全身症状为主，可因鼻塞出现拒奶或呼吸急促。年长儿则以局部症状为主，全身症状较轻。

（2）体征：咽部充血，咽后壁组织增生，扁桃体红肿或有脓性渗出物，有时淋巴结大。心肺听诊无异常。

2.急性上呼吸道感染特殊类型

（1）疱疹性咽峡炎。是由肠道病毒引起的，以粪-口或呼吸道为主要传播途径，夏季、秋季高发。以发热、咽痛、咽峡部黏膜小疱疹和溃疡为主要表现，查体可出现咽部充血，在咽腭弓、软腭、悬雍垂黏膜上可见多个 2～4mm 大小灰白色疱疹，1～2 天后疱疹破溃形成溃疡，为自限性疾病，病程 1～2 周。

（2）咽结合膜热。由腺病毒 3、7 型引起，好发于春夏季，散发或小流行。以高热、咽痛、结膜炎为主要表现，查体发现咽部充血，一侧或双侧眼结合膜炎，颈及耳后淋巴结无痛性增大，病程 1～2 周。

3.实验室检查

（1）血常规。病毒感染一般白细胞计数偏低或在正常范围内，中性粒细胞百分比减少，淋巴细胞相对增高。细菌感染则白细胞总数大多增高，严重病例有时也可减低，中性粒细胞百分数仍增高。

（2）C-反应蛋白和降钙素原。细菌感染时一般 C-反应蛋白和降钙素原会升高。

4.鉴别诊断

（1）流行性感冒。由流感病毒、副流感病毒引起。有明显流行病史，多有全身症状（如高热、四肢酸痛、头痛等），局部症状较轻。

（2）消化系统疾病。婴幼儿上呼吸道感染往往有消化道症状，注意与急性胃肠炎、急性阑尾炎等鉴别，仔细检查腹部，有无固定压痛、反跳痛及肌紧张等特征。

（3）过敏性鼻炎。患儿的全身症状不重，鼻塞、鼻痒、打喷嚏、流清涕等病程较长且反复发作，应考虑过敏性鼻炎可能，鼻拭涂片检查时可见嗜酸性粒细胞增多、过敏原检测阳性可助诊断。

三、治疗要点

1.一般治疗

临床症状轻，不给予药物治疗，主张充分休息、多饮温开水、保持良好的周围环境，注意室内适当的温度、湿度。

2.对因治疗

（1）抗病毒药物。大多数上呼吸道感染由病毒感染引起，目前尚无特效抗病毒药物。可用利巴韦林[10～15mg/(kg·d)]，口服或静脉滴注，3～5 天为 1 个疗程（严重贫血患者及肝、肾功能异常者慎用）；若为流感病毒感染，可用磷酸奥司他韦口服。

（2）抗生素。合理应用抗生素，继发有细菌感染可选用抗生素治疗，常用青霉素、头孢菌素类，若为链球菌感染，疗程需 10～14 天。有肺炎支原体或肺炎衣原体感染时应用大环内酯类抗生素，如红霉素、阿奇霉素。

3.对症治疗

(1)降温。虽然口服退热药物联合温水擦浴可缩短退热时间,但会增加患儿不适感,故不推荐使用温水擦浴退热,更不推荐冰水或乙醇擦浴方法退热;体温超过 38.5℃,用适量退热药,儿童常用布洛芬、对乙酰氨基酚。对乙酰氨基酚可引起皮疹、肝肾功能损害、血小板或白细胞减少症,布洛芬可引起恶心、呕吐,甚至胃肠道溃疡及出血、皮疹、增加支气管痉挛及肝肾功能损害等,应适当选择药物,并注意用药剂量,若用过大剂量,容易导致多汗、体温骤降,甚至发生虚脱。

(2)镇静。有高热惊厥应给予镇静药。①地西泮 0.2～0.3mg/kg,静脉注射;②苯巴比妥 5～10mg/kg,肌内注射或静脉注射;③5%水合氯醛 1mL/kg,灌肠。

(3)局部症状。咽痛、咽部有溃疡可用口腔喷雾剂,如开喉剑喷雾剂,年长儿可口含润喉镇痛消炎片;鼻塞轻者无须处理,严重者,尤其是婴幼儿呼吸困难加重伴拒奶时,可用鼻滴剂,可用 0.5%～1%麻黄碱液 1～2 滴/次滴鼻,此药慎用。

四、预防

(1)积极锻炼增强抵抗力;提倡母乳喂养,按时添加辅食,做到饮食均衡;注意通风换气、保持适宜的温度和湿度,及时更换患儿床铺用品、衣物。

(2)药物预防。反复患呼吸道感染或免疫缺陷病患儿可采用提高免疫力的药物,如匹多莫德、泛福舒、中药黄芪等。适量补充微量元素及维生素也有一定作用。

第二节　小儿肺炎

肺炎是指不同病原体或其他因素(如吸入羊水、油类或过敏反应)等所引起的肺部炎症。为小儿时期重要的常见病,主要临床表现为发热、咳嗽、气促、呼吸困难和肺部固定性中、细湿啰音。重症患者可累及循环、神经及消化系统而出现相应的临床症状,如中毒性脑病及中毒性肠麻痹等。按病理累及的部位分为大叶性肺炎、支气管肺炎和间质性肺炎,以支气管肺炎最为多见。其病因主要是细菌、病毒、支原体等病原体。常见细菌有肺炎链球菌、流感嗜血杆菌、金黄色葡萄球菌、卡他莫拉菌、肺炎克雷白杆菌、大肠埃希菌等,常见病毒有呼吸道合胞病毒、腺病毒、副流感病毒、流感病毒、巨细胞病毒和肠道病毒等。

一、临床表现

(一)一般症状

发病前多有轻度的上呼吸道感染或支气管炎。多数起病急骤,发热 38～39℃,亦可高达40℃,新生儿、重度营养不良、佝偻病等患儿可以体温不升或低于正常。除发热外可有疲乏、困倦、精神不振或烦躁不安,小婴儿可有呛奶。

（二）呼吸系统症状和体征

咳嗽，早期为刺激性干咳，极期咳嗽反略减轻，恢复期咳嗽有痰。呼吸增快，气促，40～80次/分，常见呼吸困难、鼻翼扇动、三凹征及口周或指甲发绀。肺部体征早期不明显，可有呼吸音粗糙或稍低，以后可闻及中、细湿啰者，以背部两肺下方及脊柱旁较多，于深吸气末更为明显。叩诊多正常，但如病灶融合累及部分或整个肺叶时则出现实变体征；叩诊浊音，语颤增强，呼吸音减弱或出现支气管呼吸音。

（三）重症肺炎的临床表现

小儿重症肺炎除以上症状、体征外，还有如下临床表现。

1.循环系统

主要表现为急性充血性心力衰竭，这是小儿重症肺炎最常见的严重并发症。诊断依据如下：①呼吸困难突然加重，烦躁不安，面色苍白或发绀，不能以肺炎或其他合并症解释者。呼吸频率超过 60 次/分；②心率增快在 160～180 次/分以上，不能以体温升高和呼吸困难解释，或心音低钝、出现奔马律；③肝脏增大≥3cm 或进行性增大；④胸部 X 线检查可有心脏扩大。

2.神经系统

由于缺氧和脑水肿，可表现为嗜睡、精神萎靡或烦躁不安。严重者有中毒性脑病，表现惊厥、半昏迷或昏迷、呼吸不规则甚至呼吸中枢麻痹。眼底可有视神经盘水肿。脑脊液检查可有压力升高，细胞、蛋白、糖及氯化物正常。

3.消化系统

患儿常有呕吐、腹胀、腹泻，严重病儿可有中毒性肠麻痹，表现严重腹胀，使膈肌升高压迫肺部，加重呼吸困难。腹部听诊肠鸣音消失。

4.感染性休克和弥散性血管内凝血（DIC）

重症肺炎时，某些细菌感染可以引起微循环衰竭，发生感染中毒性休克，表现四肢凉、皮肤发花、脉弱而速、血压下降等。还可引起弥散性血管内凝血，表现皮肤、黏膜出血点或瘀斑，以及消化道、呼吸道、泌尿道等出血。

5.呼吸衰竭

呼吸衰竭是重症肺炎的严重表现，可引起死亡。除表现呼吸困难、鼻翼扇动、三凹征、口唇发绀、嗜睡或躁动外，严重者呼吸由浅快转为浅慢.节律紊乱、常出现下颌呼吸或呼吸暂停。可同时伴有末梢循环衰竭及脑水肿、脑疝的表现，如四肢末端发凉、发绀、血压下降，昏睡或昏迷等。根据血气改变可分为 Ⅰ 型呼吸衰竭：$PaO_2 \leqslant 6.67kPa(50mmHg)$，$PaCO_2$ 正常；Ⅱ 型呼吸衰竭：$PaO_2 \leqslant 6.67kPa(50mmHg)$，$PaCO_2 \geqslant 6.67kPa(50mmHg)$，严重者 $PaCO_2 \geqslant 9.33kPa$（70mmHg）。

二、实验室及其他检查

1.血象

细菌性肺炎时白细胞总数多增高，一般可达 $15 \times 10^9 \sim 30 \times 10^9/L$[（1.5 万～3 万）/$mm^3$]或以上，中性粒细胞增加，并有核左移现象。但在重症金黄色葡萄球菌肺炎、某些革兰阴性杆菌肺炎时白细胞可不增高或反而降低。病毒性肺炎时白细胞数大多正常或降低。血片中性粒细胞碱性磷酸酶染色对鉴别细菌性肺炎与病毒性肺炎有一定参考意义。

2.病原学检查

细菌学检查包括痰及鼻咽腔分泌物做涂片或细菌培养。涂片检查细菌对革兰阴性杆菌性肺炎的早期诊断有一定价值。如细菌培养,对肺炎的病原学诊断较有意义。如并发胸腔积液,可将穿刺液送培养,如疑有败血症可送血培养。如疑有病毒性肺炎可做鼻咽部洗液病毒分离,或免疫荧光检查及双份血同型病毒抗体测定。

3.X 线检查

X 线检查在肺炎的诊断上很重要,可帮助确定肺炎的性质。不同肺炎 X 线表现有区别,如金黄色葡萄球菌肺炎,肺部可见小圆形病灶及肺脓肿、肺大疱、脓胸、脓气胸等。一般细菌性肺炎可见两肺中内带纹理粗重及小点片状阴影。病毒性肺炎小片状阴影可以融合成大片状。支原体肺炎常可见不整齐云雾状轻度肺浸润阴影,以两下肺叶多见。X 线检查还可发现肺炎的某些并发症,如脓胸、气胸及脓气胸等。

三、诊断与鉴别诊断

1.诊断

根据发热、咳嗽、喘憋等症状,肺部叩诊及听诊的异常改变,可以做出初步诊断。配合胸部 X 线检查可以进一步明确诊断。咽培养或痰培养对了解病原菌有参考价值。确诊肺炎后,应进一步判定病情的轻重,判断有无心力衰竭、中毒性脑病、休克及弥散性血管内凝血、呼吸衰竭等,以便早期发现及治疗。

2.鉴别诊断

(1)支气管炎:轻症肺炎与支气管炎相似,支气管炎一般全身症状较轻,多无明显呼吸困难和发绀,肺部可听到中湿啰音,多不固定,随咳嗽而变,但听不到细湿啰音。

(2)肺结核:当肺炎病程较长或一般抗生素治疗不顺利时应注意是否有肺结核。但一般肺结核肺部啰音常不明显。可根据结核接触史、结核菌素试验、结核中毒症状、胸片表现等鉴别。

四、治疗

(一)一般治疗

环境保持安静,保持室温在 20℃左右,相对湿度 50% 左右。每日定时通风换气。给予易消化饮食,保证液体入量。呼吸困难者吸氧,保持呼吸道通畅,痰多者给超声雾化或祛痰药,以利痰液排出。烦躁不安或惊厥时可给氯丙嗪及异丙嗪各 1mg/kg,肌内注射,也可给苯巴比妥 8～10mg/kg,肌内注射或水合氯醛 50mg/kg 灌肠。

(二)抗感染治疗

肺炎链球菌肺炎首选青霉素,青霉素过敏者可用红霉素或林可霉素。金黄色葡萄球菌肺炎可选用苯唑西林钠,或红霉素、万古霉素、头孢噻吩、头孢唑啉等。大肠埃希菌、肺炎克雷白杆菌、流感嗜血杆菌肺炎可选用氨苄西林、羟苄西林或哌拉西林,并可与氨基糖苷类抗生素,如阿米卡星联合治疗。也可用头孢菌素类抗生素如头孢他啶。铜绿假单胞菌肺炎选用羧苄西林、哌拉西林,可与氨基糖苷类抗生素如阿米卡星联合应用。对青霉素过敏或上述药物疗效不佳者选用第二、三代头孢菌素如头孢他啶、头孢哌酮等。病毒性肺炎一般选用阿昔洛韦或更昔洛韦。支原体肺炎则以红霉素效果较好。

(三)严重并发症的治疗

实施早期心肺功能监护和无创心肺功能支持(NCPAP)优先策略,是处理婴儿重症肺炎的有效措施。

1.快速心肺功能评估和监测

婴儿重症肺炎常处于心肺功能衰竭的高危状态,快速心肺功能评估操作可概括为望、听、触3个步骤。三者同时进行,望和听贯彻评估始终。望:患儿体位或姿势、面色、眼神和呼吸状态(胸廓起伏、三凹征)、口鼻分泌物及对环境或外刺激的肢体和语言反应。触:肢体温度、肌张力和肌力、中心(颈内和股动脉)和周围脉搏(桡动脉和肱动脉)强弱和节律。听:呼吸呻吟、痰鸣,用听诊器听心率、心律和吸气相呼吸音强弱。及时地辨认潜在性或代偿性呼吸、循环功能不全状态,并给予及时、适宜的心肺功能支持是正确有效治疗婴儿重症肺炎的基础。

2.保持气道通畅及优先应用经鼻持续气道正压(NCPAP)支持策略

对于重症肺炎患儿,保持合适的体位和气道通畅非常重要。翻身拍背,雾化吸痰是最基础的呼吸治疗。应用CPAP的指征:自主呼吸较强,有低氧血症Ⅰ型呼吸衰竭,或者低氧血症合并二氧化碳潴留($PaCO_2 < 80mmHg$)的Ⅱ型呼吸衰竭,收治入PICU后的婴儿重症肺炎均直接应用NCPAP;除急性心肺功能衰竭、全身衰竭、重症休克、pH值<7者、中枢性呼吸衰竭行直接气管插管机械通气外,Ⅱ型呼吸衰竭者亦首先应用NCPAP系统、并在短时间(15～30分钟)根据疗效决定是否继续应用。在病情允许时,应仔细检查NCPAP系统、患儿状态或调整其参数后可再一次试用观察疗效。终止NCPAP行机械通气指征:NCPAP支持下病情仍不能控制,pH值持续<7.20达8小时以上或病情进行性加重。NCPAP应用需要积累一定的临床经验,一般宜在PICU内应用。但是对于综合医院的儿科抢救室和专业病房内的抢救室,在充分培训基础上,也可以开展此项技术。

3.婴儿重症肺炎合并呼吸衰竭、休克和心力衰竭的处理

ABC原则。A:气道管理和通畅气道。湿化、雾化及排痰,接触支气管痉挛和水肿。B:无创和有创呼吸支持。C:维持心血管功能。判断液体平衡状态,给予扩容和限液利尿,纠正酸碱电解质平衡,血管活性药、正性肌力药、强心药和加压药。

4.注意事项

调整呼吸和循环功能支持的治疗原则和策略:①呼吸衰竭所致的心力衰竭应积极改善通气和肺氧合,其中闭塞性毛细支气管炎、喘憋性肺炎所致的呼吸衰竭主要是改善通气,急性肺损伤(ALI)所致的呼吸衰竭主要改善肺氧合,通过呼吸支持才能达到控制心力衰竭目的;②因

缺氧、呼吸功增加引起的代偿性心功能不全,主要是调整心脏前后负荷(NCPAP、充分镇静、退热等)和维持内环境稳定,以减轻心脏负荷为治疗心力衰竭的主要措施;③肺血多的先天性心脏病肺炎合并心力衰竭和呼吸衰竭,常在充血性心力衰竭急性加重基础上导致呼吸衰竭,因此治疗主要是强心、限液、利尿,应用 NCPAP 限制肺血流量和减轻左心后负荷的作用;④急性肺损伤(ALI)和急性呼吸窘迫综合征(ARDS)时伴有的心力衰竭常是多器官功能不全综合征(MODS)的一部分,此时存在心脏和外周循环两方面的因素,临床多表现为休克,需经谨慎扩容试验后(2～3mL/kg)才可判断有效循环血量的状态,进一步决定液体的量和速度。地高辛和血管活性药物是治疗的一部分。

第三节　小儿肺脓肿

肺脓肿是指由各种细菌感染引起的肺实质炎性病变,坏死液化,形成内含脓液的洞腔,主要继发于肺炎,其次并发于败血症。偶见邻近组织化脓病灶,如肝脓肿、膈下脓肿或脓胸蔓延到肺部,此外,肿瘤或异物压迫可使支气管阻塞而继发化脓性感染,肺吸虫、蛔虫及阿米巴等也可引起肺脓肿。原发性或继发性免疫功能低下和免疫抑制药的应用均可促使其发生。

一、病因及发病机制

(一)发病原因

本病的病原以金黄色葡萄球菌、厌氧菌最多见,其次为肺炎链球菌、流感嗜血杆菌、溶血性链球菌、克雷白杆菌、大肠埃希杆菌、铜绿假单胞菌等,后者往往与厌氧菌混合感染。

(二)发病机制

肺脓肿多继发于肺炎,其次为败血症,少数病例可由邻近组织化脓性病灶,如肝脓肿、膈下脓肿或脓胸蔓延至肺部。气道异物继发感染,细菌污染的分泌物,呕吐物在某种情况下被吸入下呼吸道,以及肺吸虫、蛔虫及肺胸膜阿米巴所引起,吸入性肺脓肿多见于年长儿,血源性肺脓肿、继发性肺脓肿多见于婴幼儿。

二、临床表现

起病较急、发热无定型、有持续或弛张型高热,可伴寒战、咳嗽,可为阵发性,有时出现呼吸增快或喘憋,胸痛或腹痛,常见盗汗、乏力、体重下降,婴幼儿多伴呕吐与腹泻。如脓肿与呼吸道相通,咳出臭味脓痰,则与厌氧菌感染有关,可咳血痰,甚至大咯血。如脓肿破溃,与胸腔相通,则成脓胸及支气管胸膜瘘,症状可随大量痰液排出而减轻,一般患侧胸廓运动减弱,叩诊呈浊音,呼吸音减低。如脓腔较大,并与支气管相通,局部叩诊可呈空瓮音,并可闻及管状呼吸音或干湿啰音,语音传导增强,严重者有呼吸困难及发绀,慢性者可见杵状指(趾)。

三、辅助检查

1.血常规

急性期血白细胞总数可达$(20\sim30)\times10^9/L$或更高，中性粒细胞在90％以上。核明显左移，常有中毒颗粒。慢性期白细胞可稍升高或正常，可见红细胞和血红蛋白减少。

2.痰液检查

痰液静置后分三层：上层为泡沫，中层为清液，下层为黏液脓块或坏死组织，可将下层脓块进行涂片和培养；脓痰镜检时见弹力纤维，证明肺组织有破坏。

3.病原学检查

脓痰或气管吸取的分泌物进行培养检测病原菌，痰涂片革兰染色、痰液普通培养可找到致病菌。因为本病多为厌氧菌为主的混合感染，所以若疑为本病应同时做厌氧菌培养。

4.X线胸片

应做正侧位胸片。早期可仅见炎性浸润影，边缘不清，若脓肿形成则为团片状浓密阴影，分布在一个或数个肺段。肺脓肿形成后，大量脓痰经支气管排出，胸片上可见带有含气液平面的圆形空洞，内壁光滑或略有不规则。慢性肺脓肿腔壁变厚，周围为密度增高的纤维索条，可伴支气管扩张、胸膜增厚；血源性肺脓肿在两肺可见多个团片状浓密阴影。支气管碘油造影用于慢性肺脓肿可疑并发支气管扩张的患者。

5.胸部CT

CT对肺脓肿的早期诊断价值较大，对显示空洞壁情况及病灶周围肺野情况优于X线，能更准确定位并有助于作体位引流和外科手术治疗。CT可用于鉴别肺脓肿和有气液平的局限性脓胸、发现体积较小的脓肿和葡萄球菌肺炎引起的肺气囊腔。肺脓肿早期可见大片状密度增高影，边界模糊，中央密度较高，边缘密度较淡。当病灶坏死、液化可出现多个低密度病灶，继而形成空洞，其内可见液气平面。

6.MRI

肺脓肿内坏死液化组织MRI呈T_1WI低或中等信号，T_2WI为高信号，空洞内气体均为低信号。

7.核医学核素标记

放射性核素标记白细胞显像，病变区灶性高密度影，空洞呈轮圈状浓聚影。

8.纤维支气管镜

有助于明确病因和病原学诊断，并可用于治疗；如有气道内异物，可取出异物使气道引流通畅；如疑为肿瘤阻塞，则可取病理标本。还可经纤维支气管镜插入导管，尽量接近或进入脓腔，吸引脓液、冲洗支气管及注入抗生素，以提高疗效与缩短病程。

四、诊断

根据患儿急性起病的发热、咳嗽，或伴脓痰，痰有臭味的病史；慢性肺脓肿的患者伴杵状指

(趾)等表现,结合血象、X线胸片对本病可做诊断,肺CT、MRI能早期、精确诊断。

由于引起小儿肺脓肿的原因很多,其中最常见的原因是感染,在临床的诊断思考方面,除了要注意肺脓肿的临床表现外,还需尽快查清楚感染的病原体,做出病因诊断,以便指导临床治疗和估计预后。对反复发作或慢性迁延的患者,还要尽可能明确导致反复感染的原发疾病和诱因,如营养不良、营养性贫血、原发性或继发的免疫缺陷病等。

在诊断肺脓肿时还要注意与空洞性肺结核继发感染、先天性肺囊肿继发感染进行鉴别。空洞性肺结核是一种慢性病,起病缓慢,病程长,可有长期咳嗽、午后低热、乏力、盗汗、食欲缺乏或有反复咯血。X线胸片显示空洞壁较厚,好发于上叶尖后段及下叶背段,病灶周围可有卫星灶,多无气液平,痰中可找到结核分枝杆菌。但当合并肺部感染时,可出现急性感染症状和咳大量脓臭痰,且由于化脓性细菌大量繁殖,痰中难以找到结核分枝杆菌,此时要详细询问病史。如一时不能鉴别,可按急性肺脓肿治疗,控制急性感染后,胸片可显示纤维空洞及周围多形性的结核病变,痰结核分枝杆菌可阳转。先天性肺囊肿继发感染时,囊肿内可见气液平,周围炎症反应轻,液性囊肿呈界限清晰的圆形或椭圆形阴影,全气囊肿呈圆形或椭圆形薄壁透亮囊腔影。无明显中毒症状和脓痰。如有以往的X线胸片作对照,更容易鉴别。

五、鉴别诊断

1.肺大疱

见于金黄色葡萄球菌肺炎或病毒性肺炎后,X线胸片上肺大疱壁薄,形成迅速,并可在短时间内自然消失。

2.大叶性肺炎

与肺脓肿早期表现类似,但大叶性肺炎病程短,一般7～10天可痊愈。

3.支气管扩张继发感染

根据既往严重肺炎或结核病等病史,典型的清晨起床后大量咳痰,结合X线胸片、肺CT及支气管造影所见,可以鉴别。

4.空洞性肺结核

需要结合临床病史、结核菌素试验、痰液涂片或培养结核菌的检查结果。X线胸片结核空洞周围有浸润影,一般无液平面,常有同侧或对侧结核播散病灶。

5.先天性肺囊肿

其周围组织无浸润,液性囊肿呈境界分明的圆形、椭圆形阴影。全气囊肿呈一圆或椭圆形薄壁透亮阴影。

六、治疗

抗菌药物治疗和脓液引流是主要的治疗原则。

1.抗菌药物治疗

吸入性肺脓肿多为厌氧菌感染,一般均对青霉素敏感,仅脆弱拟杆菌对青霉素不敏感,但对林可霉素、克林霉素和甲硝唑敏感。早期可用青霉素 10 万 U/(kg·d),疗程 4~6 周。随后根据痰细菌培养及敏感试验选用敏感抗生素,如头孢菌素、万古霉素及亚胺培南/西司他丁钠等治疗。对革兰阳性菌常选用半合成青霉素,如苯唑西林、红霉素或头孢菌素等;革兰阴性菌可选用氨苄西林或第三代头孢菌素。

血源性肺脓肿多为葡萄球菌和链球菌感染,可选用耐 β-内酰胺酶的青霉素或头孢菌素。如为耐甲氧西林的葡萄球菌,应选用万古霉素、替考拉宁或利奈唑胺。

如为阿米巴原虫感染,则用甲硝唑治疗。如为革兰阴性杆菌感染,则可选用第二代或第三代头孢菌素,必要时联用氨基糖苷类抗菌药物,如阿米卡星。

抗菌药物的剂量和疗程要足,一般至体温正常、症状消失、X 线检查显示脓肿吸收 7 天后停药。具体疗程因脓肿吸收的速度、脓肿的大小、临床表现的严重程度而定,一般疗程 3~4 周。

2.脓液引流

保证引流通畅,是治疗成功的关键。

(1)体位引流。根据脓肿的部位和支气管的位置采用不同体位,引流的体位应使脓肿处于最高位,年长儿可呈头低位、侧卧位(健侧在下,患侧在上)。一般应在空腹时进行,每天 2~3 次,每次 15~30 分钟。婴儿可通过变换体位,轻拍背部。引流时可先做雾化吸入,再拍背,以利痰液引流。

(2)经纤维支气管镜吸痰及局部给药治疗。抗生素治疗效果不佳或引流不畅者,可进行支气管镜检查,吸出痰液和腔内注入药物。

方法:纤维支气管镜插至病变部位的支气管开口处吸痰,吸出的痰液送细菌培养、结核菌和细菌学检查。用生理盐水局部反复冲洗,后注入抗生素,每周 1~2 次,直至症状消失,脓腔及炎症病灶消失。局部用抗生素依药敏而定。

(3)经肺穿刺抽脓注入给药。如脓腔较大又靠近胸壁,在 X 线或超声定位后,在常规消毒下经肺直接穿刺脓腔,尽可能将脓液抽净后注入稀释的抗生素。经肺穿刺有一定危险性,易发生气胸和出血。应做好给氧及止血的准备。尽量避免反复穿刺,以免引起健康肺组织和胸腔的感染。

(4)经皮穿刺置管。经正侧位胸片确定脓腔部位后,首先在局麻下用细长针试穿脓腔,一旦抽出脓液,立即停止抽脓,按原路径及深度插入导管穿刺针,置入内径 11.5mm 的细长尼龙管或硅胶管至脓腔内,退出导管。置管长度应使尼龙管在脓腔内稍有蜷曲,便于充分引流。皮肤缝线固定尼龙管。定时经常抽吸脓液,用生理盐水或抗生素液灌洗脓腔,管外端接低负压引流袋。待脓液引流干净,复查 X 线胸片,证实脓腔基本消失,夹管 2~3 天,无发热、咳脓痰等征象,拔管。

该方法创伤小,引流充分,置管不受脓腔部位限制,并可多个脓腔同时置管引流。

3.支持及对症疗法

注意给高热量、高蛋白、富含维生素的易消化食物。环境温湿度适宜,通风良好。注意保持患儿安静休息、口腔清洁。病情严重、全身状态衰竭的患儿,可以给予静脉丙种球蛋白、血浆、氨基酸复合液。呼吸困难者应给予吸氧。必要时可给祛痰止咳剂;原则上不用镇咳剂药物,以免抑制咳嗽,影响痰液的排出。对于咯血的患儿应给予止血、镇静剂。

4.手术治疗

手术适应证:①病程 3～6 个月以上,经内科保守治疗 2 个月以上无效,脓腔已包裹,脓腔壁上皮化和并发支气管扩张;②大咯血经内科治疗无效或危及生命者;③伴有支气管胸膜瘘或脓胸经抽吸、引流和冲洗疗效不佳者。病灶为单个而非多发,可以考虑手术切除病灶。术前应评价患儿一般情况和肺功能。手术禁忌证:急性发作期脓肿尚未形成,或多发的、小的肺脓肿及其他不能耐受手术的情况。

七、预防

对急性肺炎和败血症应及时彻底治疗;有呼吸道异物吸入时,须迅速取出异物;在腭扁桃体切除及其他口腔手术过程中,应避免分泌物及组织吸入肺部;重视口腔、上呼吸道慢性感染的预防与治疗,杜绝污染分泌物误吸入下呼吸道的机会;积极治疗皮肤痈疖或肺外化脓性病灶,不挤压痈疖,可以防止血源性肺脓肿的发病。重视呼吸道湿化、稀释分泌物、鼓励患儿咳嗽,保持呼吸道的引流通畅,从而有效地防止呼吸道吸入性感染。注意个人卫生,适当锻炼,增强体质,避免过度劳累,预防各种促使误吸的因素。

八、预后

本病一般预后良好。吸入异物所致者,在取出异物后迅速痊愈。有时脓肿经支气管排脓,偶可自愈。并发支气管扩张症、迁徙性脓肿或脓胸时预后较差。并发症有支气管肺炎、肺纤维化、胸膜增厚、肺气肿及肺心病等。

第四节 小儿结核性胸膜炎

结核性胸膜炎是原发肺结核较常见的早期并发症,多见于 3 岁以上儿童。结核性胸膜炎多发生于原发肺结核 6～12 周。

一、病因

肺内胸膜下原发病灶或淋巴结干酪化侵及胸膜腔,或因结核菌抗原侵入胸膜引发结核蛋白过敏所致。

二、临床表现

1.症状

发病年龄多为 3 岁以上,主要表现为发热、结核中毒症状、咳嗽、胸痛。其特点为一般状况较好、中毒症状和呼吸道症状较轻,一般高热 2～3 周后转为低热。

2.体格检查

肺部查体可有胸腔积液体征。

三、检查

结核性胸膜炎初期,血中白细胞总数可增高或正常,中性粒细胞占优势,白细胞计数正常,并转为淋巴细胞为主,红细胞沉降率增快。

胸液外观多呈草黄色、透明或微浊,或呈毛玻璃状,少数胸液可呈黄色、深黄色、浆液血性乃至血性,比重 1.018 以上,Rivalta 试验阳性,pH 约 7.00～7.30,有核细胞数 $(0.1～2.0)×10^9/L$,急性期以中性粒细胞占优势,而后以淋巴细胞占优势,蛋白定量 30g/L 以上,如大于 50g/L,更支持结核性胸膜炎的诊断。葡萄糖含量＜3.4mmol/L、乳酸脱氢酶(LDH)＞200U/L、腺苷脱氨酶(ADA)＞45U/L、干扰素-γ＞3.7μ/mL、癌胚抗原(CEA)＜20μg/L、流式细胞术细胞呈多倍体。目前有报道测定胸腔积液的结核性抗原和抗体,虽然结核性胸膜炎者其胸腔积液的浓度明显高于非结核性者,但特异性不高,限制其临床应用。胸腔积液结核杆菌阳性率低于25%,如采用胸腔积液离心沉淀后涂片,胸腔积液或胸膜组织培养,聚合酶链反应(PCR)等,可以提高阳性率,胸腔积液间皮细胞计数＜5%。

(一)胸膜活检

针刺胸膜活检是诊断结核性胸膜炎的重要手段。活检的胸膜组织除了可行病理检查外,还可行结核菌的培养,如壁层胸膜肉芽肿改变提示结核性胸膜炎的诊断。虽然其他的疾病如真菌性疾病、结节病、土拉菌病和风湿性胸膜炎均可有肉芽肿病变,但 95% 以上的胸膜肉芽肿病变系结核性胸膜炎,如胸膜活检未能发现肉芽肿病变,活检标本应该做抗酸染色,因为偶然在标本中可发现结核杆菌,第 1 次胸膜活检可发现 60% 的结核肉芽肿改变,活检 3 次则为80% 左右,如活检标本培养加上显微镜检查,结核的诊断阳性率为 90%,也可用胸腔镜行直视下胸膜活检,阳性率更高。

(二)X 线检查

胸腔积液在 300mL 以下时,后前位 X 线胸片可能无阳性发现,少量积液时肋膈角变钝,积液量多在 500mL 以上,仰卧位透视观察,由于积聚于胸腔下部的液体散开,复见锐利的肋膈角,也可患侧卧位摄片,可见肺外侧密度增高的条状影。中等量积液表现为胸腔下部均匀的密度增高阴影、膈影被遮盖、积液呈上缘外侧高,内侧低的弧形阴影。大量胸腔积液时,肺野大部呈均匀浓密阴影,膈影被遮盖,纵隔向健侧移位。结核性胸腔积液有些可表现为特殊类型,常见的有:

1.叶间积液

液体积聚于一个或多个叶间隙内,表现为边缘锐利的梭形阴影或圆形阴影,在侧位胸片上显示积液位置与叶间隙有关。

2.肺下积液

液体主要积聚于肺底与膈肌之间,常与肋胸膜腔积液同时存在,直立位时,表现为患侧膈影增高,膈顶点由正常的内 1/3 处移到外 1/3 处,中部较平坦,左侧肺底积液表现为膈影与胃泡之间的距离增大,患侧肋膈角变钝,如怀疑肺下积液,嘱患者患侧卧位 20 分钟后做胸透或胸片检查,此时液体散开,患侧肺外缘呈带状阴影,并显出膈肌影,带状阴影越厚,积液越多。

3.包裹性积液

包裹性积液是胸膜粘连形成的局限性胸腔积液,肋胸膜腔包裹性积液常发生于下部的后外侧壁。少数可发生在前胸壁,X 线征象直立位或适当倾斜位时可显示底边贴附于胸壁,内缘向肺野凸出的边界锐利,密度均匀的梭形或椭圆形阴影,阴影边缘与胸壁呈钝角。

4.纵隔积液

纵隔积液是纵隔胸膜腔的积液,前纵隔积液表现为沿心脏及大血管边沿的阴影,右前上纵隔积液阴影颇似胸腺阴影或右上肺不张阴影,取右侧卧位,左前斜 30°位置 20~30 分钟后,摄该体位的后前位胸片,显示上纵隔阴影明显增宽,前下纵隔积液须与心脏增大阴影或心包积液相鉴别,后纵隔积液表现为沿脊柱的三角形或带状阴影。

(三)超声检查

超声探测胸腔积液的灵敏度高,定位准确,并可估计胸腔积液的深度和积液量,提示穿刺部位,亦可以和胸膜增厚进行鉴别。

四、诊断及鉴别诊断

(一)诊断

根据病史和临床表现,结核性胸膜炎一般可确诊。临床表现主要为中度发热、初起胸痛以后减轻、呼吸困难、体格检查、X 线检查及超声检查可做出胸液的诊断。诊断性胸腔穿刺、胸液的常规检查、生化检查和细菌培养等为诊断的必要措施,这些措施可对 75% 的胸液病因做出诊断。

(二)鉴别诊断

不典型的结核性胸膜炎应与下列疾病鉴别。

1.细菌性肺炎合并脓胸

患儿年龄较小,多见于 5 岁以下的幼儿,而结核性胸膜炎多见于 5 岁以上之少年儿童,肺部体征及 X 线检查,胸腔穿刺液检查可助鉴别。

2.病毒性肺炎合并胸腔积液

多见于婴幼儿,临床表现较重,咳嗽、喘憋明显,严重者合并心脏功能衰竭。

3.风湿性胸膜炎

多见于年长儿,且发生在风湿热极期,血沉往往较高。

4.恶性肿瘤合并胸腔积液

胸腔积液多为漏出液或为血性,抽出积液后胸腔积液增长较快,胸腔积液病理检查找到肿瘤细胞的阳性率较高,可作为诊断的重要依据。

5.支原体肺炎合并胸膜炎

近年也不少见,如及时做冷凝集试验及支原体抗体测定,可鉴别。

五、治疗

(一)一般治疗

体温 38℃以上可卧床休息,一般患者可以适当起床活动。总的休息时间大约以体温恢复正常、胸液消失后仍须持续 2~3 个月。

(二)胸腔穿刺抽液

由于结核性胸膜炎胸液蛋白含量和纤维蛋白含量高,容易引起胸膜粘连,故原则上应尽快抽尽胸腔内积液,每周 2~3 次。首次抽液不要超过 700mL,以后每次抽取量约 1000mL,最多不要超过 1500mL。如抽液过多、过快,可由于胸腔内压力骤降发生复张后肺水肿和循环衰竭。

若出现头晕、出汗、面色苍白、脉搏细弱、四肢发冷、血压下降等反应,立即停止抽液,皮下注射 0.5% 肾上腺素 0.5mL,同时静脉内注射地塞米松 5~10mg,保留静脉输液导管,直至症状消失。如发生肺复张后肺水肿,应进行相应的抢救。胸腔抽液有以下作用:

(1)减轻中毒症状,加速退热。

(2)解除肺脏和心脏血管受压,改善呼吸及循环功能。

(3)防止纤维蛋白沉着所致胸膜粘连肥厚。目前也有学者主张早期大量抽液或胸腔插管引流可减少胸膜增厚和胸膜粘连等并发症。

(三)抗结核药物治疗

一般采用链霉素(SM)、异烟肼(INH)和利福平(RFP)或链霉素(SM)异烟肼(INH)乙胺丁醇(EMB)联合治疗。链霉素(SM)0.75~1.0g/d,肌内注射,疗程 2~3 个月。异烟肼(INH)0.3g/d,顿服,利福平(RFP)0.45~0.6g/d,顿服,乙胺丁醇(EMB)0.75g/d,顿服,上述口服药物均连续服用 1.0~1.5 年。治疗过程必须注意抗结核药物的不良反应,如听力的变化、视觉的变化和肝功能等,发生时应根据情况减量或停用。

结核性胸膜炎不主张常规使用糖皮质激素,因为有许多不良反应。当大量胸腔积液、吸收不满意或结核中毒症状严重时可用泼尼松 30mg/d,至胸液明显减少或中毒症状减轻时每周减少 5~10mg,一般 4~6 周停药。减药太快或用药时间太短,容易产生胸液或毒性症状的反跳。胸腔内注射抗结核药物或糖皮质激素没有肯定意义。抗结核药物在胸液的浓度已经足够,胸腔内注射药物对胸液的吸收及预防胸膜增厚与不用药物者没有显著差异。

(四)外科治疗

经过内科治疗,临床症状消失,胸膜明显增厚,影响病儿的发育及呼吸功能,宜做胸膜剥脱术。此外包裹性结核性脓胸,内科治疗疗效不佳,应及早手术治疗。

(五)预后

及时正确治疗预后多良好,如病程迁延至胸膜粘连、包裹,造成营养不良等,影响预后。

六、预防

1.控制传染源,减少传染机会

结核菌涂片阳性患者是小儿结核主要传染源,早期发现和合理治疗涂片阳性结核患者,是预防小儿结核病的根本措施。婴幼儿患活动性结核,其家庭成员应做详细检查(摄胸片、PPD等),对小学和托幼机构工作人员应定期体检,及时发现和隔离传染源,能有效地减少小儿感染结核的机会。

2.普及卡介苗接种

实践证明,接种卡介苗是预防小儿结核病的有效措施,卡介苗为法国医师 Calmette 和 Guerin 在 1921 年所发明,故又称 BCG,我国规定在新生儿期接种卡介苗,按规定卡介苗接种于左上臂三角肌上端,皮内注射,剂量为 0.05mg/次,划痕法现已很少采用,卫计委 1997 年通知取消 7 岁和 12 岁的卡介苗复种计划,但必要时,对该年龄结素试验阴性儿童仍可给予复种,新生儿期卡介苗可与乙肝疫苗分手臂同天注射。

接种卡介苗禁忌证:阳性结素反应;湿疹或皮肤病患者;急性传染病恢复期(1 个月);先天性胸腺发育不全症或严重联合免疫缺陷病患者。

3.预防性化疗

(1)3 岁以下婴幼儿未接种过卡介苗而结素试验阳性者。

(2)与开放性肺结核患者(多系家庭成员)密切接触者。

(3)结素试验新近由阴性转为阳性者。

(4)结素试验呈强阳性反应者。

(5)结素试验阳性:小儿需较长期使用肾上腺皮质激素或其他免疫抑制剂者。

用于化学预防药物主要为异烟肼,剂量为 10mg/(kg/d),疗程 6～9 个月,父母新患肺结核家中之 6 岁以下儿童和患结核病产妇所娩出的新生儿,不管结素试验结果如何,均应给予异烟肼治疗,剂量同上,用药 3 个月后再做毒素试验,若呈阳性,则持续用异烟肼到 9 个月;若结素试验阴性($<5mm$),则停用异烟肼。

抗 HIV 阳性儿童有结核接触史者不管结素试验结果如何均应接受异烟肼治疗 12 个月。

儿童接触之结核患者若系抗异烟肼株,则化疗药物应改为利福平,15mg/(kg · d),6～9 个月;若系耐异烟肼又耐利福平株,则建议给吡嗪酰胺加氧氟沙星 6～9 个月,或吡嗪酰胺加乙胺丁醇 6～9 个月。

第五节 小儿睡眠呼吸暂停综合征

睡眠呼吸暂停或睡眠呼吸障碍是指睡眠过程中出现的呼吸障碍,包括睡眠呼吸暂停综合征、低通气综合征、上气道阻力综合征、慢性肺部及神经肌肉疾患引起的有关的睡眠呼吸障碍等。睡眠呼吸暂停是指睡眠中口、鼻气流停止 10 秒以上(儿童 6 秒或以上),分为中枢性(CSA)、阻塞性(OSA)和混合性三类,其中以阻塞性最常见,占 90%。中枢性呼吸暂停指口鼻气流停止,不伴有呼吸运动;阻塞性呼吸暂停指口鼻气流停止,但存在呼吸运动;混合性呼吸暂停指阻塞性呼吸暂停伴随中枢性呼吸暂停。以下主要介绍阻塞性睡眠呼吸暂停,多因耳鼻咽喉部慢性病变所引起,典型的临床表现为睡眠紊乱和噪性呼吸,肋软骨向内移动的非常规呼吸,伴有呼吸暂停。儿童阻塞性睡眠呼吸暂停综合征(OSAS)是指每小时睡眠中,阻塞性睡眠呼吸暂停次数≥1 次,伴有 $SaO_2<92\%$。患儿生长发育迟缓,智能障碍及心理行为异常,严重者有心肺功能不全。

一、病因及发病机制

(一)病因

OSA 病因包括解剖因素、先天性疾病及其他因素。多数儿童 OSA 是由于腺样体和扁桃体肥大引起的,它们是引起儿童 OSA 的最常见病因。婴儿 OSA 中,阻塞部位 52% 在上腭,48% 在舌后。

(二)发病机制

儿童 OSAS 是由于鼻部、鼻咽、口咽疾病或颌骨发育异常,加上晚间睡眠时舌根后坠造成上呼吸道狭窄引起。

由于上气道解剖上的狭窄和呼吸调控功能失调,使上气道开放的力量主要是咽扩张肌的张力,包括颏舌肌、咽腭肌和舌腭肌。睡眠时,尤其在快速眼动睡眠(REM)期,咽扩张肌张力明显降低,加上咽腔本身的狭窄,使其容易闭合,发生 OSA。

OSA 的主要病理生理变化是睡眠期间反复出现呼吸暂停,导致低氧血症和高碳酸血症,可引起神经调节功能失衡,儿茶酚胺、肾素-血管紧张素、内皮素分泌增加,内分泌功能紊乱、血流动力学改变、微循环异常等,引起组织器官缺血缺氧,导致多器官功能损害,特别是对心、肺、脑损害。可引起高血压、肺动脉高压、夜间心律失常、心力衰竭等。脑功能损害可以表现为白天乏力、困倦、记忆力下降,甚至智力低下等。

二、临床表现

儿童睡眠呼吸暂停主要临床表现:以活动增多为主要表现,同时伴有语言缺陷、食欲降低和吞咽困难,经常出现非特异性行为困难,如不正常的害羞、发育延迟、反叛和攻击行为等。小儿 OSAS 的重要特征是有一系列临床综合征的表现。

1.夜间症状

夜间最显著的症状是打鼾。几乎所有 OSAS 的小儿均有打鼾，并且大多数鼾声响亮。但严重的 OSAS 可以无打鼾或睡眠时仅有高音调的咕哝声。上呼吸道感染时鼾声加剧。在 OSAS 的小儿中以 OSAS 或与睡眠相关的肺通气不足为主，小儿表现为两种主要形式的打鼾：连续的打鼾和间断的打鼾。间断性打鼾中有安静期相隔，这种安静期通常被响亮的喘息声或哼声所终止。

几乎所有 OSAS 的小儿均有呼吸费力的表现。睡眠气道阻塞的小儿食管压力范围为 $-4.90 \sim -6.87 kPa$。阻塞性呼吸时呼吸费力表现为肋间、胸骨、胸骨上和锁骨上的内陷，肋缘外展，可察觉辅助呼吸肌的活动，另外还可以见到吸气反常性胸廓内收。但在新生儿、婴儿和较大儿童的 REM 睡眠中出现吸气反常性胸廓内收是正常的。

OSAS 的呼吸暂停发作呈周期性，且可自行中止，发作时鼾声突然停止，吸气用力，但口鼻无气流进入呼吸道，持续时间长者，可有发绀和心率减慢，鼾声再度出现表示发作停止，呼吸恢复，出现响亮喷气声，觉醒和姿势改变。

大多数 OSAS 小儿没有明显的阻塞症状。中至重度的 OSAS 患儿，阻塞发作的频率平均为 20 次/h，阻塞性和混合性呼吸暂停的持续时间平均为 17.3 秒。

小儿 OSAS 对睡眠的影响与成人不同的是，OSAS 患儿有正常数量的睡眠，睡眠中有持续部分气道阻塞的小儿并未显示睡眠的片段化。但 OSAS 的小儿常有夜间睡眠不安或在床上翻来覆去。OSAS 小儿的睡眠姿势异常，通常是颈过伸，可表现为颈部过度伸展、头从枕头上滑落或坐起（通常是肥胖儿）。50 例 OSAS 小儿中 96% 睡眠时有大量出汗。

遗尿是小儿 OSAS 的常见表现，有多项研究提示在有上呼吸道阻塞和夜间遗尿的儿童中，经上呼吸道手术后，3/4 患者的遗尿明显好转。

2.白天症状

OSAS 儿童早晨觉醒时的症状包括张口呼吸，晨起头痛、口干、定向力障碍、迷茫和易激惹；学龄儿童则表现为上课精力不集中、白日梦、乏力、学习成绩下降。有 8%～62% 的儿童还有白天过度嗜睡症状。在儿童 OSAS 中白天行为问题比较常见，主要表现为在校表现不良、多动、智力低下、情绪问题、害羞或退缩性行为、进攻性行为和学习问题。

OSAS 的小儿中许多有发育迟缓。目前已经明确成人 OSAS 可使注意力、记忆力、警觉性和运动技能受损，但对小儿白天认知能力影响的研究不多。大多数 OSAS 小儿有肥大的扁桃体和增殖体，绝大部分表现为用口呼吸，有的还伴有进食、吞咽困难和口臭，并表现出一定程度的语言障碍。

3.伴随症状

低氧血症通常发生于许多 OSAS 小儿中，有些严重 OSAS 的小儿 SaO_2 可降至 50% 以下，连续部分阻塞患儿的 SaO_2 在阻塞开始时就下降并保持较长时间的低水平。高碳酸血症也是小儿 OSAS 的特征，有一半的高碳酸血症（终末潮气 $CO_2 > 6.0 kPa$）是与 OSAS 或持续部分阻塞有关。体重低下见于大部分阻塞性肺通气不良的小儿中。此外,睡眠中发生气道阻塞小儿易发生胃食管反流、突然觉醒、大哭、尖叫等症状。另有研究发现,OSAS 儿童会出现一些行为紊乱,如冲动、违拗或异常的害羞和社交退缩。

4.体征

体征包括呼吸困难、鼻扇、肋间和锁骨上凹陷,吸气时胸腹矛盾运动;夜间出汗(局限于颈背部,特别是婴幼儿)。家长注意到患儿夜间不愿盖被,出现呼吸停止继而喘息,典型睡眠姿势俯卧位头转向一侧,颈部过度伸展伴张口膝屈曲至胸。有颜面特征提示睡眠呼吸障碍存在,如三角下颌、下颌平面过陡、下颌骨后移、长脸、高硬腭和(或)长软腭。

三、辅助检查

(一)纤维鼻咽镜检查

纤维鼻咽镜可以观察鼻腔、鼻咽部、软腭后截面积、舌根、会厌咽气道、喉腔等结构,以及腺样体堵塞后鼻孔的程度。腺样体堵塞后鼻孔的程度可分为 4 度:堵塞<25% 为 1 度;堵塞 26%~50% 为 2 度;堵塞 51%~75% 为 3 度;堵塞 76%~100% 为 4 度。3 度或 3 度以上伴有临床症状的即可诊断为腺样体肥大。

(二)鼻咽影像学检查

鼻咽侧位 X 线片或 CT 用来观察腺样体肥大和鼻咽通气道、舌根肥厚和会厌咽气道阻塞情况。记录头颅侧位摄片腺样体堵塞鼻咽通气道的范围,以腺样体最突出点至颅底骨面的垂直距离为腺样体厚 A,硬腭后端至翼板与颅底焦点间的距离为鼻咽部宽度 N,若 A/N≥0.71 即为病理性肥大。

(三)多导睡眠监测

前述各种检查手段虽然对儿童 OSAHS 的诊断都有一定的价值,但都存在一定的局限性。多导睡眠监测(PSG)自 20 世纪 80 年代应用于临床以来,被认为是睡眠呼吸障碍性疾病诊断的"金标准"。

对 2 周岁以下、伴颜面畸形或其他综合征、发育迟缓、心肺功能异常、病态肥胖、夜间血氧饱和度低于 70%、气道张力减低、上气道外伤史或考虑存在严重的中枢神经系统疾病者,必须依靠 PSG 检测进行诊断与鉴别诊断。对有高度怀疑患有 OSAHS 的患儿,有条件者应常规行 PSG 监测,以便及时治疗。

美国胸科协会推荐多导睡眠图用于以下情况:

(1)鉴别良性或原发性打鼾(不伴有呼吸暂停、低通气,或心血管、中枢神经系统表现,很少需要治疗的打鼾)。

(2)评价儿童,特别是打鼾儿童睡眠结构紊乱。

(3)睡眠期间显著的气流阻塞。

(4)确定阻塞性呼吸是否需要外科治疗或需要监测。

(5)喉软骨软化患者睡眠时症状恶化或生长困难或伴有肺源性心脏病。

(6)肥胖患者出现不能解释的高碳酸血症、长期打鼾、白天高度嗜睡等。

(7)镰状细胞贫血患者出现 OSAHS 表现。

(8)既往被诊断为 OSAHS,而有持续打鼾或有相关症状。

(9)持续正压通气时参数的设定。

(10)监测肥胖 OSAHS 患者治疗后体重下降是否引起 OSAHS 严重程度的降低。

儿童做多导睡眠监测较成人难度更大。目前由于 PSG 的检查大多需要在特殊的实验室环境中进行。儿童可能会因为环境的改变产生恐惧心理而影响正常的睡眠。因此,儿童睡眠监测的理想环境是选用经过特殊训练的、对儿童睡眠有一定研究的专业睡眠技师,他们能够赢得患儿的信任并分担父母的焦虑,监测当晚父母应在同一室内的不同床位与患儿同眠。检查时应尽可能减少环境因素的影响,将睡眠实验室布置得接近家庭温馨的环境,从而减少儿童的恐惧心理。

(四)微动敏感床垫式睡眠监测系统

微动敏感床垫式睡眠监测系统(MSMSMS)属于便携式睡眠监测仪的一种,其利用敏感的压力传感器来获取与脑电图相关的各种睡眠结构和参数,实现对睡眠的监测和分析。在不用粘贴电极的情况下可分别感受各个部位的呼吸、心冲击图和体动信号,采集受检者卧床时的呼吸率、心率、体动、呼吸事件、动脉血氧饱和度(SaO_2)及睡眠分期等生理信号,因不同睡眠期心脏搏动和呼吸有着不同的特征,因此,可以通过监测获得呼吸紊乱相关参数,从而分析出睡眠结构及睡眠状态下相关的呼吸事件,实现对睡眠、睡眠呼吸障碍、呼吸功能和心血管功能的干扰监测。由于 MSMSMS 为完全不带电结构,因而更安全。根据文献报道 OSAHS 症状越重的患者,MSMSMS 的诊断符合率越高、越准确。但由于监测过程中可能存在误差和对 OSAHS 严重程度的低估,尤其是对轻度 OSAHS 的筛查诊断率偏低,因此必要时仍需进行 PSG 监测。MSMSMS 能可靠地诊断 OSAHS 并判断严重程度,与传统的 PSG 监测相比灵敏度更高,其在诊断成人 OSAHS 中已有较高的符合率,作为一种近几年新型的睡眠监测系统,值得在儿科临床进一步推广,并进行多中心大规模的临床研究,获得更多数据。

(五)其他检查

如胸部 X 线片、心电图等检查可以用于排除心肺等并发症的存在。

四、诊断和鉴别诊断

在病史方面,儿童与成人有很大差别,多数患儿有睡眠打鼾、张口呼吸、睡眠中反复惊醒、呼吸困难、遗尿、多汗、多动等病史,而白天嗜睡的情况不多见。睡眠打鼾是家长带孩子就诊的重要主诉。对睡眠打鼾、呼吸运动增强、张口呼吸、生长发育迟缓的可疑患儿应仔细询问睡眠时间、睡眠质量、睡眠行为及体位、打鼾性质及强度、呼吸及其伴随声响、晨起时间、白天打盹规律及行为功能等,并全面记录身高、体重等生长发育史,详细的病史是发现儿童 OSAHS 的重要手段。打鼾虽为患儿就诊的首要症状,但其在儿童 OSAHS 诊断中尚不具备特异性,若打鼾、睡眠不安、呼吸暂停伴有生长发育迟缓、烦躁、容易激惹,注意力不集中和记忆力差等表现,则高度怀疑 OSAHS。

体检是诊断儿童 OSAHS 的重要环节,特别是对于存在腺样体、扁桃体肥大、颅面部发育异常、肥胖等危险因素的儿童。此外,血压、生长发育情况和心肺功能可用来判定疾病的严重程度。扁桃体通过张口压舌就可以观察到其大小,一般扁桃体Ⅱ～Ⅲ度并伴有临床症状的即可诊断为扁桃体肥大。腺样体的大小由于其位于鼻咽部很难直接观察到,因此要通过纤维鼻咽镜、鼻咽侧位 X 线片等来帮助诊断。

(一)我国儿童 OSAHS 诊断标准

依据中华医学会耳鼻喉科分会儿童 OSAHS 诊断标准,阻塞性睡眠呼吸暂停(OSA)是指睡眠时口和鼻气流停止,但胸腹式呼吸仍存在。低通气定义为口鼻气流信号峰值降低 50%,并伴有 0.03 以上血氧饱和度下降和(或)觉醒。呼吸事件的时间长度定义为大于或等于 2 个呼吸周期。

PSG 监测:每夜睡眠过程中阻塞性呼吸暂停指数(OAI)>1 次/时或呼吸暂停低通气指数(AHI)5 次/时为异常。最低动脉血氧饱和度(LSaO$_2$)<0.92 定义为低氧血症。满足以上两条可以诊断 OSAHS。

夜间 PSG 检查是目前诊断睡眠呼吸疾病的标准方法,任何年龄的患儿均可实施。没有条件行 PSG 检查的患儿,可参考病史、体格检查、鼻咽部 X 线侧位摄片、鼻咽喉内镜、鼾声录音、录像、脉搏血氧饱和度仪等手段协助诊断。鼻咽部 X 线侧位摄片或 CT 有助于气道阻塞部位的确定,鼻咽喉内镜可动态观察上气道狭窄的情况。儿童 OSHAS 病情程度分级见表 2-5-1。

表 2-5-1　儿童 OSHAS 病情程度判断依据

病情程度	AHI 或 OAI(次/时)	LSaO$_2$
轻度	5～10 或 1～5	0.85～0.91
中度	10～20	0.75～0.84
重度	>20	<0.75

注:AHI 为呼吸暂停低通气指数;OAI 为阻塞性呼吸暂停指数;LSaO$_2$ 为最低血氧饱和度。

儿童 OSAHS 的诊断手段各种各样,PSG 仍是目前国内外公认的诊断儿童 OSAHS"金标准",尽管尚缺乏统一的评价标准。在对病情进行评估时还应结合病史、体征及其他实验室检查的结果进行综合判断。由于 PSG 检查条件要求颇高,程序复杂,费用较贵,目前在国内中小医院难以得到普及,临床医生有必要在儿童 OSAHS 的诊断方面进一步研究,以寻求更好地确诊儿童 OSAHS 的方法。

(二)鉴别诊断

OSAHS 需与下列疾病鉴别:单纯鼾症、中枢型睡眠呼吸暂停综合征、癫痫、发作性睡病、甲状腺功能减退症、肢端肥大症、神经肌肉疾病。

1.单纯鼾症

鼾声规律,没有睡眠结构,肺泡低通气及低血氧改变特点,无明显呼吸暂停或低通气(AHI<5 次/时)。

2.中枢型睡眠呼吸暂停综合征

根据呼吸事件类型所占比例判断以阻塞性为主或中枢性为主。

3.夜间癫痫发作

表现为夜间憋气、呼吸困难的癫痫与 OSAHS 的区别在于夜间癫痫发作时多伴有无意识的肌肉抽动或肢体抽搐,睡眠脑电图有痫性脑电波。

4.发作性睡病

因有与 OSAHS 相似的日间嗜睡症状,而被误诊为 OSAHS,但发作性睡病除嗜睡症状外,还伴有情绪激动时猝倒等症状。

5.其他疾病

甲状腺功能减退症、肢端肥大症、喉痉挛及声带麻痹患者均可以睡眠打鼾为主诉而就诊,应注意病因诊断。

五、治疗

儿童 OSAHS 患病率高、并发症多、对儿童健康危害大,如早期发现且进行合理有效的治疗,可以减轻或完全缓解打鼾、呼吸暂停等症状,还可控制或治愈 OSAHS 引发的多系统并发症,提高患儿的生活质量。治疗原则:早诊断、早治疗,解除上气道梗阻因素,预防和治疗并发症。治疗方法:①外科治疗;②持续正压通气治疗;③内科治疗;④其他治疗。治疗计划应依靠临床检查和实验室监测资料,特别强调因人而异、依时而异,选择个体化、有针对性的治疗方案。

(一)手术治疗

1.扁桃体切除术和腺样体切除术

扁桃体和腺样体肿大是引起儿童上气道局限性阻塞最常见原因,根据美国儿科学会儿童 OSAHS 治疗指南,符合扁桃体或腺样体肥大同时无手术禁忌证,推荐腺样体切除术和(或)扁桃体切除术(AT)为首选治疗方式。研究表明,不论扁桃体或腺样体的大小,AT 术后均可使患儿上气道开放,而对于合并扁桃体及腺样体肥大的患儿,仅切除单一扁桃体或腺样体的疗效远不如两者同时切除;多数患儿特别是 3～6 岁年龄段者,手术后病情可明显改善,治愈率达85%～90%。婴幼儿扁桃体、腺样体肥大达重度 OSAHS 者,保守治疗无效,也应该考虑采取手术切除。

扁桃体切除有常规扁桃体剥离法,电刀扁桃体切除法,低温等离子扁桃体消融切除法等。近年来,应用较多的是二氧化碳激光扁桃体部分切除术(CLTT)和等离子射频消融扁桃体部分切除术,该手术具有手术时间短、术中出血少、周围组织损伤轻、局部反应轻、切除彻底、疗效好等优点,既可解除上呼吸道阻塞症状,又可保留部分扁桃体免疫功能,是较理想的治疗方法。

对扁桃体较小、会厌咽气道狭窄、上颌骨发育不良、下颌骨后缩、年龄小于 12 个月、Down 综合征、有神经系统缺陷的患儿手术疗效不佳。发生术后并发症的高危人群是年龄小于 3 岁、AHI>20 次/时的重症 OSAHS 患儿或伴有颅面畸形、病态肥胖、心血管疾病、营养不良、神经肌肉疾病的患儿。对此,术前必须进行详细评估,建议术后 1~3 个月进行 PSG 复查和手术后再评价,以确定是否进行其他治疗。

2.其他外科治疗

合并颅面畸形应配合正颌治疗如牵张成骨术、快速扩弓术;悬雍垂腭咽成型术、下鼻甲减容术;腭咽成形术;颏舌肌前移术;舌根射频消融术;气管切开术等。考虑到手术对儿童面部的骨骼发育及生活质量的影响,这些手术应谨慎选择。

(二)持续正压通气治疗

持续正压通气(CPAP)能改善睡眠及白天症状,减少胃食管反流,在成人中已广泛应用,能避免气管切开,对于有外科手术禁忌证、腺样体扁桃体不大、扁桃体腺样体切除术后效果不佳者,可选择 CPAP。与成人相比,儿童耐受率高,CPAP 治疗成功率约为 90%,使用的年龄范围也很广,从出生 5 天到 19 岁 4 个月都有报道。甚至对 6 个月至 2 岁的婴幼儿,只要有良好的家庭环境和父母细心周到的护理,亦可取得良好效果。

CPAP 治疗儿童 OSAHS 的压力范围为 4~20cmH$_2$O。所需平均压力的高低与患者年龄、肥胖、颅面异常等无明显相关,而与 OSAHS 的严重程度是否相关尚有待证明。因所需的压力具个体差异,因此在应用 CPAP 之前应在 PSG 监测的指导下进行最适的 CPAP 压力水平测定。据国外报道,8cmH$_2$O 的压力水平对 86% 患儿能起到克服阻塞性呼吸暂停、改善氧饱和度降低和高碳酸血症的作用。

对有明显颅面畸形的患儿 CPAP 成功率约为 62%,青春期前的孩子 CPAP 平均治疗压力相对较低。因儿童治疗后生长发育迅速,家用 CPAP 使用时,需进行认真的压力测定,每隔 3~6 个月对治疗压力和面罩大小进行常规随访、调整,以适应儿童生长发育的变化,防止出现面罩漏气、胃肠胀气、误吸等并发症,并引导和督促患者接受治疗。

注意事项:睡眠有间歇性或轻微呼吸障碍的大龄儿童不适合使用 CPAP,因为其依从性差。有基础疾病如肺大疱、气胸、纵隔气肿、脑脊液漏、颅脑外伤或颅内积气、急性中耳炎、鼻炎鼻窦炎感染未控制时应慎用或禁用。

常见的不良反应:面罩漏气、流涕、鼻干、鼻出血等鼻部不适,上呼吸道感染,以及由于面罩与脸型不合引起的眼部发炎、结膜充血、皮炎、皮肤溃疡、胃肠胀气,机器噪声引起的夜间觉醒等。

(三)内科治疗

药物治疗的作用在儿童 OSAHS 是有限的,鼻腔局部应用糖皮质激素治疗 OSAHS 合并变应性鼻炎,如丙酸氟替卡松鼻喷雾剂或布地奈德鼻喷剂,可减少呼吸暂停和呼吸减慢的频率,有助于改善患儿阻塞性睡眠呼吸暂停症状。

(四)其他治疗

扩弓器及口腔矫形器(OA)治疗:对于腭盖高拱及牙弓窄小的 OSAHS 患儿,可进行扩弓治疗,凡能使上气道扩张的 OA 治疗,均能改善上气道通气功能。单独治疗对大多数重症患儿疗效不佳。吸氧能减轻睡眠中低血氧的程度,但不能减少呼吸暂停、低通气的次数,对患有中度 OSAHS 或严重的低氧血症但不能进行手术同时不能耐受 CPAP 治疗的婴幼儿,单纯低流量吸氧能帮助维持较为正常的血氧水平。肥胖患儿鼓励减肥、调整睡眠体位等。

第六节 小儿急性呼吸窘迫综合征

急性呼吸窘迫综合征(ARDS)是由肺部或全身性损害因素引起的不同程度的广泛急性炎症性肺损伤,表现为急性呼吸窘迫、顽固性低氧血症和非心源性肺水肿,影像学表现为非均一性的渗出改变。

ARDS 的病理基础是由多种炎症细胞(巨噬细胞、中性粒细胞和淋巴细胞等)介导的肺局部炎性反应和炎性反应失控所致的肺毛细血管膜损伤。其主要病理特征为肺泡毛细血管屏障广泛破坏、肺微血管通透性增高而导致的肺泡内蛋白渗出性肺水肿及透明膜形成,并伴有肺不张、肺实变、肺间质纤维化。病理生理改变以肺顺应性降低、肺内分流增加及通气/血流比例失衡为主。临床以肺顺应性下降、呼吸窘迫、发绀、顽固性低氧血症为特征。

一、病因

(一)原发病因(35%)

引起 ARDS 的原发病或基础病很多,其发生常与一种或多种高危因素有关,如感染性或出血性休克、头部创伤和其他神经性肺水肿、烫伤、药物中毒,胰腺炎和大量输血等间接原因引起。

(二)环境因素(25%)

由于小儿抵抗力免疫力都比成人低,特别是患病后,正常成人处于的环境没有问题,但患儿可由于吸烟或吸入化学物质导致该症状的发生。

(三)疾病因素(18%)

很多时候患儿患有其他肺部疾病,导致该症状出现,如小儿吸入性肺炎、肺部感染、肺栓塞,肺挫伤和放射性肺炎等直接原因引起。

(四)其他因素(12%)

患儿自身免疫力低下,呼吸系统主要器官可能发育不够完善导致作用力量不足够,从而呼吸困难至呼吸窘迫。

上述原因的最终结果是肺毛细血管上皮通透性弥漫性增加,最终造成肺水肿、肺泡和小气道内充满水肿液、黏液、血液等渗出,而致肺透明膜形成,引起明显的右到左的肺内分流,使肺变得僵硬。同时,由于肺表面活性物质的大量消耗和破坏,Ⅱ型肺泡上皮细胞增生,最终肺泡间隔增厚伴炎症和纤维增生所致。

二、临床表现

起病急,多见于严重外伤、休克、重症感染的患者突然出现呼吸增快,在 24～48 小时可出现严重呼吸窘迫,呼吸时常带鼻音或呻吟,有明显发绀及胸凹陷现象,但多无咳嗽和血沫痰,肺部体征极少,有时可闻支气管呼吸音及偶闻干湿啰音,晚期才有肺部实变体征,如叩浊、呼吸音减低及明显管状呼吸音,典型的临床经过可分为以下 4 期。

(一)急性损伤期

ARDS 如系创伤诱发,急性损伤期的时间较为明确,如系氧中毒所引起则难以确定损伤的时间,此期并无肺或 ARDS 特征性体征。虽然某些患儿有通气过度、低碳酸血症和呼吸性碱中毒,但动脉血氧分压(PaO$_2$)仍正常,胸部听诊及 X 射线检查正常,原发性损伤在肺部者例外。

(二)潜伏期

亦称表面稳定期,继上期之后持续 6～48 小时,此期患儿心、肺功能稳定,但通气过度持续存在,胸片可见细小网状浸润和肺间质性积液。通过连续观察,发现最终发展为 ARDS 患儿在此期的血细胞比容,动脉血氧分压,肺血管阻力和 pH 与不发生 ARDS 者有明显区别。因此,在此期患儿虽然表面稳定,但有可能发展成为 ARDS,需提高警惕。

(三)急性呼吸衰竭期

突然气促、呼吸困难、刺激性咳嗽、咳出白色泡沫痰或血痰、心率增快、恐惧感伴有发绀、鼻翼扇动、三凹征,肺部有时可闻及哮鸣音,吸氧及增加通气量后,缺氧状态不见好转。

(四)严重生理障碍期

从急性呼吸衰竭期过渡至本期的界线不明显,如患儿出现 ARDS 不常见的高碳酸血症时,表明病情转重,但并非不可逆,严重 ARDS 的慢性肺部病变,需要为时数月的呼吸支持才能消失。但有一些低氧血症及高碳酸血症的患儿对通气治疗毫无反应,最终死于难治性呼吸衰竭合并代谢紊乱,因此,也称此期为终末期。

三、辅助检查

1.影像学

早期病变以间质性改变为主,胸部 X 线片常无明显改变。病情进展后,可出现肺内实变,可见散在斑片状密度增高阴影,有时可见支气管充气征,实变影呈区域性重力性分布,以中下肺野和肺外带为主。后期为大片实变,支气管气相明显,呈"白肺"改变。如果既往存在呼吸系统疾病或 ARDS 的病因为中毒性肺炎、吸入毒性气体或胃内容物,可有明显影像学变化或与上述改变重叠。值得注意的是,ARDS 胸片改变较临床症状延迟 4～24 小时,而且受治疗干预的影响很大。

胸部 CT,尤其是高分辨 CT,可清晰地显示病变部位、范围和形态。ARDS 胸部 CT 表现显示病变分布不均匀,在重力依赖区(仰卧位在背部)呈实变影,常见支气管充气征,中间区域呈毛玻璃样影。通过 CT 扫描评估的肺重量在 ARDS 时增加,并且与 ARDS 的严重程度呈正相关。CT 有利于对肺泡出血、急性间质性肺炎、过敏性肺炎、急性嗜酸细胞性肺炎、支气管炎伴机化性肺炎等疾病进行鉴别诊断。胸部 CT 有助于评估肺复张和合理设置呼气末正压(PEEP)。

2.血气分析

PaO_2 和 PaO_2/FiO_2 是主要的客观诊断指标。顽固性低氧血症($PaO_2 < 60mmHg$ 和 $PaO_2/FiO_2 < 300mmHg$)是常用的诊断依据。ARDS 早期至急性呼吸衰竭期,常表现为呼吸性碱中毒和不同程度的低氧血症,肺泡-动脉血氧分压差升高($> 35～45mmHg$)。除表现为低氧血症外,ARDS 换气功能障碍表现为无效腔通气增加,ARDS 后期往往表现为动脉 $PaCO_2$ 升高和 pH 下降。

3.超声心动图

美国欧洲共识会议(AECC)标准中将肺动脉楔压(PAWP)$\geq 2.4kPa(18mmHg)$ 作为排除心源性肺水肿的指标。测定 PAWP 需要置入 Swan-Ganz 气囊漂浮导管。临床无法做到对每例患儿进行该检查。建议采用超声心动图对 ARDS 患儿进行床旁心功能检查,测定时间为胸片显示有肺水肿时,间隔不超过 24 小时。若 $> 18mmHg$,考虑心源性肺水肿,不能诊断 ARDS。肺静脉血流频谱 AR 波流速 $> 0.3m/s$ 或时间 $> 30ms$,不能诊断 ARDS。射血分数 $< 50\%$ 或短轴缩短率 $< 30\%$,不能诊断 ARDS。

4.肺超声

评估胸腔积液、气胸、肺间质综合征、肺实变、肺脓肿、肺复张或再萎陷等情况,可以在床旁准确判断肺形态的变化和帮助调节 PEEP。

5.生物学标志物

肺泡灌洗液中 IL-8、血清脂多糖结合蛋白都能作为判断 ARDS 高危因素的指标。血浆中克拉拉细胞蛋白(CC16)显著高于无 ARDS 患儿。如果以 $CC16 \geq 18ng/mL$ 作为诊断 ARDS 的标准,敏感性为 80%,特异性为 92%。

四、诊断与鉴别诊断

ARDS 诊断标准必须联合危险因素、临床表现、氧合指标、影像学变化甚至生物学标志物等进行综合考虑。1994 年,AECC 提出 ARDS 及急性肺损伤(ALI)的诊断标准。然而,该标准缺乏判断急性的明确标准、动脉血氧分压(PaO_2)/吸入氧体积分数(FiO_2)值对机械通气设置的改变较敏感、胸部影像学缺少可靠的评判标准、较难判断是否存在由静水压升高引起的肺水肿等。2012 年,欧洲危重病医学会与美国胸科学会组成的委员会发表的柏林标准在 AECC 标准基础上提出更加详细的诊断标准。但是,柏林标准也有一定局限性:儿童使用动脉导管的频率少于成人,需要增加动脉血氧饱和度(SpO_2)等无创性的监测指标;对于存在慢性心源性肺疾病或机械通气的患儿,没有具体说明诊断细节;以 $5cmH_2O(1cmH_2O=0.098kPa)$ 定为 PEEP 最小值可能不合适;使用高频振荡通气时,缺乏 PEEP 数据。

(一)儿童 ARDS 诊断标准

2015 年,儿童 ARDS 诊断标准具有以下特点:抛弃先前的 ALI 和 ARDS 分类,根据 ARDS 的严重程度进行分级;选择氧合指数(OI),在动脉血气不可获取的情况下采用氧饱和度指数(OSI),而不是以 PaO_2/FiO_2(P/F)值去判定儿童 ARDS 的严重程度;去除辨别双肺和单肺浸润的差别;不设年龄划分,新生儿达到标准也可诊断;增加非侵入正压支持治疗的使用;强调 ARDS 的早期干预;提出先天性心脏病和慢性肺疾病合并 ARDS 的定义。

(1)年龄。包括从新生儿到青春期所有年龄段。ARDS 的排除标准包括围生期特有的急性低氧血症原因,如早产儿相关性肺疾病、围生期肺损伤(如胎粪吸入综合征及分娩期间获得的肺炎和脓毒症)、其他先天异常(如先天性膈疝或肺泡毛细血管发育不良)。

(2)发病时间。必须在 7 天以内。

(3)在满足所有其他 ARDS 标准的情况下,如果急性低氧血症和近期的胸部影像学变化不能由急性左心衰竭或液体超负荷来解释时,可以诊断儿童 ARDS。

(4)胸部影像学上出现与急性肺实质病变一致的新浸润影是诊断 ARDS 的必要条件。

(5)确定低氧血症。对于进行有创通气治疗的患儿,推荐 OI,即 $OI=FiO_2×$ 平均气道压(Paw)$×100/PaO_2$,作为肺疾病严重程度的主要指标,优于 P/F 值。对于接受无创面罩通气(CPAP 或者 BiPAP)且 CPAP 不小于 $5cmH_2O$ 的患儿,P/F 值应该用于诊断 ARDS。对于接受有创机械辅助通气的患儿,当 OI 指数无法获得时,应用 OSI,即 $OSI=FiO_2×Paw×100/SpO_2$,评估低氧血症对患儿 ARDS 的风险程度分层。对于接受无创面罩通气(CPAP 或者 BiPAP)且 CPAP 不小于 $5cmH_2O$ 的患儿,当 P/F 值无法获取时,SpO_2/FiO_2 可以作为 ARDS 的诊断指标。

(6)慢性心肺疾病:对于存在慢性肺部疾病接受吸氧、无创通气或者气管切开术进行有创通气治疗的患儿,如果出现符合 ARDS 标准的急性表现(急性起病、损害病因明确、影像学表现为新发的肺实质改变),氧合情况从基础值急剧恶化符合 ARDS 氧合诊断标准,可以考虑 ARDS。对于发绀型先天性心脏病患儿,如果出现符合 ARDS 标准,氧合情况急剧恶化且不能用基础疾病解释,可以考虑存在 ARDS。接受机械通气的慢性肺部疾病或发绀型先天性心脏病的患儿,若急性发作时满足 ARDS 标准,不应依据 OI 或 OSI 进行风险分层。

(二)鉴别诊断

1.重症肺炎

主要产生 Ⅱ 型呼吸衰竭,经过控制感染、改善通气和换气功能,多数患儿可以迅速好转。

如果肺炎过程中或肺炎一度好转后，呼吸困难又明显加重，临床症状与肺部体征不相符合；肺部湿啰音突然广泛或增多；在肺炎病变基础上出现肺部弥散浸润影或增厚影；血气分析仅有 PaO_2 降低，$PaCO_2$ 早期降低，晚期升高；一般方法给氧无效，不能解除发绀和呼吸困难等症状；有效镇静、强心、利尿不能改善病情时，就应考虑 ARDS。

2.心源性肺水肿

有心血管病史或过量快速输液史，因左心衰竭使肺循环静脉压增高而致血管内液体外漏产生压力性肺水肿。急性起病，不能平卧，咳粉红色泡沫痰，呼吸困难，双肺可闻及大量湿啰音和哮鸣音，胸部 X 线片检查心脏影显著增大，双肺蝶翼样阴影。可产生轻度低氧血症，经吸氧后明显好转，对强心、利尿和扩血管等治疗反应好。对于鉴别困难者，可行肺动脉导管血流动力学检测，PAWP<18mmHg 可排除心源性肺水肿，但 PAWP>18mmHg 并不能只诊断为心源性肺水肿而除外 ARDS，也要考虑两者同时存在的可能性。如肺水肿液蛋白浓度明显增高而 PAWP>18mmHg，提示可能同时存在压力性肺水肿和渗透性肺水肿，需慎处理。

3.其他疾病

与肺弥漫性病变（如急性间质性肺炎、特发性肺纤维化）和肺栓塞等鉴别。

五、治疗

（一）综合性治疗和药物治疗

1.积极治疗原发病和避免医源性高危因素

积极控制原发病和遏制其诱导的全身失控性炎症反应是治疗的关键。严重感染是引起 ARDS 首位高危因素，也是影响 ARDS 的首要原因。因此，应积极控制感染，抢救休克，尽量少用库存血，及时地进行骨折复位和固定等措施也很重要。

2.液体管理

ARDS 患儿在最初 3 天的液体量呈负平衡，可显著降低患儿的病死率。美国心肺和血管研究院公布了 ARDS 协作网"水分与导管治疗项目"（FACTT）结果，限制性液体管理策略使呼吸机脱机天数缩短，肺生理学指标得到相应的改善，ICU 外的治疗天数延长，并且使 60 天内的死亡率下降，这些数据表明限制性液体管理策略对于 ARDS 患儿的预后效果更好。应用利尿剂减轻肺水肿能改善氧合、减轻肺损伤、缩短 ICU 住院时间。但是，应用利尿剂减轻肺水肿可能会导致有效循环血量下降和器官灌注不足。因此，在维持循环稳定和保证组织器官灌注前提下，以最低有效血容量来维持循环功能，实施限制性液体管理（利尿和限制补液），保持体液负平衡，一般按生理需要量的 70% 给予。必要时可放置 Swan-Ganz 漂浮导管，动态监测 PAWP，保持 PAWP 在 14～16cmH_2O。若无测定 PAWP 条件，应仔细观察患儿尿量、血压，随时调整输入液体量，避免输液过多过快。值得注意的是，尽管在 FACTT 研究中表明限制性液体管理策略有较好的预后，但休克的患儿是否如此，尚待进一步研究；对于脓毒症的早期治疗不宜限制液体量，进行早期有目标性的治疗（大量液体复苏）可以改善预后；由于没有将需要透析治疗的患儿考虑在 FACTT 的研究之中,关于这类患儿还没有明确的液体管理策略可供参考。

采用晶体液还是胶体液进行液体复苏存在争论。低蛋白血症是严重感染发生 ARDS 的独立危险因素,可导致 ARDS 病情恶化,机械通气时间延长,病死率增加。尽管白蛋白联合呋塞米治疗未能明显降低伴低蛋白血症 ARDS 患儿的病死率,但与单纯应用呋塞米相比,氧合明显改善、休克时间缩短。对于有低蛋白血症的患儿,在补充白蛋白等胶体液时联合应用呋塞米,有助于实现液体负平衡。

3.营养支持

应尽早给予营养支持,首选肠内营养,强调个体化治疗和采用持续泵入。在 ARDS 早期应采用允许性低热卡的能量供给原则,避免过度喂养。适当降低糖类比例,降低呼吸商。采取充分措施,避免反流和误吸。

Puntes-Arruda 等 Meta 分析显示,给予含有高浓度的二十碳五烯酸和 γ-亚油酸和 ω-3 脂肪酸的肠内营养能增加氧合、减少 ICU 停留时间和降低 28 天死亡率。在标准营养配方基础上,添加鱼油、亚麻酸与抗氧化剂的营养配方可能为 ALI 患儿更理想的选择。最近 Rice 等发现,每天 2 次给予 n-3 脂肪酸、γ-亚油酸和抗氧化剂并不能缩短机械通气时间和降低 60 天死亡率。

4.糖皮质激素

作用于 ARDS 的多个发病环节,糖皮质激素很早就已经用于 ARDS 的治疗。但是,糖皮质激素给药的时机和剂量备受争议。

Peter 等使用多层贝叶斯模型方法对 1996—2007 年所有随机对照试验进行 Meta 分析,结果显示糖皮质激素在预防 ARDS 方面并没有明显优势,高危患儿使用糖皮质激素反而易使患儿发展为 ARDS,并增加死亡率,不建议常规使用糖皮质激素防治 ARDS。Kim 等对来自韩国 2009 年 245 名 H1N1 流感患儿进行研究,糖皮质激素治疗组 30 天的病死率高于非激素治疗组,有学者认为对于 H1N1 流感病毒感染而导致的 ARDS 患儿不建议早期给予糖皮质激素治疗,可能与糖皮质激素可延长病毒的复制有关。然而,对于其他因素导致的 ARDS,早期给予糖皮质激素可能改善预后,Seam 等对美国 4 家三级医院 ICU 共 79 名患儿实施 2∶1 随机对照研究(RCT),结果显示早期给予甲泼尼龙持续性治疗可通过明显降低重要炎症和凝血指标改善临床症状和预后,但需要进一步大规模 RCT 进行证实。

既往应用糖皮质激素治疗 ARDS 的研究中,所采用的甲泼尼龙剂量不一。Tang 等对 1967—2007 年所有使用低剂量甲泼尼龙 0.5～2.5mg/(kg·d)治疗 ARDS 的研究进行 Meta 分析,结果显示低剂量持续使用糖皮质激素治疗 ARDS 有利于改善患儿的预后(包括死亡率),并且未见糖皮质激素相关不良反应增加。Lamontagne 等进行应用糖皮质激素高、低剂量组之间预后的比较,发现对于 ARDS 及重症肺炎使用低剂量糖皮质激素持续治疗可降低病死率,改善预后。

5.粒细胞-巨噬细胞集落刺激因子(GM-CSF)

维持肺稳态的重要成分,也是肺泡上皮细胞生长因子、肺泡细胞修复来源物质。目前的研究结果存在争议,需要更大样本量研究 GM-CSF 在 ARDS 中的疗效和安全性。

6.输血

在临床稳定、有充分氧输送证据(除外发绀型心脏病、出血、严重低氧血症)的患儿,建议将血红蛋白浓度 70g/L 作为 ARDS 患儿红细胞输注的临界值。

7.血液净化

在高容量血液滤过的情况下,连续性血液净化可清除 1 万～30 万的中分子量细胞因子,通过吸附机制清除 IL-6 等细胞因子,减少肺血管外的肺水含量、维持内环境稳定和机体容量调节,改善氧合。但是,血液净化确切疗效尚待进一步研究。

8.干细胞治疗

儿科报道较少。大部分成果为病例报道或动物实验,证据可信度不高。因此,新指南未将干细胞治疗纳入治疗措施中。

9.其他

研究表明,β_2 受体激动剂并不能降低 ARDS 死亡率。因此,不推荐使用 β_2 受体激动剂。前列腺素 E_1、酮康唑、己酮可可碱、内毒素和细胞因子单克隆抗体、重组人活化蛋白 C 等药物的作用不确定,需要进一步研究明确。

(二)呼吸支持治疗

呼吸支持治疗是纠正或改善顽固性低氧血症的关键手段,可以防止肺泡塌陷、减轻肺水肿、改善肺泡氧合和防止呼吸肌疲劳。

1.氧疗

是纠正 ARDS 低氧血症的基本手段,使 PaO_2 达到 60～80mmHg。根据低氧血症改善的程度和治疗反应调整氧疗方式。首先使用鼻导管,当需要较高的吸氧浓度时,可采用面罩或头罩吸氧。但是,氧疗常常难以奏效。

2.无创支持通气

在 ARDS 高危患儿中,早期无创正压通气可以改善气体交换、降低呼吸功,避免潜在的有创通气并发症。对于免疫功能低下的 ARDS 患儿,早期可以首先试用无创支持通气。但是,指南不推荐有严重疾病的 ARDS 患儿进行无创支持通气。

接受无创支持通气患儿若临床症状无明显改善或有恶化的表现,包括呼吸频率增加、呼吸功增加、气体交换障碍、意识水平改变,则需要气管插管和有创机械通气。ARDS 患儿接受无创通气时,应该使用口鼻或全面罩,实现最有效的人机同步,应该密切监测潜在的并发症,如皮肤破裂、胃腹胀满、气压伤及结膜炎等。接受无创正压通气时,强烈推荐进行加温加湿。

3.常频机械通气

(1)时机选择。ARDS 患儿经高浓度吸氧(>50%)不能改善低氧血症(PaO_2<60mmHg)

时,应气管插管。早期机械通气能更有效地改善低氧血症、降低呼吸功、缓解呼吸窘迫、改善全身缺氧和防止肺外器官损害。

(2)体位。气管插管可导致声门关闭功能丧失、胃内容物反流并误吸到下呼吸道。因此,平卧位机械通气容易出现呼吸机相关肺炎(VAP),而半卧位则显著降低 VAP。如果没有脊髓损伤等体位改变的禁忌证,ARDS 患儿应采用 30°～45°角半卧位。

(3)通气模式。压力限制型通气模式易于与患者的自主呼吸同步,可减少或避免应用镇静剂和肌松剂;提供的气流为递减波形,有利于气体的交换和增加氧合;压力波形近似方形,产生同样潮气量所需压力明显要比容量限制型通气模式低;ARDS 肺部病变多为不均匀分布,若有一持续压力平台,可率先使一些顺应性好的肺泡得到充气,随着压力的持续及时间的推移,另一些顺应性稍差的肺泡亦得到充气而不致压力过高,从而避免了呼吸机相关肺损伤(VALI)。

在压力限制型通气模式的常用通气模式,如压力辅助通气(PAV)、压力控制通气(PCV)、压力支持通气(PSV)和压力控制-同步间歇指令通气(PC-SIMV)中,在 ARDS 的早期阶段,选用 PCV,因为 PCV 比 PAV、PSV 和 PC-SIMV 可提供更多的通气辅助功,从而减少患儿自主呼吸功和氧耗量。在撤机时,可改用 PC-SIMV 或 PSV,以锻炼患儿的呼吸肌力量。

采用保留部分自主呼吸的通气模式是 ARDS 呼吸支持的趋势。部分通气支持模式可部分减少对机械通气的依赖,降低气道峰值压,通过提高心排血量而增加全身氧的输送,改善通气/血流值,保留患儿主动运动能力和呼吸道清洁排痰能力,减少对血流动力学和胃肠运动的干扰。一项前瞻性对照研究显示,与控制通气相比,保留自主呼吸的患儿镇静剂使用量、机械通气时间和 ICU 住院时间均明显减少。因此,在循环功能稳定、人机协调性较好的情况下,ARDS 患儿机械通气时有必要保留自主呼吸。常用的自主呼吸模式:

①压力支持通气(PSV)。需要自主呼吸触发,触发后每次吸气时呼吸机给予一定支持压力,呼吸频率完全决定于患儿,潮气量大小决定于压力大小和患儿呼吸力量。该模式除有定压型模式的优点外,尚有比较完善的自主呼吸特点,需患儿有较好的自主呼吸触发能力。PSV 非常符合 ARDS 患儿具有较强的自主呼吸、较大的吸气流速、较快的呼吸频率和较大通气量的特点。早期研究提示,ARDS 患儿应尽早使用 PSV+PEEP 治疗,以减轻呼吸肌营养不良和缩短呼吸机时间。近年来,PSV 改善 ARDS 观点受到挑战。随着 PSV 支持水平增加,潮气量明显增加,吸-呼气转换时间明显延迟,触发延迟时间显著延长,人机难以同步。神经电活动辅助通气(NAVA)是应用实时监测膈肌电活动信号实施机械通气的新技术,通过膈肌电活动信号触发吸气和呼气切换,根据膈肌电活动信号的幅度决定通气支持水平。吴晓燕等研究提示,与 PSV 相比,NAVA 通气支持时间、通气支持水平与自身呼吸形式更加匹配,应用 NAVA 更能改善 ARDS 患儿人机同步性。

②反比通气(IRV)。当吸气时间超过 1/2 呼吸周期,称为 IRV。IRV 可使气道平均压增高,肺内分流减少,而伴以较低的 PEEP 和 PIP 水平。因为呼气时间缩短,产生内源性 PEEP,可增加功能残气量。但是,IRV 与自主呼吸不协调,且可能对血流动力学产生影响,并不能降低死亡率,主要用于正比通气无效的患儿。

③双相正压通气(BiPAP)。让患儿的自主呼吸交替地在两种不同的气道正压水平上进行,以两个压力水平间转换引起呼吸容量的改变而达到机械通气辅助的作用,其实质是自主呼吸＋双水平的持续气道正压。BiPAP可满足从指令到间歇指令和自主呼吸的不同需要,不仅允许自主呼吸间断出现,也允许在两个压力水平上持续存在,克服传统机械通气自主呼吸和控制通气不能并存的特点,改善人机对抗。研究表明,肺复张手法联合BiPAP比单纯小潮气量容量控制/辅助通气具有迅速改善氧合、肺顺应性明显增加、稳定血流动力学及减少镇静药物的使用等优点。

(4)镇静、镇痛和肌松。机械通气需要考虑用镇静镇痛剂,以缓解焦虑、躁动、疼痛,减少过度的氧耗。镇静方案包括镇静目标和评估镇静效果的标准。根据镇静目标来调整镇静剂的剂量,常用Ramsay评分来评估镇静深度、制订镇静计划。以Ramsay评分3～4分作为镇静目标。每天均需中断或减少镇静药物剂量直至患儿清醒,以判断患儿的镇静程度和意识状态。

恰当的肌松剂应用能增加胸壁顺应性,促进人机同步,减少机体氧耗和呼吸功,甚至可能会降低呼吸机相关肺损伤(VALI)。不合理应用肌松剂会导致痰液引流障碍、肺不张、通气/血流值失衡和ICU获得性衰弱等严重并发症,延长机械通气时间和住院时间。机械通气的ARDS患儿应尽量避免使用肌松剂。如确有必要使用肌松剂,应监测肌松水平,以预防膈肌功能不全。

(5)肺保护性通气策略(限制潮气量和平台压)。自1972年以来,应用大潮气量(10～15mL/kg)一直是ARDS正压通气的标准用法。20世纪90年代,VALI受到重视,并提出保护性机械通气策略。其中,小潮气量通气是最为接受的一种模式。研究显示,肺保护性通气措施可明显减少VALI。大潮气量通气可引起肺泡过度扩张和呼气时肺泡萎陷,反复的潮气性肺泡过度牵拉可诱发病理改变与ARDS相似的弥散性肺泡损伤;损伤的肺可诱导释放炎性细胞因子进入循环,引起多器官功能衰竭。2000年,美国ARDS协作网进行的大样本多中心RCT显示,小潮气量(6mL/kg理想体重)的病死率(31％)比常规通气组(12mL/kg理想体重)的病死率(39.8％)降低9％,28天内平均上机天数明显减少。小潮气量通气还能降低炎性介质和细胞因子水平,对ALI患儿具有良好的抗炎和屏障保护作用。Meta分析显示,小潮气量通气可显著降低气胸发生率和病死率。

气道平台压是指吸气平台时的气道压力。气道峰压包括用于扩张肺泡的压力(约等于平台压)和用于扩张气道的压力。因此,肺泡压以平台压而不是气道峰压表示更为准确,平台压能更直接地反映VALI的危险程度,高平台压不仅可引起气压伤,也可引起类似ARDS的弥散性肺损伤。Terragni等研究发现,大约1/3的严重ARDS患儿,尽管用6mL/kg理想体重的潮气量进行通气,根据胸部CT扫描,仍有肺泡过度扩张的证据;对于使用6mL/kg潮气量,气道平台压仍在28～30cmH$_2$O以上的患儿,逐步减小潮气量至4mL/kg,以控制气道平台压在25～28cmH$_2$O,72小时后肺泡灌洗液中IL-1b、IL-6、IL-8及IL-Ra等炎症因子的表达均显著下降。对于重症ARDS患儿即使设定6mL/kg的潮气量,若平台压仍在28～30cmH$_2$O以上,仍有可能导致VALI,需要结合平台压进一步降低潮气量。

由于不同 ARDS 患儿的正常通气肺组织容积差异较大,可能出现同一潮气量通气时不同 ARDS 肺组织所受应力水平存在显著差异。因此,ARDS 患儿潮气量的选择应强调个体化,还应综合考虑患儿病变程度、平台压水平、胸壁顺应性和自主呼吸强度等因素的影响。如对于胸壁顺应性显著降低的患儿(如严重肥胖、腹腔高压),常因胸腔内压力异常增加导致大量肺泡塌陷,为增加跨肺泡压复张塌陷肺泡,此时平台压水平有可能会超过 $30cmH_2O$。对于重度 ARDS 患儿,过强的自主吸气会显著增大跨肺泡压和增加肺泡过度牵张的风险,此时应适当降低平台压水平或抑制自主呼吸强度。

对于任何机械通气的患儿,在控制通气模式下,应该根据肺的病理状态和呼吸系统顺应性设置潮气量。以患儿的年龄或者体重为依据($5\sim8mL$/预计千克体重),控制潮气量在患儿生理潮气量范围之内或以下。呼吸系统顺应性差的患儿,潮气量应为预测每千克体重 $3\sim6mL$。对于肺顺应性保持较好的患儿,潮气量应更接近生理范围($5\sim8mL$/预测千克体重)。在没有跨肺压数值的情况下,吸气平台压力不超过 $28cmH_2O$。胸壁弹性增加(即胸壁顺应性减小)的患儿可以允许吸气平台压稍高($29\sim32cmH_2O$)。

(6)允许性高碳酸血症。在保证 ARDS 患儿氧合的同时,允许 $PaCO_2$ 在一定范围内缓慢升高,即允许性高碳酸血症(PHC)。应用小潮气量通气难免发生高碳酸血症和呼吸性酸中毒。PHC 是肺保护性通气策略的结果,并非 ARDS 的治疗目标。目前采用 PHC 策略的安全性还有争议。大多数研究提示实施 PHC 策略是安全的。但在缺血性心脏病、左心衰竭或右心衰竭、肺动脉高压和颅脑损伤时应禁用。目前尚无理想的 $PaCO_2$ 上限值,一般主张保持 $pH>7.2$,$PaCO_2$ 不超过 $9.33kPa(70mmHg)$。对于非常严重的二氧化碳潴留患儿(经积极处理后 pH 仍低于 7.2),不推荐常规补充碳酸氢盐。有条件单位此时可考虑联合应用体外膜肺氧合(ECMO)、体外二氧化碳清除技术。

(7)确定最佳 PEEP。ARDS 肺泡塌陷不但可导致顽固性低氧血症,且部分可复张的肺泡周期性塌陷开放而产生的剪切力会导致或加重呼吸机相关肺损伤。PEEP 在具有导致肺复张效应的同时,也具有肺泡过度膨胀的双刃剑效应。肺复张与高 PEEP 联合使用有可能使原来正常通气的肺泡过度膨胀,导致 VALI 和加重 ARDS。ARDS 应采用防止肺泡塌陷的最佳 PEEP。

在过去 10 余年,已有 3 个 RCT 研究评价两种不同 PEEP 法对 ARDS 患儿病死率的影响,在应用小潮气量通气的基础上积极加用高 PEEP 可明显改善 ARDS 患儿的氧合,但是不能降低 ARDS 的死亡率和 VALI 的发生率。Meta 分析显示,高 PEEP 加小潮气量通气不能改善成人 ARDS 的病死率。虽然高 PEEP 与低 PEEP 法的 RCT 未能证明降低 ARDS 的病死率。然而,从总体上看,最佳 PEEP 的选择应强调个体化设置。高 PEEP 对于重度 ARDS 患儿是有好处的。对于轻度 ARDS(或急性肺损伤)患儿,应慎重使用高 PEEP。

设置最佳 PEEP 的方法有很多,包括 FiO_2/PEEP 递增法、低位转折点法、最大顺应性法、肺牵张指数法、胸部 CT 导向的 PEEP 递减法和最佳氧合法。Amato 和 Villar 研究显示,在小潮气量通气的同时,以静态压力-容积(P-V)曲线低位转折点压力$+2cmH_2O$ 来确定 PEEP 能遏制肺部炎症介质的释放,降低 ARDS 的死亡率。Villar 多中心 RCT 显示,用 FiO_2/PEEP 递增法治疗 ARDS 的住院死亡率为 55.5%,而低位转折点设置 PEEP 治疗 ARDS 的住院死亡率明显降低为 34%。若有条件,应根据静态 P-V 曲线低位转折点压力+2cmH$_2$O 来确定最佳 PEEP。

新指南推荐:通过缓慢增减 PEEP 达到肺复张目的,同时严密监测氧合水平和血流动力学改变;而对于 PEEP 的调节,重度 ARDS 患儿使用中等水平的 PEEP(10~15cmH$_2$O)并缓慢增加直至出现可被观察到的氧合水平和血流动力学反应;当 PEEP 水平高于 15cmH$_2$O 时,平台压需要一定限制。一般情况下,PEEP 初调时,可用 3~5cmH$_2$O,FiO_2 维持在 30%~50%;若氧合不佳,可参考 FiO_2 逐步上调 PEEP,每次可调 2cmH$_2$O,儿童 PEEP 一般用 10~15cmH$_2$O 已经足够,最高根据年龄可调至 16~20cmH$_2$O。

(8)肺复张。是在设定潮气量的基础上,在短暂时间内(一般是 30~120 秒)以较高的 CPAP 或 PEEP,一般是 30~45cmH$_2$O,使萎陷的肺泡尽可能复张,促使塌陷肺泡复张、增加肺容积、改善氧合。肺复张是肺保护性通气策略的重要手段。

常用的肺复张手法包括控制性肺膨胀、PEEP 递增法及压力控制法。尽管研究显示肺复张联合高 PEEP 保持肺泡开放可持续改善患儿的氧合状况,儿童患儿应用肺复张手法(采用恒压通气、吸气压 30~40cmH$_2$O,持续时间为 15~20 秒)后 6 小时,FiO_2 可降低 6.1%。但是,ARDS 协作网经 550 例的临床验证,认为肺复张手法可短暂改善氧合而不能改善病死率,可增加气胸发生率肺复张的效果与 ARDS 的病因、肺损伤的严重程度、ARDS 病程、实施肺复张的压力和时间、患儿的体位及肺的可复张性等因素有关。肺复张治疗 ARDS 是否安全也无定论。Fan 等发现肺复张手法还可引起 8%~12% 患儿出现短暂而显著的低血压及低氧血症,实施过程中需要密切关注正常通气肺泡是否出现过度膨胀甚至发生气压伤。

指南不推荐常规应用肺复张,仅用于威胁生命的难治性低氧血症,建议对中重度 ARDS 患儿实施肺复张,不建议对 ARDS 患儿进行持续肺复张,对血流动力学不稳定和有气压伤高危风险患儿实施肺复张应慎重。

(9)吸入氧气浓度(FiO_2)。对于不同病情的 ARDS 患儿,氧合目标的设定应根据患儿是否存在组织缺氧的危险因素(如血红蛋白下降、血容量不足和心排血量降低)进行适当调整 FiO_2 水平并维持 SpO$_2$ 为 88%~95% 和 PaO$_2$ 为 55~80mmHg。一旦氧合改善,应及时降低 FiO_2。对于严重的低氧血症,为达到该目标可能需进行高浓度吸氧,甚至需要 100% 吸氧。尽管可能出现氧中毒,但是没有研究证实单独高浓度吸氧会加重 ARDS 肺损伤。如果不及时纠正严重的低氧血症,则会危及患儿的生命安全。

(10)俯卧位通气。通过减少肺组织压缩,促进肺内液体移动,改善通气/血流值,明显增加氧合。PALISI 研究显示,俯卧位通气可显著改善急性肺损伤儿童的氧合,但是对脱离呼吸机天数、死亡率、肺损伤恢复时间、无肺外器官衰竭天数和认知功能损害等无显著改善。最近研究显示,俯卧位通气优于仰卧位通气,可以降低严重 ARDS 患儿的死亡率。Rival 等研究发现,俯卧位通气联合肺复张可显著改善氧合。

俯卧位通气主要用于治疗早期重度 ARDS($PaO_2/FiO_2<100mmHg$)，尤其对于 PEEP 水平$>10cmH_2O$ 患儿，2015 年指南不推荐将其作为常规治疗。如果无严重低血压和室性心律失常等禁忌证，可考虑俯卧位通气作为短期的抢救措施。需要注意预防婴儿猝死综合征、气道阻塞、低血压、呕吐和意外拔管。

（11）撤离机械通气：不同病种导致的呼吸衰竭儿童中，拔管失败率为 2%～20%，最常合并上气道水肿。对于儿科患儿（包括新生儿），预防使用糖皮质激素既能减少拔管后喘鸣的发生，又可减少再插管的次数。只要患儿一般情况好，神志清醒，有较强的咳痰能力，PEEP 降至 $5cmH_2O$ 以下，FiO_2 降至 40% 以下，$PaO_2>60$～70mmHg，即可停机。一旦达到撤机指征，应立即撤机，无须感染完全控制或病变完全恢复正常；避免加用经面罩机械通气"康复"或"过渡"，或进行所谓的"序贯通气"。

4.高频振荡通气（HFOV）

是一种完全不同于传统机械通气的呼吸支持方式，气道内气体在设定的平均气道压力水平上进行高频振荡，从而产生小于解剖无效腔的潮气量（1～4mL/kg）和高通气频率（3～15Hz，即 180～900 次/分）。HFOV 通过较高的平均气道压持续维持肺泡开放，改善氧合；因其潮气量很小，能避免肺泡过度牵张，减少 VALI 发生。

Meta 分析显示，HFOV 虽可改善氧合但不能改善患儿病死率。在低氧性呼吸衰竭患儿的呼吸道平台压超过 $28cmH_2O$ 而又没有胸壁弹性下降证据的情况下，HFOV 可作为一种替代的通气模式，且应被考虑在中重度急性呼吸窘迫综合征（PARDS）患儿中使用。

在 HFOV 时，可调节的参数有 FiO_2、平均气道压力（MAP）、振幅及呼吸频率（1Hz＝60 次/分）。参数调整需要根据患儿实际情况、胸部 X 线片和血气结果来进行。HFOV 参数初设时，应用稍高于常频通气时的 MAP（2～$3cmH_2O$），以达到合适的肺容量（功能残气量），保持肺泡扩张和良好的氧合。若氧合不满意，可每次 1～$2cmH_2O$ 的幅度提高 MAP。FiO_2 可先设置为 100%，后根据患儿的血氧饱和度调整。振幅可先置于 30～$35cmH_2O$，以可触及良好的胸廓抬举为准，根据患儿的二氧化碳潴留情况调整。呼吸频率初设需按不同的年龄段设置（婴儿 10～15Hz，儿童 6～10Hz，成人 4～7Hz），每次调整不超过 0.5～1.0Hz；吸/呼值通常为 0.33。每次调整好参数后，应及时复查血气，定期复查胸片。

当病情稳定好转后，使用 HFOV 的患儿很少直接撤机，通常转为常频机械通气。转为常频机械通气时，应考虑患儿原发病的治疗情况及氧合、通气状况。当原发病好转，FiO_2 降至 60% 以下，MAP 降至 10～$20cmH_2O$，若能维持正常氧合，无二氧化碳潴留，可转为常频通气。

HFOV 的危险主要有肺泡过度膨胀、气漏。尽管气胸是应用 HFOV 的适应证，但是有报道 HFOV 气压伤总体发病率与常频通气相近或更高。在使用 HFV 时，气道湿化不充分、MAP 过高、感染或气管供血减少，则可能出现呼吸道黏膜缺血坏死，导致坏死性气管支气管炎；使用较高的 MAP 可能会导致静脉回流减少而出现低血压，对于接受 HFOV 的患儿需加强对循环系统的监测。HFOV 可增加脑室内出血和脑室周围白质软化的机会，增加颅内出血的危险。HFOV 治疗早期过度通气会造成低二氧化碳血症，使脑血流减少，造成缺血性脑损伤,还存在继发呼吸机相关性肺炎、高浓度氧所致氧中毒的风险。

5.体外膜肺氧合(ECMO)

是重症 ARDS 的救援措施。目前静脉-静脉 ECMO 是较理想的选择,对新生儿、儿童的治疗效果优于成人。体外生命支持组织报道共 44824 例用 ECMO 治疗患儿,接受 ECMO 的 ARDS 儿童存活率为 54%。英国的常规通气支持与 ECMO 治疗成人重型呼吸衰竭的多中心研究显示,ARDS 早期接受 ECMO 治疗 6 个月生存率 63%,而传统机械通气组 6 个月存活率仅 47%,对于严重 ARDS 接受高浓度氧吸入或较高压力支持治疗超过 7 天的患儿,ECMO 的疗效明显下降;建议 Murray 评分>3 或 pH<7.2 的成人重症 ARDS 都有指征者早期进行 ECMO 治疗。H1N1 大流行期间,多个研究显示,采用 ECMO 治疗的成人和儿童严重 ARDS 存活率都在 70% 以上,ECMO 能够降低严重 ARDS 患儿住院死亡率,改善远期预后。然而,对现有的 9 篇(包括 3 篇随机对照研究)文献的 Meta 分析表明,ECMO 不能改善成人 ARDS 的预后。2015 新指南建议,重度 ARDS 患儿如果呼吸衰竭被考虑是可逆的或适合进行肺移植的,应该考虑接受 ECMO;对可能从中获益的患儿不应作太多限制,但若其生存分析结果有限的话,则不建议使用。

6.体外二氧化碳清除技术(ECCO$_2$R)

能有效清除二氧化碳。目前临床上可选择无泵式体外肺辅助系统(pECLA)或低流速泵驱动静脉二氧化碳清除系统。

与单独使用小潮气量通气或高频通气相比,ECCO$_2$R 能减少肺损伤和显著改善 ARDS 预后。Terragni 等以 pH 作为启动指征,当 ARDS 患儿平台气道压在 28~30cmH$_2$O 时,按每千克体重 1mL 降低潮气量直到平台气道压在 25~28cmH$_2$O,同时为保证清除二氧化碳和缓冲 pH,可以增加呼吸频率直到 40 次/分及每小时 20mmol 输注碳酸氢钠,如经过上述治疗后,pH 仍小于 7.25,立即启动 ECCO$_2$R。

7.非机械通气辅助治疗

(1)肺表面活性物质。ARDS 患儿多伴有肺表面活性物质(PS)减少或功能缺失,易引起肺泡塌陷。1980 年日本 Fuji-wara 等首次用牛 PS 治疗 10 例新生儿呼吸窘迫综合征患儿获得成功。PS 能增强肺顺应性、减少呼吸功,维持肺泡稳定性,促进肺水清除,降低前脉细血管张力,对肺泡上皮细胞有保护作用。Willson 等对 153 例 1~21 岁的 ARDS 患儿采用 2 次经气管滴入 80mL/m^2 小牛 PS,显示小牛 PS 可显著增加氧合和降低病死率。但是,Meng 等 Meta 分析纳入 9 个临床试验共 2575 例 ARDS 患儿,给予外源性 PS 仅能改善给药后 24 小时内的氧合,并不能改善患儿死亡率,而且氧合超过给药后 120 小时,会有较高的不良反应发生率。此外,也尚未解决 PS 最佳用药剂量、给药时间和间隔等问题。2015 新指南推荐,外源性 PS 不能作为常规治疗。

(2)一氧化氮吸入。是内源性血管扩张剂。吸入一氧化氮可选择性扩张肺血管,显著降低肺动脉压,减少肺内分流,改善通气/血流值失调,同时具有抗炎的特性。Afshari 等 Meta 分析 14 个随机对照研究,共纳入 1303 例 ARDS 患儿,结果显示吸入一氧化氮仅能一过性提高开始 24 小时氧合,不能降低死亡率、机械通气时间和住院时间,反而可能增加肾功能不全风险。2015 新指南推荐,吸入一氧化氮不作为儿童 ARDS 的常规治疗,可用于被证实有肺动脉高压或严重右心室功能不全的患儿和作为重度患儿的抢救措施或转换体外生命支持的桥梁。

第七节　小儿呼吸衰竭

呼吸衰竭是一种重危的临床综合病征,为儿科常见的急症之一,也是引起死亡的多见原因,简称呼衰。呼衰是指由于各种原因导致中枢和(或)外周性呼吸生理功能障碍,使动脉血氧分压(PaO_2)<8kPa(60mmHg)或伴有动脉二氧化碳分压($PaCO_2$)>6.67kPa(50mmHg),并存在呼吸困难症状的临床综合征。小儿多见急性呼吸衰竭。

一、病因

(一)根据年龄分类(20%)

1.新生儿阶段

一般指出生后 28 天内出现的呼吸系统或其他系统疾病导致的呼吸衰竭,多因窒息、缺氧、肺发育不成熟、吸入羊水胎粪、肺部或全身感染导致。此外,先天性畸形和发育障碍导致上下呼吸道梗阻,膈疝使肺部受压迫等,也可以导致呼吸衰竭。

2.婴幼儿阶段

多为支气管肺炎、中枢感染等导致,也可以因气道和肺部免疫系统发育不完善,容易感染细菌和病毒,导致肺炎和呼吸衰竭。

3.儿童阶段

多可因肺炎、先天性心脏病、哮喘持续状态、感染性疾病、肺外脏器功能衰竭等发展而来。此外,外伤、手术创伤、气道异物、溺水、中毒等也会严重影响到呼吸功能,导致急性呼吸衰竭。

(二)根据中枢性和外周性病因的分类(20%)

1.中枢性

原发病对脑部的伤害,脑水肿或颅内高压影响呼吸中枢的正常功能,导致中枢呼吸运动神经元的冲动发放异常,而出现呼吸频率和节律异常,临床主要为通气功能异常,如颅内感染、出血、头颅创伤、窒息和缺氧等,药物中毒、酸中毒、肝肾功能障碍也可以导致中枢性呼吸衰竭。

2.外周性

原发于呼吸器官,如气道、肺、胸廓和呼吸肌病变,或继发于肺部及胸腔以外脏器系统病变的各种疾病。

(三)根据感染和非感染性病因的分类(20%)

1.感染性疾病

如细菌、病毒、真菌、原虫性肺炎并发呼吸衰竭,或败血症等全身性感染导致急性肺部炎症、损伤、水肿、出血等病变,中枢感染也是导致呼吸衰竭的重要原因。

2.非感染性

如手术、创伤、吸入、淹溺、中毒等导致的中枢性和外周性呼吸衰竭。

3.其他

脑膜炎合并呼吸衰竭或者多脏器功能衰竭合并呼吸衰竭。

(四)根据病理生理特点的分类(20%)

1.急性呼吸衰竭

多为急性发作并出现持续低氧血症,依赖紧急复苏抢救。

2.慢性呼吸衰竭

多表现为肺部基础疾病进行性损害,导致失代偿,出现高碳酸血症和酸中毒。

3.血氧和二氧化碳水平

也有临床根据血气分析诊断呼吸衰竭为Ⅰ型(低氧血症型)和Ⅱ型(低氧血症伴高碳酸血症)。

呼衰的病因可分为3个大类:即呼吸道梗阻、肺实质病变和呼吸泵异常,三者又相互关联。

二、发病机制

其病因由上下呼吸道梗阻,肺部疾病和中枢神经系统疾病或肌病所引起,使呼吸功能发生严重损害,不能有效地进行气体交换而导致缺氧、CO_2 正常或降低(Ⅰ型),或过多(Ⅱ型),产生肺容量减少,顺应性降低和呼吸功能增加等一系列生理功能紊乱和代谢障碍。通气和换气的正常进行,有赖于呼吸中枢的调节、健全的胸廓、呼吸肌及神经支配、畅通的气道、完善的肺泡及正常的肺循环,任何原因只要严重损害其中一个或更多的环节,均可使通气换气过程发生障碍,而导致呼衰。由于其病因和病理基础不同,仅采用一种标准作为全部呼衰的指导是不够全面的,根据临床表现,结合血气分析等,可将其分为换气和通气功能衰竭两个类型。

(一)Ⅰ型呼衰

以换气功能衰竭为主,主要由于肺实质病变引起,即肺泡与血液间气体弥散障碍和通气与血流比值失常引起,使肺不能有足量的 O_2 到肺毛细血管,发生动脉血低 O_2,而 CO_2 排出正常甚至增高,$PaCO_2$ 正常或降低,个别可因代偿性呼吸增快而导致呼吸性碱中毒,此常发生于广泛性的肺部病变,包括细菌、病毒、真菌感染等,吸入性肺炎、间质性肺炎、刺激性气体吸入、呼吸窘迫综合征、休克肺、肺水肿和广泛性肺不张等也属此型。当海平面大气压下静息状态吸入室内空气时,血气改变的特征为 $PaO_2 < 8kPa(60mmHg)$,$PaCO_2$ 可正常或降低,其发病机制如下。

1.气体弥散障碍

由于肺充血、肺水肿、肺泡炎等造成肺泡毛细血管的严重改变及有效毛细血管减少,肺气肿、肺栓塞等情况,致气体弥散功能障碍,因 CO_2 弥散能力较 O_2 大 20～25 倍,故血流充盈区

域内不仅不发生 CO_2 潴留,而在低 O_2 的刺激下,肺泡过度通气,排出较多的 CO_2,结果 pH 值升高,但不能摄取较多的 O_2,表现为机体缺 O_2,若同时有心率加快,则更无充分时间进行弥散,从而导致呼衰。

2.通气不均与血流比值(V/Q)失常

肺泡气体交换率高低,取决于肺泡每分通气量与肺泡周围毛细血管每分钟血流量的比值。若患呼吸道疾病,肺泡通气量不足的区域内,通气/血流小于 0.8,肺组织仍保持血流充盈,静脉血未经充分氧合,即进入动脉,形成肺内分流而产生低 O_2 血症,此多见于肺不张。若通气/血流大于 0.8,即病变部位通气保持尚好,而血流减少,吸入气体进入该区不能进行正常的气体交换,形成无效通气,增加了无效腔气量,使肺泡气量减少,造成缺 O_2,须增加呼吸次数来增加通气量进行代偿,使 $PaCO_2$ 维持正常甚或降低,常见于肺弥散性血管病。

(二)Ⅱ型呼衰

以通气衰竭为主,由于肺内原因(呼吸道梗阻、生理无效腔增大)或肺外原因(呼吸中枢、胸廓、呼吸肌的异常)所致。有低氧血症伴有高碳酸血症,凡使肺动力减弱或阻力增加的病变均可引起,由于总通气量的降低,肺泡通气量也减少,即使有时总通气量不减少,但因残气量增加,肺泡通气量也会下降,结果导致缺 O_2 和 CO_2 潴留。临床表现为呼吸窘迫、喘憋、重度发绀,呼吸道分泌物黏稠或有大量分泌物堵塞,可伴有阻塞性肺气肿或区域性肺不张,患儿有烦躁不安或意识障碍,血气分析 $PaCO_2$ 大于 6.67kPa(50mmHg),PaO_2 降低至小于 8kPa(60mmHg),此型可分为 2 个主要组别:

1.限制性呼吸功能衰竭

见于胸廓畸形、胸膜增厚、胸腔积液或积气、肺硬变等引起的胸壁或肺组织弹性减退,此外也可因神经肌肉疾病如多发性神经炎、脊髓灰质炎、呼吸肌麻痹等引起,呼吸中枢抑制或丧失功能,如吗啡类、巴比妥类、麻醉剂等中毒、严重的脑缺氧、脑炎、脑膜炎、颅内压增高等,使呼吸动作受限,外界进入肺泡的 O_2 减少,排出 CO_2 也减低,导致缺 O_2 和 CO_2 潴留。

2.阻塞性呼吸功能衰竭

阻塞性呼吸功能衰竭主要指下呼吸道有阻塞所造成的呼吸不畅或困难。最常见于毛细支气管炎,肺气肿,支气管哮喘和纵隔肿瘤等压迫或阻塞,使呼气阻力加大,肺泡通气不足,有些区域甚至呈无气状态,肺总容量和肺活量正常,甚至有所增加。但残气量与肺总容量相比则有明显的增大,最大通气量减少,时间肺活量明显延长,有时两组相混合,均具有低氧血症,由于其发病迅速,使已增高的 CO_2 分压不能及时从肾脏保留的碳酸氢根得到代偿,结果发生呼吸性酸中毒,高碳酸血症使肺动脉阻力增加,脑血管扩张,致颅内压增高和脑水肿。上述两型呼衰都有缺 O_2,而 CO_2 潴留仅见于Ⅱ型,但Ⅰ型的晚期也可出现,中枢神经及神经肌肉疾病仅能出现Ⅱ型呼衰,而肺及支气管受累的疾病不仅可产生Ⅰ型,也可引起Ⅱ型,如仅现Ⅰ型者,则肺部必然受累。

三、临床表现

小儿临床多见急性呼吸衰竭,除有原发病的表现外,出现低氧血症,或合并高碳酸血症,出现多种临床异常情况。

(一)呼吸系统

由于小儿肺容量小,为满足代谢需要,肺代偿通气主要依靠呼吸频率加快获得。当呼吸频率＞40次/分,有效肺泡通气量呈下降趋势,因此呼吸困难多表现为浅快,婴幼儿甚至可以达到80～100次/分,出现三凹征,当呼吸肌疲劳后,呼吸速度变慢,同时伴严重低氧和高二氧化碳潴留,出现多种临床异常表现。当血氧饱和度＜80％时(PaO_2＜6.67kPa)出现发绀;但如果患儿贫血,发绀可以不明显,高碳酸血症时,可以出现皮肤潮红,口唇樱桃红色,并不反映循环改善,须加以区别。若$PaCO_2$＞12.0kPa(90mmHg)时,可对呼吸中枢产生麻醉作用,仅能靠缺氧对化学感受器的刺激来维持呼吸运动,此时如给高浓度氧,反而可抑制呼吸。

(二)神经系统

低氧血症时出现烦躁不安、意识不清、嗜睡、昏迷、惊厥,中枢性呼吸衰竭出现呼吸节律不齐,潮式呼吸;呼吸衰竭后期出现视神经受到压迫时,可出现瞳孔不等大改变。

(三)心血管系统

低氧血症早期心率加快,心排出量提高,血压上升;后期出现心率减慢,心音低钝,血压下降,心律失常。

(四)其他脏器系统

低氧可以导致内脏血管应激性收缩、消化道出血和坏死,肝功能损害出现代谢酶异常增高,肾脏功能损害可出现蛋白尿、少尿和无尿等症状。

(五)酸碱平衡失调和水盐电解质紊乱

低氧血症和酸中毒使组织细胞代谢异常,加上能量摄入不足,限制补液,利尿药应用等,可以使患儿血液生化检查出现高血钾、低血钾、低血钠、高血氯及低钙血症,小儿肾脏对酸碱,水盐电解质平衡的调节作用有限,特别在低氧血症时,肾脏血流下降,进一步限制了肾脏的调节作用,可以加重全身性酸碱平衡失调和水,盐电解质紊乱。

四、诊断

(一)呼吸衰竭的诊断及注意事项

血气分析是诊断呼吸衰竭的主要手段。但应该对患儿的病情全面评价,要根据病史、临床表现和其他检查手段做出全面的诊断分析,而不能只靠血气分析就做出最终诊断。另外,还要重视对患儿呼吸衰竭的持续评估。

呼吸衰竭的血气诊断标准:Ⅰ型呼吸衰竭,PaO_2降低,儿童＜8.0kPa(60mmHg),婴幼儿＜6.67kPa(50mmHg)。Ⅱ型呼吸衰竭,PaO_2降低的同时伴$PaCO_2$升高,儿童＞6.67kPa(50mmHg),婴幼儿＞6.0kPa(45mmHg)。

具有引起呼吸衰竭潜在可能的原发病时,当患儿出现缺氧的临床表现就应该立即对患儿进行全面评估,强调及时获取和监测血气资料。对于突发性事件或意外事件,接诊时应该根据临床的缺氧表现及时做出临床诊断和处理,而不应该等待血气分析结果后才对患儿进行处理。

临床工作中注意不要轻易将气促患儿诊断为呼吸衰竭,虽然有时候患儿有呼吸困难和气短的感觉、鼻翼扇动、呼吸费力和吸气时胸骨上、下与肋间凹陷等临床表现,都反映呼吸阻力增大,患儿正在竭力维持通气量,但并不都代表呼吸衰竭。反之,患儿发生呼吸衰竭时不一定都有上述表现,呼吸衰竭早期或程度未到最重时呼吸频率以增快为主,伴有容易发现的呼吸困难,而呼吸衰竭终末期的患儿表现为呼吸减慢、微弱呈喘息样。尤其是中枢性呼吸衰竭以呼吸节律的改变为主,患儿呼吸困难的临床表现并不一定十分明显,而主要出现的是呼吸节律异常和意识改变,应该注意观察。

血气分析不仅是诊断呼吸衰竭的主要手段,而且也是病情评估的重要指标。但是在进行结果分析时一定要结合临床表现,尽可能排除各种可能的干扰因素,还要注意新生儿、婴幼儿的血气结果是否有其各自的特征,因此,不同年龄患儿呼吸衰竭的诊断应根据该年龄组血气正常值判断,忽略婴幼儿与儿童的不同,而应用同一标准诊断呼吸衰竭是不妥的,容易发生误判。

$PaCO_2$ 可以反映患儿的通气功能,当患儿通气功能障碍时 $PaCO_2$ 增高;PaO_2 反映换气功能,如果患儿肺换气功能障碍则 PaO_2 减低。如果 PaO_2 下降而 $PaCO_2$ 不增高提示患儿的当前状态为单纯换气障碍。$PaCO_2$ 增高提示患儿通气不足,同时可伴有一定程度 PaO_2 下降,此时不能简单地认为患儿合并有换气障碍,而应该计算肺泡/动脉氧分压差(PaO_2/PaO_2)。还可以简便地计算 PaO_2 和 $PaCO_2$ 之和,如此值小于 14.6kPa(110mmHg),包括吸氧患儿,提示患儿可能有换气功能障碍。

通气不足导致的呼吸衰竭,需要进一步区分是中枢性呼吸衰竭还是外周性呼吸衰竭。中枢性病变导致的通气不足常表现为呼吸节律异常,呼吸减弱、减慢;外周性病变(颈部、胸部各种器官病变)导致的通气不足,常见呼吸道梗阻,胸部呼吸幅度受限制,肺部气体分布不均匀等异常因素,患儿大都有明显的呼吸困难表现。

换气障碍所致的呼吸衰竭,需要根据吸入氧浓度与 PaO_2 的相关性进一步判断换气障碍的性质和程度。

(1)当吸入低浓度(30%)氧时,患儿的 PaO_2 即明显改善,为弥散功能障碍;如患儿的 PaO_2 有一定程度改善,为通气/血流值失调;如患儿的 PaO_2 无改善,为病理性的肺内分流。

(2)可以根据吸入高浓度(60%以上)氧后患儿 PaO_2 的改变,初步判断肺内分流量的大小。

还应注意对呼吸衰竭患儿病情进行全面评价。例如,要结合患儿的循环状况和血红蛋白含量对机体氧气运输能力做出评价。另外,患儿是否缺氧,不能只看 PaO_2,还要看组织的氧供应能否满足其代谢需要,所以需要结合血乳酸值进行判断,当组织缺氧时乳酸堆积,还可参考剩余碱(BE)的改变来判断有无组织缺氧。另外,要结合血气分析的其他指标(pH、HCO_3^- 等)对患儿进行综合判断,强调动态监测血气,结合患儿临床变化,及时了解患儿代偿情况。急性呼吸衰竭的代偿需要 5~7 天,因此,要注意患儿既往呼吸和血气改变,才能对目前病情做出准确判断。

新生儿呼吸衰竭的判断更为复杂,迄今尚无统一诊断标准,需要结合临床和实验室多方面的指标进行判断。临床表现为呼吸困难(呻吟、三凹征),中心性发绀,顽固呼吸暂停,肌张力明显降低,呼吸频率>60次/分。血气分析指标包括以下内容。

①在 FiO_2 为 100% 时,PaO_2<60mmHg 或氧饱和度<80%。

②$PaCO_2$>60mmHg。

③动脉血 pH<7.25。还有人认为凡是需要接受机械通气(不包括 CPAP)的新生儿均可考虑有呼吸衰竭。

要注意,单凭血气分析结果中显示的血氧分压降低和(或)二氧化碳分压增加就定义新生儿呼吸衰竭是不够全面的。低氧可由呼吸衰竭引起,但也可以由先天性心脏病或心力衰竭所致,所以不能单纯以低氧血症就断定患儿需要呼吸支持。高碳酸血症是判断呼吸衰竭相对可靠的指标,$PaCO_2$ 进行性增高(>65mmHg)伴动脉血 pH 下降(<7.25)是可能需要辅助机械通气的指征。

(二)呼吸衰竭的评估

1.临床评估

儿童,尤其是婴幼儿、新生儿的呼吸系统代偿能力有限,因此,呼吸衰竭的发生和进展常较迅速,不易早期被发现,所以早期认识呼吸衰竭很重要,只有早期发现或尽可能预测呼吸衰竭,才能避免气体交换障碍的发生和恶化。当怀疑患儿有呼吸衰竭时,应对患儿的通气状态进行快速评估,包括呼吸运动的强弱、呼吸频率、是否存在上呼吸道梗阻。此外,要注意患儿是否存在低氧及高碳酸血症时引起的意识状态改变,如少哭少动、嗜睡与激惹等。在处理已出现的呼吸衰竭伴低氧时,不必等待患儿只吸空气(21%氧)状态下的血气分析结果,而应该立即纠正低氧血症,并针对引起呼吸衰竭的原发病进行诊断和治疗。

2.肺气体交换状态评估

PaO_2 降低和 $PaCO_2$ 增高伴 pH 降低是诊断呼吸衰竭的重要指标,可反映通气和氧合状态。但 PaO_2 还可能受心脏右向左分流的影响,而 $PaCO_2$ 可能在慢性碱中毒时代偿性增加,这些情况本身并非呼吸系统问题,因此,不能仅仅凭血气分析指标异常就诊断为呼吸衰竭。当患儿因呼吸衰竭需要用氧时,单凭 PaO_2 不能完全反映患儿低氧程度和判断肺部病变的恶化或好转,此时应结合患儿 FiO_2 值进行评估,如肺泡-动脉氧分压差($A-aDO_2$),$A-aDO_2=(713mmHg\times FiO_2)-[(PaCO_2/0.8)+PaO_2]$。当肺弥散功能正常时,肺泡氧分压($PaO_2=713mmHg\times FiO_2-PaCO_2/0.8$)与 PaO_2 的差值很小(<10mmHg),而肺部疾病严重时,会影响气体弥散,此时 PaO_2 与 PaO_2 差值增大。另外,当存在肺内或肺外(心脏水平)分流时,也是如此,差值越大提示疾病程度越重。因此,该指标可以作为病情转归的动态评估指标。

综上所述,在评估氧合状态时需要同时考虑 PaO_2 和给氧浓度,而 $A-aDO_2$ 能反映呼吸衰竭的严重程度及其变化趋势,并能做出定量判断。另外,在临床上还可以用 PaO_2/PaO_2 值或 PaO_2/FiO_2 值作为呼吸衰竭严重程度的评估指标,其意义与 $A-aDO_2$ 类似,PaO_2/PaO_2 值或

PaO_2/FiO_2 值越小提示肺部疾病越重。

动脉血 $PaCO_2$ 水平可以直接反映肺泡通气量的状态,它受 FiO_2 的影响很小。$PaCO_2$ 显著增高往往是需要机械辅助通气的指征。判断是代谢性酸碱平衡紊乱还是呼吸性酸碱平衡紊乱时,需要结合血 pH 与 $PaCO_2$ 才能得出正确判断,这对呼吸衰竭的正确评估也十分重要。

五、治疗

呼吸衰竭治疗目的是改善呼吸功能,纠正血气和电解质紊乱,维持脏器功能,为解决原发疾病争取时间。在处理急性呼吸衰竭时,要从临床入手,根据病史、体格检查分析引起呼吸衰竭的原因和病情严重程度;结合临床表现、辅助检查和血气分析结果,首先要判断主要是通气障碍还是换气障碍,这样才能决定治疗方案和步骤。要注意婴儿和新生儿、早产儿尤其容易发生呼吸衰竭,因此,在临床工作中要注意预先处理,对早期呼吸衰竭及时识别和积极处理,防止发生严重呼吸衰竭,减少并发症,改善患儿预后。另外,也要注意在接诊重症患儿时,需要紧急抢救,不能因为等待检查结果而耽误时机,应该根据临床表现、病史做出初步判断,及时处理。还需要强调的是,呼吸衰竭的治疗是患儿整体治疗的一部分,在治疗呼吸衰竭的同时要进行原发病治疗。

呼吸衰竭的治疗重点是改善血气,由于引起呼吸功能障碍的原发病不同,治疗的侧重点也会各异。呼吸道梗阻患儿的治疗重点在于改善通气,帮助机体排出二氧化碳,降低 $PaCO_2$;对于肺实质病变,如 NRDS、ARDS,治疗重点在于增加肺泡换气功能,提高 PaO_2;而对于混合性病变,如重症肺炎,则需要同时注意改善通气和换气功能。

呼吸衰竭的治疗原则:保持呼吸道通畅,纠正缺氧,呼吸支持,改善通气;治疗呼吸衰竭的病因和诱因;重要脏器功能的监测及支持。

(一)保持呼吸道通畅

保持呼吸道通畅是最基本、最重要的治疗措施。具体措施如下。

(1)保持昏迷患者处于仰卧位,轻度头后仰,托起下颌保持口微开。

(2)清除口腔及气道内的分泌物及异物。

(3)通过上述处理病情不能很快好转,就需要建立人工气道。人工气道的建立分三种方法,即简便人工气道、气管插管及气管切开。简便人工气道主要有口咽通气道、鼻咽通气道和喉罩,为临时使用或病情危重不具备插管条件时应用,待病情和条件允许后再行气管插管或切开。

(4)当患者有支气管痉挛时,需积极使用支气管扩张药物,如 β_2-肾上腺素受体激动剂、糖皮质激素、抗胆碱药、茶碱类药物。

(二)氧疗

1.吸入氧浓度

纠正缺氧是保护重要器官和成功救治呼吸衰竭的关键,但要避免长时期高浓度给氧引起氧中毒、急性肺损伤和 ARDS,尤其是新生儿和早产儿。因此氧疗的原则为以尽可能低的吸入氧浓度确保 PaO_2 迅速提高到 60mmHg 或经皮血氧饱和度(SpO_2)达 90%以上。Ⅰ型呼吸衰竭可用较高浓度(>35%)氧迅速缓解低氧血症。对于伴有高碳酸血症的Ⅱ型呼吸衰竭,则需要低浓度给氧,这样有利于减轻二氧化碳潴留。

2.吸氧装置

(1)鼻导管或鼻塞:简单、方便,不影响患儿咳痰、进食。吸入氧浓度与氧流量的大致关系:吸入氧浓度(%)=21+4×氧流量(L/min),但易受患儿呼吸影响,使吸入氧浓度不恒定。另外,高流量时对鼻黏膜有明显刺激,氧流量一般不能大于 2L/min。

(2)面罩(口罩):主要优点为吸氧浓度相对稳定,可按需调节,对于鼻黏膜刺激小;氧流量儿童 3~5L/min,婴幼儿 2~4L/min,新生儿 1~2L/min,吸入氧浓度可以达到 45%~60%。缺点为患儿不容易合作。

(3)头罩:吸入氧浓度比较稳定,可以达到 40%~50%,氧流量儿童 4~6L/min,缺点是会影响患儿咳痰、进食,还可能加重患儿的恐惧感。

(三)呼吸支持

呼吸支持可以有效增加通气量、减少二氧化碳潴留。

1.呼吸兴奋剂

适用于中枢性呼吸抑制伴通气量不足的呼吸衰竭,患儿的呼吸肌功能基本正常,必须保持气道通畅,否则会促使呼吸肌疲劳,加重二氧化碳潴留。对以肺换气功能障碍为主所导致的呼吸衰竭患者不宜使用;因脑缺氧、水肿出现频繁抽搐的患儿慎用;不可突然停药。常用的药物有尼可刹米和洛贝林。随着无创通气技术的提高,目前儿童使用呼吸兴奋剂的情况越来越少。但是对于预防和治疗新生儿呼吸暂停导致的呼吸衰竭,咖啡因或氨茶碱等呼吸兴奋剂一直是新生儿的常用治疗措施。

2.机械通气

有严重的通气和(或)换气功能障碍时,需要以人工辅助通气或机械通气来改善通气和(或)换气功能。机械通气能维持必要的肺泡通气量,降低 $PaCO_2$,改善肺换气能力,减少呼吸肌做功,有利于呼吸肌功能恢复。

(四)病因和(或)诱因治疗

由于呼吸衰竭的原发疾病多种多样,在解决呼吸衰竭本身造成危害的同时须针对不同病因采取适当的治疗措施,只有原发疾病好转或诱因去除后呼吸衰竭才能从根本上解决。

(五)其他重要脏器功能的监测与支持

纠正电解质紊乱和酸碱平衡失调,加强液体管理,保证充足的营养及热量供给,维持机体的正常代谢。呼吸衰竭往往会累及各个重要脏器,应及时加强对重要脏器功能的监测,包括脑、心脏、肾脏、消化道、血液系统等多器官系统,特别要注意防治多器官功能障碍综合征(MODS)。

（六）呼吸机治疗

经鼻或面罩无创正压通气：简便易行，无须建立有创人工气道，能较好地减少与机械通气相关的严重并发症，效果明显优于普通氧疗，由于新生儿，尤其是早产儿特别容易发生呼吸衰竭，因此，无创通气技术在新生儿呼吸治疗中有着非常重要的地位，强调对于新生儿应该早期使用无创通气，这样有利于预防严重呼吸衰竭的发生，改善预后。儿童患者往往会由于恐惧，不配合使用鼻塞或面罩，导致治疗失败。

气管插管机械通气指征因病而异，呼吸衰竭患儿经内科一般治疗不见好转，呼吸困难程度逐渐加重、昏迷加深，或患儿呼吸不规则、出现暂停，呼吸道分泌物增多、阻塞气道，咳嗽和吞咽反射明显减弱或消失时，应及时行气管插管使用机械通气。

1.气管插管

操作简单，创伤较气管切开小。经口插管操作较简单，但气管导管较易活动，容易滑脱。经鼻插管便于固定，脱管机会少，但气管导管可压迫鼻腔造成损伤，插管操作和吸痰不如经口插管方便。插管后将气管插管和牙垫固定好，保持插管的正确位置，防止其滑入一侧总支气管或自气管脱出。要尽量避免碰动气管导管，减少对喉头的刺激，须注意定时吸痰，保持管腔和呼吸道通畅。

气管导管长时间留置可能会导致永久性喉损伤，在年长儿中以不超过1周时间为好，如需要更长时间保留气管导管则应该考虑气管切开。气管切开可有效减少呼吸道解剖无效腔，便于吸痰，不妨碍经口进食，可长时间应用，但手术创伤较大，肺部感染和气管损伤等并发症机会增多。气管切开的适应证随年龄和病种的不同而不同。婴儿气管切开并发症较多，切口愈合困难，容易拖延疾病恢复，应尽量争取不用，若病情在7天内无明显好转，或仍需较长时间使用呼吸器治疗时，应考虑进行气管切开。

2.机械通气

呼吸机的治疗作用在于改善通气功能和换气功能，减少呼吸肌负担，也有利于保持呼吸道通畅。

（1）应用呼吸机的指征：呼吸衰竭患儿难以自行维持气体交换时，应使用呼吸机。适应证如下。

①严重呼吸困难，保守治疗无改善。

②呼吸衰竭恶化，出现意识障碍。

③极微弱的呼吸，肺部呼吸音减低，呼吸次数明显减少。

④严重中枢性呼吸衰竭，频繁或顽固的呼吸暂停。

⑤吸入高浓度氧气亦难以缓解的发绀（需除外心脏或血红蛋白异常引起的发绀）。

⑥严重惊厥状态影响呼吸。

⑦需要维持良好的呼吸功能以保证氧供应和通气的疾病状态，如心源性肺水肿，严重代谢性酸中毒等。禁忌证为张力性气胸、大量胸腔积液未进行闭式引流前，肺大疱。

血气分析对决定应用呼吸机时机有重要参考价值。吸入 60% 氧时 $PaO_2 < 8.0kPa$

(60mmHg)；急性呼吸衰竭患儿 $PaCO_2 > 8.0kPa(60mmHg)$，慢性呼吸衰竭 $PaCO_2 > 9.3kPa$ (70mmHg)时可考虑应用呼吸机。但不能简单地把上述血气数值当作应用呼吸机的标准，而应该结合原发病及患儿具体情况做出判断。临床上既可以在患儿血气改变尚未到上述范围，但根据原发病及患儿具体情况考虑而应用呼吸机；也有些患儿血气数值已超过上述范围，但是仍然以保守疗法治愈。如有多发性神经根炎合并呼吸肌麻痹、先天性心脏病术后等情况，为了预防呼吸衰竭和病情恶化，保护心功能，常在 $PaCO_2$ 未增高前立即开始应用呼吸机。有时尽管 PaO_2 下降较明显但 $PaCO_2$ 不高，患儿通气功能尚可，主要为换气障碍，可通过吸氧(包括CPAP)解决，不一定需用呼吸机。

机械通气的并发症包括通气过度，通气不足，气道压力过高或潮气量过大，可导致气压伤(如气胸、纵隔气肿或间质性肺气肿)和心排血量下降、血压下降等循环功能障碍；气道导管长期安置，可并发呼吸机相关肺炎(VAP)。

(2)呼吸机的类型。根据吸气转换至呼气的方式，可将呼吸机分为定容型、定压型和定时型三种基本类型。定容型呼吸机每次输入气量恒定，当送气达到设定的容量后呼吸机停止送气转换为呼气。定压型呼吸机每次输入气体达到设定的压力后停止送气转换为呼气。定时型呼吸机按设定的时间定时送气给患者。目前临床使用的呼吸机性能越来越完善，可任意选择呼吸模式，与患者的同步性越来越好，保护设置也越来越安全。但是在临床使用时，对呼吸机性能的要求并不是性能越复杂越好，而应该以操作简单、耐用、安全为原则。

婴儿呼吸机：婴儿呼吸特点与成人呼吸特点差别很大，因此，对呼吸机要求，成人和儿童就有很大不同。婴儿适用的呼吸机的特点是定时、限压、恒流型。这类呼吸机可以按一定时间以间歇方式正压送气，达到预设压力后，并不立即转换为呼气，而是维持在该压力水平，直到预定的吸气时间后才转换为呼气模式；在设置的呼气相仍按预设的压力持续向患儿供气，以便随时进行自主呼吸；还可采用限压阀保证足够进气量而又不致压力过高。

(3)呼吸机通气模式。呼吸机基本通气模式分为控制通气与辅助通气两大类。控制通气患儿呼吸完全交给呼吸机控制，呼吸机按照预设的呼吸频率、吸气峰压、呼气末压、潮气量、吸气时间、呼气时间等参数恒定不变均匀送气；辅助通气是指由患者自身的吸气做功启动呼吸机按照预设的上述参数送气。

临床常用的通气模式如下。

①呼气终末正压(PEEP)。作用原理与 CPAP 相同，在呼气末期仍维持一定正压而非生理状态时的零压力，有利于防止肺不张而保持肺泡扩张，有利于提高 PaO_2。PEEP 可在 PaO_2 下降较多，增加吸入氧浓度改善不明显时应用。PEEP 设置以 $0.3 \sim 0.8kPa(3 \sim 8cmH_2O)$ 为宜，压力过高会阻碍静脉血回心，增加气压伤机会。

②间歇强制呼吸(IMV)。患者除了得到预设参数的强制机械通气外，在呼吸机不进行正压通气时，由于呼吸机仍然有持续气流供气，患者可进行自主呼吸。IMV 通气方式适用于有一定自主呼吸能力的患儿，或用于准备脱离呼吸机的患儿。随着病情的恢复，可逐渐减少强制呼吸的次数，使得患儿自主呼吸的比例逐渐加大，最后完全由患者自主呼吸。

③同步间歇强制通气(SIMV)。每次强制通气均与自主呼吸同步，由传感器感知到患儿自己的吸气动作后，触发呼吸机同步送气，这种方式更符合呼吸生理，临床应用更为广泛，并逐

渐取代了 IMV 模式。

④压力支持通气(PSV)。由患者的吸气做功触发呼吸机送气,以预先调定的压力支持帮助患儿吸气,吸气时间和呼吸频率均可由患者控制。有利于发挥患儿自身呼吸功能,减少呼吸肌做功,促进疲劳的呼吸肌恢复。

⑤高频通气。以近于或小于潮气量,远远高于正常通气频率的方式维持气体交换。其机制尚不完全清楚,在呼吸衰竭的治疗上,有时能在一些过去难以解决的病例中取得效果,因此受到重视。常用的高频通气有两种类型,高频喷射通气(HFJV)和高频振荡通气(HFOV)。效果肯定的适应证主要包括支气管镜检查,气胸、支气管胸膜瘘,间质性肺气肿,ARDS、肺水肿、NRDS、手术后呼吸功能不全等,或在常规机械通气无效时可试用。

(4)呼吸机初设参数及调节

①影响通气的因素。通气决定 $PaCO_2$ 水平,对 PaO_2 也有一定影响。a.呼吸频率,通常采用正常的呼吸频率(儿童 20 次/分、婴儿 40 次/分),如患儿有自主呼吸,应使用较低的呼吸频率。b.潮气量,由于需要补偿机械无效腔和漏气及受肺病变的影响,呼吸机所需的潮气量需要大于正常潮气量(为 8~15mL/kg 体重)。c.通气压力,采用能维持有效通气的最低压力,肺内轻度病变时 1.5~2.0kPa(15~20cmH$_2$O),中度病变时 2.0~2.5kPa(20~25cmH$_2$O),重度病变时 2.5~3.0kPa(25~30cmH$_2$O);PEEP 水平分为生理 PEEP 0.2~0.3kPa(2~3cmH$_2$O),中度 PEEP 0.4~0.7kPa(4~7cmH$_2$O),高水平 PEEP 0.8~1.0kPa(8~10cmH$_2$O)。高水平的 PEEP 可影响循环,增加气胸机会,故而很少使用。d.流速,为保持持续气流,至少要设为每分通气量的 2 倍,一般在 4~10L/min。e.吸/呼值,通常在 1∶2 或 2∶1,个别病例可达 1∶3 或 3∶1。

改变通气量的方法主要是调节呼吸频率和潮气量。在潮气量不变情况下,通气压力大小受肺顺应性和呼吸道阻力影响,也与流速和吸/呼值有关。通常流速越大,潮气量越大,压力也越高。吸气时间长对扩张肺泡有利,但增加循环阻力。

②影响氧合的因素。氧合作用决定 PaO_2 水平。a.吸入氧浓度,最好在 50% 以下,通常不宜超过 60%~70%,80% 氧的时间不宜超过 24 小时,100% 氧的时间不宜超过 2 小时,以防氧中毒,但不能因担心氧中毒而让患者死于缺氧,应具体分析。b.平均气道压,初设值一般为 8~12cmH$_2$O。

增加吸入氧浓度是提高 PaO_2 最直接的方法,不论通气障碍或换气障碍,提高吸入氧分压对改善氧合都有明显效果。如果提高吸入氧浓度后患儿 PaO_2 改善不明显,应考虑肺内分流增大。增加平均气道压的方法包括增加 PEEP、倒置吸/呼比(延长吸气时间)、提高通气压力。

第三章　小儿循环系统疾病

第一节　小儿心律失常

一、期前收缩

期前收缩(过早搏动,简称早搏)是指在正常心律或异位心律的基础上提早发生的心脏搏动。按其发生的部位分为房性、房室交接区性(结性)及室性期前收缩。

早搏多见于无器质性心脏病的小儿,但也可发生于有先天性心脏病、心肌炎等的小儿。另外急性感染、电解质紊乱、强心苷类药物过量等亦可引起早搏。

(一)诊断要点

1.临床表现

临床多无症状,年长儿偶诉心悸或心前区不适等。听诊可发现心律不齐,心脏搏动提前,其后常有一定时间的代偿间歇,第一心音强弱也不一致。

2.实验室和其他检查

心电图检查为主要诊断依据。摄胸片,作 ECG 运动试验、超声心动图、必要的化验检查,如心肌酶谱等。有条件者,作 24 小时动态心电图监护。

(二)治疗

1.一般治疗

生活规律,睡眠充足,避免过累与紧张。

2.病因治疗

心力衰竭时的早搏,如非强心苷引起,应用强心苷治疗。强心苷中毒发生的早搏,停用强心苷,给予氯化钾及苯妥英钠。风湿性心肌炎引起者可用肾上腺皮质激素。

3.抗心律失常药物的应用

(1)室上性早搏。健康新生儿和早产儿易伴各类早搏,可暂不用药,定期随访。如随访中发现心房扑动,必须治疗。1岁以下婴儿在 24 小时心电图检测中见室上性心动过速,亦需治疗。幼儿和年长儿房性早搏频发,有阵发性室上性心动过速先兆时给予治疗,可先使用地高辛,如治疗后房性早搏仍频发,可酌情加用或改用普萘洛尔每日 1～3mg/kg,分 3 次口服;维拉帕米每日 2～3mg/kg,分 3 次口服;普罗帕酮每次 5～7mg/kg,每 8 小时或 6 小时 1 次口服;

交接区性早搏的处理同房性早搏。

（2）室性早搏

①小儿无症状，无器质性心脏病，室性早搏为单源性、配对时间固定，Q-T 间期正常，运动试验后早搏消失或减少，一般无需抗心律失常药物治疗，宜定期随访。

②有严重器质性心脏病，Q-T 间期延长，运动后早搏增多，24 小时动态心电图或运动试验后见短阵室性心动过速，应积极治疗。

③多源性室性早搏、形态和方向相反的成对室性早搏、室性早搏发生在 T 波上或并发完全性房室传导阻滞或长 Q-T 间期综合征时，多为室性心动过速或室性颤动的先兆，应及时处理。心室率缓慢者慎用异丙基肾上腺素，每分钟 $0.05\sim0.5\mu g/kg$，静脉维持，好转后减量，停药；或阿托品每次 $0.01\sim0.02mg/kg$，每 $4\sim6$ 小时 1 次，口服或注射。室性早搏口服药可选用普萘洛尔、普罗帕酮或胺碘酮等。

二、阵发性室上性心动过速

（一）概述

阵发性室上性心动过速（PSVT）是儿科心血管疾病中最为常见的一种快速心律失常，其特点为突然发作和突然终止，每次发作持续数分钟或数小时至数天不等。患儿易并发心力衰竭和（或）心源性休克，为儿科心血管疾病的急重症。

（二）病因

本病患者绝大多数无器质性心脏病，常发生在有房室旁路或房室结双径路患儿，临床上以前者多见，文献报道显性预激综合征占 25% 左右；少数可因激动房内折返、窦房折返以及心房自律性增加所致。某些心脏病患儿易伴发本病，如先天性心脏病 Ebstein 畸形、先天心脏病术后等。PSVT 可由上呼吸道感染、情绪激动、过度劳累等因素诱发；心导管检查、手术麻醉、败血症、洋地黄中毒及电解质紊乱等可引起 PSVT 发作。

（三）诊断

1.临床表现

小儿常常以突然的烦躁不安，面色苍白、青灰，皮肤湿冷，呼吸增快，脉搏细弱为表现，常伴有干咳，有时呕吐。年长儿童或可自诉胸闷、心慌、心悸、心前区不适、头晕等。发作时心率突然增快在 $160\sim300$ 次/分，一次发作可持续数秒钟至数天，发作停止时心率突然减慢，恢复正常。此外，听诊时第一心音强度完全一致，发作时心率较固定而规则等为本病的特征。发作持续超过 24 小时者，易引发心力衰竭。

2.辅助检查

①心电图检查可确诊，QRS 波呈室上型，QRS 波时限正常，快而整齐，房室折返（含显性和隐性预激综合征）者多在 QRS 波后可见到逆行的 P′波，R-P′＞110 毫秒，而房室结折返性室上性心动过速者 QRS 波后多无 P′波（P′波融于 QRS 波中），R-P′＜70 毫秒，有时可见假 sS

或假 rR 波。但房室折返性室上性心动过速逆传型、室上性心动过速伴有室内差异性传导及原有束支或室内阻滞的阵发性室上性心动过速，QRS 波呈宽大畸形。②经由食管调搏检查，多数患者能诱发室上性心动过速，明确诊断，并可初步分型。③超声心动图，可以显示心内结构和血流有无异常以及检测心腔(房、室内径)大小和功能。

(四)鉴别诊断

在临床上尤其需注意房室折返性室上性心动过速逆传型、室上性心动过速伴室内差异性传导或原有束支阻滞的室上性心动过速，QRS 波群常呈宽大畸形，应与室性心动过速相鉴别。

(五)治疗

应根据患儿病因、心功能及心律失常发生机制，选择适当方法终止急性发作，同时注意消除病因及纠正血流动力学改变。

首先给予一般治疗中的吸氧、镇静，控制输液量及速度。然后可根据患儿情况选择如下治疗方案。

1.兴奋迷走神经

通过血管压力感受器反射性增强迷走神经张力，延缓房室传导而终止发作。兴奋迷走神经有致血压下降、心搏骤停的可能，应监测心电图及血压，心动过速终止后，立即停用。适用于发病早期、无器质性心脏病及窦房结功能正常者。方法如下：①按压颈动脉窦，用于较大儿童。患儿取仰卧位，头略后仰，侧颈。按压颈动脉窦，位于下颌角，向颈椎横突方向用力，每次 5～10 秒。不可同时按压双侧颈动脉窦。②屏气法：适用于较大儿童。令患儿吸气后用力屏气10～20秒。③冰袋法：对新生儿及小婴儿效果较好。用装有 4～5℃冰水的冰袋或用冰水浸湿的毛巾快速敷于患儿整个面部。可每隔 3～5 分钟施行一次，每次 10～15 秒，共用 3 次。较大儿童可令其深吸一口气，屏住呼吸，然后将面部浸入冰水盆中，每次 15～20 秒。

注：升压药适用于并发低血压及应用上述方法无效者，临床上很少应用。去氧肾上腺素0.01～0.1mg/kg 加入生理盐水 10mL，缓慢静脉注射。如血压较用药前升高 1 倍或发作终止，应立即停药。压迫眼球法可致视网膜脱落，已摒弃。

2.抗心律失常药

静脉用药应监测心电图，转复后静脉滴注或口服以维持疗效。

(1)逆传型房室折返性及房室结折返性心动过速常用下列药物：①普罗帕酮(心律平)：静脉注射每次 1mg/kg，加入 10% 葡萄糖液 10mL 缓慢静脉推注，首剂无效，间隔 15～20 分钟给第二剂，一般不超过 3 次。北京儿童医院 PSVT 患儿应用普罗帕酮转复率达 89%，平均复律时间为 8 分钟，不良反应小，是目前治疗 PSVT 首选药。有明显心功能不全及传导阻滞者禁忌使用。②维拉帕米(异搏定)：静脉注射每次 0.1mg/kg，一次量不宜超过 5mg，加入葡萄糖液10mL 中缓慢注射，15～20 分钟后未转复者可再给一剂。并发心力衰竭及低血压者禁用。严禁与 β 阻滞剂联合应用。疗效与普罗帕酮(心律平)相似，但不良反应较大。新生儿及小婴儿易致血压下降、心脏停搏。③腺苷：国内用三磷酸腺苷，快速静脉注射。有强烈兴奋迷走神经作用,可阻断房室结前向传导并抑制窦房结的自律性,静脉注射首剂 $40\sim50\mu g/kg$,2 秒内快速注射,首剂无效,隔 $3\sim5$ 分钟可加倍递增用量重复应用,但最大量不超过 $250\mu g/kg$。有效率达 $80\%\sim100\%$,作用迅速,但易复发。注射后 20 秒起效,不良反应有脸红、呼吸困难、恶心、呕吐、头痛、窦性心动过缓、窦性静止、完全性房室阻滞,偶有发生室性心动过速,但持续短暂,多自行恢复。有房室阻滞、窦房结功能不全及哮喘患者不宜选用。腺苷对终止房室结折返的 PSVT 成功率高,而对房性心动过速无效,故可用于鉴别这两型室上性心动过速。④洋地黄制剂:伴有心力衰竭时,洋地黄制剂为首选药物,首剂用饱和量的 1/2,余量分两次,每 $6\sim8$ 小时一次。此药有正性肌力作用,起效慢,转复率低。洋地黄制剂可缩短房室旁路前传不应期,使冲动加速传导到心室,可导致室性心动过速或心室颤动,故逆传型房室折返性心动过速禁用。⑤胺碘酮:用于上述药物转复无效的顽固性 PSVT 病例,静脉注射每次 $2.5\sim5mg/kg$ 加入 10%葡萄糖液中缓慢注射。有心力衰竭及高度房室阻滞禁用。由于不良反应多,故不作为第一线抗心律失常药。⑥其他药物:如普萘洛尔(心得安)、氟卡尼也可选用。

(2)逆传型房室折返性心动过速药物首选普罗帕酮或胺碘酮。禁用洋地黄制剂,因可引起严重室性心律失常而发生猝死。如并发心功能不全,应立即用同步直流电击复律或起搏治疗。

本病易复发,急性发作终止后应注意预防复发。新生儿及小婴儿患者不易早期发现,常并发心力衰竭、心源性休克,故终止发作后应用药预防复发,酌情选用地高辛、普罗帕酮维持量。此年龄组大多数患者常于 1 岁自行缓解,故预防用药至 1 岁以后可以逐渐停用。学龄儿童及青少年心脏无病变的患者,发作时有自觉症状,随即应用兴奋迷走神经手法可终止发作或药物控制发作,除反复发作和持续发作者外多不需用药预防复发。伴有晕厥、心力衰竭、心动过速心肌病的 PSVT,尽量首选射频消融术根治。对于发作心动过速 2 次以上的较大儿童,家长要求也可行射频消融术根治。

3.电学治疗

它可采用:①同步直流电击复律:对并发心力衰竭、心源性休克或心电图示宽 QRS 波不能与室性心动过速区别者为首选。电击复律作用快,效果好,较安全。电能量 $0.5\sim1J/kg$,如未复律,可加大电能量重复电击,但不宜超过 3 次。②心房起搏:用食管心房起搏或右心房内起搏,以短阵快速起搏终止发作。

4.射频消融术

广泛用于治疗小儿室上性心动过速,可达到根治,避免长期服药。目前国内对小儿的房室旁路折返及房室交界性折返性心动过速的成功率达 90%以上。由于部分患儿随着年龄增长可自愈,而且过量的 X 线照射对小儿有不良影响,以及射频消融的并发症问题难于面对,故应掌握适应证:①频繁发作 2 次以上,影响正常生活;②发作时有严重血流动力学障碍;③药物治疗无效或不能耐受。对婴幼儿患者应更加慎重。由于设备的不断改进,操作技术日益熟练,儿科射频消融术成功率的提高,透视时间的缩短和并发症的下降,与 20 世纪 90 年代初比较均有明显改善。

5.外科手术

手术切割旁路或用冷冻法阻断旁路可根治预激综合征并发 PSVT。由于开胸手术不易为患者接受,近年手术治疗已被射频消融术所代替,仅有少数介入性治疗有困难或失败的病例以及伴有先天性心脏需手术矫治者,才用外科治疗。

三、室性心动过速

(一)概述

阵发性室性心动过速(PVT)是一种严重的快速心律失常,可引起心脏性猝死,小儿 PVT 不多见,近年由于心内手术的开展及诊断技术改善,发病率有上升趋势,小儿 PVT 从病因、发病机制、临床表现、心电图特点、预后及治疗反应上包括一组不同性质的室性心动过速,而心电图有以下共同的改变:①连续 3 次以上的室性期前收缩、QRS 波宽大畸形、婴儿 QRS 时间可不超过 0.08 秒,心室率150～250 次/分;②可见窦性 P 波,P 波与 QRS 波各自独立,呈室房分离,心室率快于心房率;③可出现室性融合波及心室夺获。小儿 PVT 分为阵发性室性心动过速、特发性室性心动过速、婴幼儿无休止室性心动过速及遗传性长 QT 综合征并发尖端扭转型室性心动过速等。

(二)病因

(1)器质性心脏病如冠心病、心肌病、心肌炎、心肌梗死等。

(2)药物中毒如抗心律失常药物、氯喹、洋地黄及锑剂,拟交感神经药物过量等。

(3)低血钾或低血镁。

(4)低温麻醉、手术及心导管检查等机械刺激诱发。

(5)部分见于无器质性心脏病,原因不明,为特发性室性心动过速。

(6)心肌普肯耶细胞瘤导致的婴幼儿无休止室性心动过速。

(7)遗传性长 QT 综合征并发尖端扭转型室性心动过速。

(三)诊断

1.临床表现

在心脏病的基础上发生的 PVT,临床上为危重症,可发生心源性休克或猝死;可呈阵发性发作、持续发作或间歇阵发性发作。临床上常见原发病为暴发性或重症心肌炎、扩张性心肌病晚期、先天性心脏病术后,伴有器质性心脏病的室性心动过速。

特发性室性心动过速患儿,临床上表现不重,部分仅有头晕,面色苍白,心慌、心悸、心跳快等心前区不适症状,多不伴有严重的血流动力学改变,心力衰竭和心源性休克少见;临床上按照其起源部位分为:右室流出道来源的右心室特发性室性心动过速,和来源于左室间隔部位的左心室特发性室性心动过速。特发性室速发作具有突发突止的特点,心电图均为单形性 QRS 图形,心室率婴儿 160～300 次/分,平均 200 次/分;儿童 120～180 次/分,平均 172 次/分。左室 IVT:QRS 波呈右束支阻滞型,伴电轴左偏;少数起源于左前分支普肯耶纤维网内,QRS 波呈右束支阻滞型,伴电轴右偏。右室 IVT:QRS 波呈左束支阻滞型,伴心电轴正常或右偏(+90°～360°),多数异位激动起源于右室流出道。

婴幼儿无休止的室性心动过速部分是由心肌普肯耶细胞瘤引起,部分患儿临床上无明显不适,严重可出现烦躁不安、哭闹、食欲缺乏等症状,重者可发生心力衰竭、心源性休克甚至猝死。曾报告心肌普肯耶细胞瘤 20 例,发病年龄<26 个月,平均 10 个月,均呈无休止性 VT,15 例发生心搏骤停或心力衰竭。新生儿 PVT 与母亲用药、窒息、感染有关,消除病因多数可自行恢复,预后较好。

遗传性长 QT 综合征发病者多见于幼儿和青少年。其临床特点为突然发生晕厥、抽搐甚至心搏骤停。多数在情绪激动(激怒、惊吓)或运动时发生,可呈反复发作。患儿出现尖端扭转型室性心动过速,往往是导致遗传性长 QT 综合征患儿猝死的原因。

PVT 预后主要取决于基础心脏病及其严重程度。

2.辅助检查

心电图检查可确诊,其心电图特点为连续 3 次以上的室性期前收缩、QRS 波宽大畸形、婴儿 QRS 时间可不超过 0.08 秒,心室率 150～250 次/分;P 波与 QRS 波各自独立出现,呈房室分离状态,心室率快于心房率;可出现室性融合波及心室夺获。洋地黄中毒呈双向性室性心动过速;婴儿 PVT 心率可达 300 次/分或更快,ORS 波可不增宽,但形状与窦性 QRS 波不同。

(四)鉴别诊断

阵发性室性心动过速应与加速性室性逸搏心律(非阵发性室性心动过速)区别,后者是一种加速的室性自主心律,其心室率与窦性心律接近或略快于窦性心律,不易引起血流动力学改变,患儿可无症状。另外,应与伴 QRS 波群增宽的阵发性室上性心动过速鉴别。

(五)治疗

1.积极治疗原发病,迅速解除病因。

2.有血流动力学障碍者

首选体外同步直流电击复律,电能量 2J/kg。婴儿用电击能量 25J,儿童 50J。无效时,隔 2～3 分钟可重复应用,一般不超过 3 次。洋地黄中毒者禁忌。如无电击复律条件,可在纠正异常血流动力学状态的同时加用药物复律。

3.无血流动力学障碍者

药物复律,药物选择如下:①利多卡因:1～2mg/kg 稀释后缓慢静脉注射,每隔 10～15 分钟可重复使用,总量不超过 5mg/kg。PVT 控制后以 20～50μg/(kg·min)静脉滴注维持。②普罗帕酮(心律平):1～2mg/kg 稀释后缓慢静脉注射,每隔 20 分钟可重复使用,但不超过 3 次。复律后以每次 5mg/kg,每 8 小时或 6 小时 1 次口服维持。③美西律(脉律定):1～3mg/kg 稀释后缓慢静脉注射有效后可每分钟 20～40μg/kg 静脉滴注维持。④普萘洛尔(心得安):0.05～0.15mg/kg 稀释后缓慢静脉注射,1 次量不超过 3mg。⑤胺碘酮:2.5～5mg/kg 稀释后缓慢静脉注射,可重复 2～3 次。⑥维拉帕米:仅用于左室间隔来源特发性室速,0.1～0.2mg/

稀释后缓慢静脉注射,每隔 20 分钟可重复使用,但不超过 3 次。复律后以 3～5mg/(kg·d),每 8 小时 1 次口服维持。

4.射频消融术

应用于特发性室性心动过速,发作频繁超过 2 次,家长要求可考虑使用射频消融术根治,成功率可达到 90% 以上。

5.植入性复律除颤器(ICD)

对于部分年长儿童的药物治疗无效,并且无法实施射频消融治疗的患儿可考虑。

6.预防

积极预防先心病,积极治疗原发病,防止电解质紊乱和酸碱失衡,如各种胃肠疾患、尿毒症、风湿热、病毒性心肌炎、心肌病、川崎病、神经系统因素、低温、麻醉与药物中毒等引起的心律失常。

第二节 小儿室间隔缺损

室间隔缺损(VSD)是最常见的先天性心血管畸形,可占先心患者的 20%。

一、病理解剖

在所有室间隔缺损的分类方法中,Soto 等提出的分类法更有利于理解缺损的转归、累及的瓣膜和类似房室间通道的缺口大小。从右心室面观察,根据缺损边界,可将室间隔缺损分为膜周部缺损、肌部缺损及双动脉下型缺损。

1.膜周部缺损

占室间隔缺损的 85%,缺损的边缘由纤维组织构成。缺损可以存在于室间膈肌部、流入部或流出部。若缺损累及房室瓣叶与膜部室间隔之间的接合部,二尖瓣和三尖瓣间的纤维连接将会增强。正常情况下,流入部室间隔将右心室流入部和左心室流出部隔开,当此处的膜部室间隔缺损时,该处的间隔会变小,甚至出现左心室向右心房的分流。流出部室间隔是表面光滑的圆锥隔,当其与肌小梁部的交界缘口偏歪不对线会引起主动脉骑跨;若这种不对线发生在左心室流出道室间隔,会引起主动脉弓梗阻;若发生在右心室会导致肺动脉下梗阻,如法洛四联症。缺损部位可部分或全部被三尖瓣纤维组织覆盖,形成"假性室隔瘤";主动脉瓣脱垂也会盖于缺损的室间隔上,使心室间的分流量减少。此型房室传导束在缺口的后下缘。

2.肌部缺损

肌部缺损约占所有室间隔缺损的 10%,边界全由肌性组织组成。缺损可位于心尖部、流入道或流出道的肌部室间隔。它可以呈多发小孔,亦可伴有膜周部或双动脉下缺损。多发小孔的肌部缺损存在于心尖室间膈肌小梁之间,产生 Swiss-cheese 现象,它们可随年龄或肌小梁的肥厚而自行闭合;位于流出道部的肌部缺损也可随周围心肌的生长而自然闭合,此处分流量可为脱垂的主动脉瓣覆盖而减少;开口子流入道的肌部缺损可被三尖瓣瓣叶覆盖。

这种类型缺损与膜周部缺损不同,其传导束位于缺损的前上方。

3.双动脉下型缺损

此型在西方国家较少见,只占室间隔缺损的 5%,而在东方人中则有 30%。其主要特征是在主动脉瓣和肺动脉瓣之间有纤维连接。冠脉瓣脱垂可减少左向右分流,但却常引起主动脉反流。此类型的传导束由缺损部位间接发出。

二、病理生理

室间隔缺损引起心脏左向右分流,其分流程度取决于缺损大小及肺循环阻力。出生早期因肺静脉阻力高,分流量小;而后肺小血管肌层逐渐舒张,肺血管阻力下降,分流量遂增多。大型缺损,因要避免肺血流过多,肺小血管收缩,这一过程往往延迟。若肺静脉回流血增多,会使左心房、左心室负荷增加,心脏容量超负荷及继发性肺高压可最终导致充血性心力衰竭产生。这种代偿机制包括 Frank-Starling 机制、交感兴奋及心肌肥厚。

大型室间隔缺损可引起肺动脉高压;当缺损很大,缺口不能限制左心室的分流来血,使左、右室压力几乎接近,此时分流量决定于体、肺两个循环的阻力。肺动脉血流过多引起肺血管肌层肥厚,内膜增生,可导致肺小动脉结构破坏,产生不可逆的肺血管疾病,此时左向右的分流量可减少。当肺血管破坏进一步发展,肺循环阻力进一步增高,右心室压力明显增加,大于左心室内压力,可以出现右向左分流,体循环缺氧;极少情况下,小儿出生后未有肺小血管平滑肌舒张,肺循环阻力高,左右心室压力相近,存在双向分流而没有充血性心力衰竭的症状和体征。这两种情况,与 Eisenmenger 综合征晚期无多大区别。

除了肺血管疾病以外,其他导致左向右分流量减少的因素有:①右室圆锥部进行性肥厚造成狭窄,右心室流出道梗阻,临床上出现类似法洛四联症表现,而室间隔缺损本身症状被掩盖;②缺口由"瘤突"纤维或脱垂的主动脉瓣覆盖,而动脉下缺损常由脱垂的冠脉瓣覆盖,引起分流量的减少;③缺损可能自然缩小或完全关闭。

三、临床表现

1.小型缺损

患儿无症状,通常是在体格检查时意外发现心脏杂音。小儿生长发育正常,面色红润,反应灵活。胸壁无畸形,左心室大小正常,外周血管搏动无异常。主要体征为:胸骨左下缘有一响亮的收缩期杂音,常伴有震颤,杂音多为全收缩期;如系动脉下缺损,杂音和震颤则局限于胸骨左上缘。对于小的肌部缺损,杂音特征为胸骨左下缘短促高亢的收缩期杂音,由于心肌收缩时肌小梁间的孔洞缩小或密闭,杂音于收缩中期终止。心脏杂音的强弱与室间隔缺损的大小无直接关系。

2.中型至大型缺损

患儿常在生后 1~2 个月肺循环阻力下降时出现临床表现。由于肺循环流量大产生肺水肿,肺静脉压力增高,肺顺应性下降,出现吮乳困难,喂养时易疲劳、大量出汗,体重减轻,后渐出现身高发育延迟,呼吸急促,易反复呼吸道感染,进一步加剧心力衰竭形成。体格检查:小儿面色红润,反应稍差,脉率增快强弱正常,但当有严重心力衰竭或有很大的左向右分流时,脉搏减弱。患儿呼吸困难出现呼吸急促、肋间隙内陷。因左心室超容,心前区搏动明显,年长儿可看到明显心前区隆起和哈里森沟。触诊,心尖搏动外移,有左心室抬举感,胸骨左下缘常可触及收缩期震颤。听诊第二心音响亮,如有肺高压时,胸骨左下缘可闻及典型的全收缩期杂音。如系动脉下缺损型,杂音通常以胸骨左缘第二肋间隙最为明显,当有大的左向右分流时,在心尖部可闻及第三心音及舒张中期隆隆样杂音。

与之相比,当小儿长至 6 月~2 岁,心力衰竭比例反而可以下降。这可能由于缺损自然闭合、瓣膜纤维组织及脱垂的瓣叶覆盖缺口、右室圆锥部狭窄或肺循环阻力增高使左向右分流减少的缘故。随着肺血管压力增高,分流量的减少,心前区搏动逐渐减弱而仅出现严重的肺高压表现:第二心音亢进、单一,收缩期杂音短促最终消失。若有肺动脉反流,在胸骨左缘尚可闻及舒张期杂音;如出现三尖瓣相对关闭不全,有严重三尖瓣反流,则于胸骨左下缘可及全收缩期杂音。在十几岁的小儿中,更常见因出现右向左分流而引起的发绀。少数患儿,出生后肺循环压力未降,其主要表现为肺动脉高压,而心力衰竭症状不明显。

当右室圆锥部进行性肥厚,右心室增大的体征可较左心室更明显。如出现右心室流出道梗阻时,第二心音变弱。若狭窄进一步加重,左右心室收缩期压力平衡,全收缩期杂音减弱甚至消失,于胸骨左上缘可及响亮的收缩期喷射性杂音。

主动脉瓣脱垂可引起主动脉反流,因左心室舒张末期容量增加,可出现洪脉,心尖搏动外移及特征性的胸骨左缘高亢的舒张期吹风样杂音。

四、辅助检查

1.心电图检查

小型室间隔缺损患者及大型限制性室隔缺损在出生后婴儿的心电图可在正常范围。心电图检查可间接反映血流动力学状况。大型非限制的室隔缺损伴肺血流量增多的婴儿可为正常窦性节律,窦性心动过速,额面 QRS 波电轴正常,双室增大。左胸前导联 QRS 波呈左室优势伴深 Q 波为左室容量超负荷的表现。P 波有切凹,V_1P 波双向,向下的部分不小,提示左向右分流引起左房增大,亦间接反映左室的容量负荷。婴儿右胸前导联 T 波直立高耸提示右心室增高达体循环水平。如已有右室肥厚图形并伴左室容量超负荷,则提示左向右的分流量仍相当大。合并肺动脉高压者可呈电轴右偏,右室收缩期超负荷图形。在出生后数月系统随访检查心电图较单次心电图更能提供有关病情及预后的信息。新生儿电轴往往在+90°~+130°,如数月内电轴逐渐向左进入+75°、+60°、+30°的角度,则可提示肺循环的阻力已逐渐下降,如电轴继续朝右偏,反映肺循环阻力未降或逐步增高,在高分流的患儿中,观测电轴的动向对估量预后尤其有价值。电轴左偏(朝上向量)往往提示多发性缺损、流入道部位的缺损。在两岁内约有半数心电图上示双室增大,二岁后左室占优势渐多,也有随着缺损的相对或绝对缩小而在心电图上渐趋正常。如有肺动脉高压或右室流出道梗阻则可表现电轴右偏,右室肥厚而无左室肥厚。

2.X线检查

对估量分流量和肺循环的阻力可有帮助,如配合体征和心电图,对随访病程发展和判断预后亦有参考价值。典型的改变为心脏增大和肺动脉主干及其分支增粗。分流量大者左房左室增大,伴肺动脉压高者右室增大,右房一般不大,如原有左房左室增大,肺动脉压增高后因分流量减少,左房左室增大减轻。在2岁以内患儿,约有70%的心胸比例大于55%,但到10岁时大于55%者即降至20%。其原因为:①正常小儿肺容量和胸廓的增长较心脏快,所以心胸比例由婴儿到儿童应有所下降;②室间隔缺损的口径有相对或绝对地缩小;③肺部的血管床容量增长很快,所以即使缺损大小不变,肺血管容量可增加承纳分流;④发生肺血管有梗阻性病变,分流量减少,左房左室的容量负荷下降,心脏增大减轻甚至不大。心脏明显增大可压迫左主支气管而引起左下肺不张。小型或限制型室隔缺损者胸部X线片正常。

肺血管影可反映分流量多少和肺动脉压力高低,如分流量很大而肺循环阻力不高时,肺血管影增多增粗,肺门有明显搏动;如有肺血管病变,分流量减少,肺门搏动减弱,肺门血管粗大,但周围分支管径锐减。如合并右室流出道梗阻,中央及周围肺动脉均减少,肺动脉主干增宽罕见。在一岁内的婴儿X线上心影的大小及形态表现无特征性改变;心影或正常或扩大到左胸壁,心尖或翘起或向左下延伸,无肯定规律。

3.超声心动图检查

在二维超声切面中见到室间隔各部连续中断为诊断缺损的依据。室间隔中断,断端粗钝而影浓密,并能在多种切面中见到的则诊断缺损比较可靠。各种切面中所见室间隔的解剖组成不尽相同,检查时可从多种切面及不同方向扫描来确定缺损的部位进行分型诊断。室间隔的膜部较薄,通常在心尖及剑突下四腔加主动脉根部切面中可以见到,位于主动脉瓣下,延续于室间膈肌部。胸骨旁左室长轴切面中邻近主动脉瓣的室间隔为流出道部分。肌部室间隔流入道部分可见于心尖或剑突下四腔切面,上自三尖瓣环附着处,下至三尖瓣腱束附着点,其余可见的室间隔为小梁部。膜周型室间隔缺损包括膜部室间隔及其他部位肌部室间隔缺损,肌部室间隔缺损周边为肌肉,而膜部室间隔完整。双动脉下型VSD的上缘为主动脉瓣环与肺动脉瓣环纤维连接,两个动脉瓣处于相似水平。左室长轴切面偏向右室流出道,或从主动脉短轴转向长轴切面过程能够清楚显示双动脉下型VSD的特征,剑突下右室流出道切面也可见到上述特征。心尖四腔切面中看不到双动脉下型VSD,膜部室间隔完整。经过多种切面检查,二维超声心动图对VSD的分型诊断与手术观察比较总符合率达90%～97.5%。结合彩色血流显像检查也有助于VSD的分型诊断。在主动脉根部短轴切面,向流入道缺损者其分流血流与三尖瓣环平行,小梁部缺损者其分流血流朝向右室体部,流出道缺损者分流血流朝向流出道。室间隔的大小不等,还受心肌舒缩及邻近组织黏附的影响。大部分缺损为单个,也有多发性,最常见于小梁部肌部室间隔缺损。也有膜周型VSD与小梁部肌部VSD同时存在。二维超声心动图对VSD诊断敏感性很高,但小型VSD(<2mm),近心尖部的VSD或多发性VSD易被

遗漏,如同时应用彩色血流显像有助发现上述类型的 VSD。动物实验及临床应用结果证明,三维超声心动图在显示室间隔缺损部位、大小及形状等方面优于二维超声心动图。

假性膜部室隔瘤常见于膜周流入道型 VSD,剑突下或心尖四腔加主动脉根部切面中均可观察。心室收缩时突向右室呈瘤状,舒张期回复于缺损平面。随着假性膜部室隔瘤的形成,分流逐渐减少,分流多在瘤的下部。但 VSD 的边缘仍保持原来大小,彩色血流显像可以清楚显示分流的部位及范围。

应用二维及多普勒超声心动图技术可以估测 Qp/Qs。通过测量三尖瓣反流速度,肺动脉瓣反流速度估测右心室收缩压及肺动脉舒张压外,还可应用连续波多普勒超声直接测量经 VSD 分流血流的流速来了解左、右心室收缩压的压差(ΔP),进一步可估测右心室收缩压。不存在右心室流出道梗阻时,肺动脉收缩压与右心室收缩压相似。因此可以评估肺动脉高压。M 型超声用于测量心腔内径,间接反映室间隔缺损的血流动力学状况,也可测得左心室功能。

手术或停体外循环后及时进行经食管超声心动图检查可确定是否存在残余分流或残余梗阻。室间隔缺损时术后即刻经食管超声心动图检查有残余分流可达 1/3 病例,其中 2/3 病例在出院时可消失。残余分流束宽≥4mm 者需要再次手术修补。残余分流束宽为 3mm 者需要结合左向右分流量(Qp/Qs)决定。流出道部位的室间隔缺损时常合并主动脉瓣脱垂及反流,术中经食管超声心动图检查可以评估纠治后各个主动脉瓣叶脱垂情况及反流程度提高手术效果。

超声心动图检查尚有助于发现合并的右室流出道梗阻及主动脉瓣脱垂、反流,以及其他合并畸形如房隔缺损、动脉导管未闭等。

4.CT 和 MRI

单纯的室间隔缺损一般也不需要作 CT 和 MRI 检查。MRI 检查一般以自旋回波 T_1W 图像为主来观察室间隔连续性是否中断,若同时在梯度回波电影序列上发现有异常的分流血流存在,则是诊断室间隔缺损可靠的依据,梯度回波电影序列还可用来观察有无伴随的主动脉瓣关闭不全等。CT 和 MRI 检查对于发现肌部的小缺损还是比较敏感的,其中多层螺旋 CT 的空间分辨率更高一些。CT 和 MRI 检查还可清楚地显示左心房增大、左心室增大、右心室增大、肺动脉扩张等室间隔缺损的间接征象。

5.心导管及心血管造影

由于超声心动图及 MRI 等无创性影像诊断技术已经能够有效地诊断室隔缺损的部位及血流动力学改变,目前单纯室隔缺损很少再需要心导管及心血管造影作为手术前的诊断方法。当诊断不明确,特别合并重度肺动脉高压而不能确定是否适合手术治疗时,心导管检查则有重要的诊断价值。通过心导管检查测定心腔压力及体、肺循环血流量可计算肺血管阻力,并可根据吸入纯氧或者扩张肺血管药物(如一氧化氮、前列腺素等)干预下肺动脉压分流量及阻力的变化评估肺血管的反应性,以了解肺动脉高压的程度及性质。

左心室造影轴向投照有助于显示缺损部位。长轴斜位投照时,X 线与前部室间隔相切,对最常见的膜周型室间隔缺损及小梁区肌部缺损显示最好。长轴斜位左室造影也可显示位于流入道的肌部缺损。但肝锁位左室造影对流入道肌部缺损的直接征象显示更好。多发性室间隔缺损也以长轴斜位左室造影显示最佳。左室造影右前斜位 30°～45°投照,X 线与漏斗部室间隔基本相切,是漏斗部缺损的最佳造影体位,可显示漏斗部缺损的直接征象。右前斜位左室造影片上,漏斗部缺损由主动脉瓣下方向肺动脉瓣下方喷射的造影剂束显示。根据进入右室时造影剂束上缘是否紧靠肺动脉瓣,判断是肺动脉瓣下型缺损还是流出道肌部缺损。右前斜位左室造影不仅能显示漏斗部缺损的直接征象,还能显示伴随的主动脉瓣脱垂及主动脉瓣脱垂的程度。为排除或诊断伴发的主动脉瓣关闭不全或动脉导管未闭可加做升主动脉造影。右心室造影适应于怀疑右室流出道梗阻时。

五、治疗

1.内科治疗

中型及大型 VSD 婴儿出生后 2～3 个月随着左向右分流量及肺血流量显著增加,可相继出现呼吸急促、喂养困难等心功能不全的临床表现。此时需给予利尿剂及血管紧张素转换酶抑制剂等药物治疗。利尿剂如速尿(呋塞米)排钠利尿可减少心脏的前负荷,可使肺水肿得到缓解。呋塞米可能增加钾离子的排泄及影响电解质平衡,需要补充钾离子或同时加用螺内酯。临床研究证明血管紧张素转换酶抑制剂(ACEI)卡托普利可降低体循环血管阻力,而对肺循环血管阻力无明显影响,使左向右分流量减少,肺血流量减少,临床症状改善。Rp/Rs 较低的病例,用药后 Qp/Qs 降低,而 Rp/Rs 较高的病例用药后 Qp/Qs 反而增高。高排低阻的左向右分流先天性心脏病合并心力衰竭是应用 ACEI 的主要适应证。高排低阻不合并心力衰竭则疗效不定。卡托普利 0.1～0.3mg/kg,每日三次口服,ACEI 的剂量逐渐增加,应用过程可以出现低血压和肾功能障碍。大量左向右分流型先天性心脏病合并心力衰竭时应用地高辛尚有争议。已有研究结果发现室隔缺损合并心力衰竭时大多数病例的左室心肌收缩力正常,少数病例(13%～15%)LVEF 降低也因心室负荷增加所致。因此,对应用正性肌力药物地高辛提出质疑。然而临床经验也发现经过地高辛治疗部分病例心力衰竭临床表现得到明显改善。地高辛调节神经体液的药理作用可能对改善室隔缺损合并心力衰竭的临床表现更为重要。实际,地高辛发挥调节神经体液的作用早于增强心肌收缩的作用。也有研究发现,在不同血管阻力的情况下,地高辛对 Qp/Qs 影响不同,肺血管阻力(Rp)及体血管阻力(Rs)增高的病例,地高辛使 Qp/Qs 增高,Rp、Rs 不增高病例,地高辛使 Qp/Qs 减少,可改善容量负荷过重。地高辛 0.01mg/(kg·d),分 2 次口服,不必首剂采用饱和剂量。通常卡托普利与地高辛联合应用的效果较单独用药好。

液体的摄入亦需限制,每日＜120mL/kg;热量每日约 140kcal/kg,必要时插胃管点滴营养液。患婴的症状和体征很难排除合并有肺部感染的继发,引起可应用适当的抗生素。供氧虽属常规治疗,但必须注意,氧对肺循环的作用为血管扩张,对体循环为血管收缩,所以如用氧过度可增加分流量。在有肺水肿时供氧可改善缺氧,但如血氧不低,不必持续供氧。严重的呼吸窘迫可用持续正压呼吸。

在药物治疗过程中需要临床评估心力衰竭的表现及超声心动图评估室隔缺损血流动力学、肺动脉高压状况。如果临床表现改善，出生后的肺动脉高压下降而趋于正常提示病情好转，鉴于相当部分的室隔缺损有自然缩小或闭合的机会可以继续内科治疗随访观察。如果药物治疗后仍然喂养困难、体重不增或肺动脉高压持续时则应考虑及时外科手术治疗。

部分中型及大型室隔缺损婴儿 6 个月左向右分流量减少而临床表现改善，其中部分患儿系因室隔缺损自然缩小，而使分流量减少，但也可能因为合并肺动脉高压或右室流出道肌肉肥厚梗阻而使左向右分流量减少。特别是重度肺动脉高压致使分流量减少形成临床好转的假象会延误手术治疗的时机。因此，超声心动图检查评估病情非常重要。至 2 岁以后很少因左向右分流而发生心力衰竭，如有心力衰竭可能由于呼吸道感染、感染性心内膜炎或主动脉瓣反流引起，需要针对病因进行治疗。

小型 VSD，无症状也无肺动脉高压征象，则不需治疗，也不必应用抗生素预防感染性心内膜炎。

大型 VSD 合并重度肺动脉高压患者如就医太晚失去手术机会，将逐渐发展为 Eisenmenger 综合征，出现青紫，运动能力减退。对症治疗仅改善症状，肺血管扩张药物很少获得理想效果。

2.外科治疗

室隔缺损外科手术修补始于 1954 年。随着体外循环技术进步，深低温停循环技术的应用，室隔缺损外科手术修补已不受年龄及体重的限制。大型室隔缺损合并肺动脉高压患儿也可在生后早期获得及时手术治疗，目前单纯室隔缺损的外科手术死亡率为＜1%。

室隔缺损外科手术治疗的指征为：①中型或大型室隔缺损合并心力衰竭经过药物治疗无改善，喂养困难，生长迟缓，反复呼吸道感染；②大型室隔缺损合并肺动脉高压，即使无临床症状；③年长室隔缺损患儿，随访过程缺损不见缩小，Qp/Qs＞2∶1，即使无临床症状；④室隔缺损合并主动脉瓣脱垂及反流或右室流出道梗阻。

小型室隔缺损可占所有室隔缺损的 70%～80%，是否应该手术治疗尚无统一意见。小型室隔缺损的自然闭合率可高达 75%～80%，该类患儿无任何临床症状，生长发育正常，运动能力不受限制，唯有室隔缺损的心脏杂音，寿命与正常人相似。以往曾认为室隔缺损增加发生感染性心内膜炎的风险。在所有室隔缺损患者中，感染性心内膜炎的发生率约为每1000 例每年1～2 例，在 70 岁以前发生感染性心内膜炎的风险约为 1/10，多数在 20 岁以后。缺损大小对发生率无影响。单纯 VSD 死于感染性心内膜炎的占 2%～3%。手术闭合缺损并不能预防感染性心内膜炎的发生。手术后，如有残余分流则为感染性心内膜炎的高危因素。多数认为小型室隔缺损不必手术治疗。也有认为目前手术效果好可考虑手术修补消除心脏杂音。某儿童医院统计出生后发现有室隔缺损者最后需手术治疗仅占 15%，原有症状者占 25%。

如合并严重肺血管病变是室隔缺损手术治疗唯一的禁忌证。经过心导管检查，肺血管阻力超过 8wood/m² 通常认为是不宜手术的。如果肺血管阻力 4～8Wood/m² 则需要经过吸入纯氧或其他肺血管扩张剂（如 NO 吸入）干预检测肺血管反应性确定肺动脉高压是否可逆再决定是否需要手术治疗。肺血管病变很少见于 1 岁内。

手术治疗的适宜时间主要取决于室隔缺损的病情及部位。中型或大型室隔缺损患儿出生后早期合并心力衰竭经过药物治疗而无改善的,应早期(6个月内)手术治疗,如6个月以后肺动脉高压仍然持续的,应在1岁内手术治疗。双动脉下或肺动脉下型室隔缺损很少自然缩小或闭合,而且常合并主动脉瓣脱垂及反流,应早期手术治疗避免发生主动脉瓣反流。如果已经合并主动脉瓣反流,但无心脏扩大或心力衰竭,最好延至青年期手术以适应需要瓣膜置换的可能;已有心脏扩大及心力衰竭者不论年龄均应手术治疗;心脏扩大(左室收缩末期内径>$29mm/m^2$)即使无临床症状也应及时手术治疗。其他类型室隔缺损,如无肺动脉高压或临床症状,手术时间则不限定。但是,中-大型室隔缺损手术后随访研究发现,手术时平均年龄5岁,术后1.6年复查无残余分流,LVEDV为正常的118%,LV mass为正常的278%,LVEF为正常的85%;手术时平均年龄12个月,术前P_{RV}/P_{LV}为1.0,右室压力96mmHg,术后1.5年复查,LVEDV从正常的278%降至113%,LV mass从正常的136%降至98%,LV_{EF}正常。由此可见,早期手术对左室结构及功能的恢复有利。

单纯VSD的手术治疗有2种选择,即先行肺动脉环缩,以后再修补室隔缺损,或直接修补室隔缺损。肺动脉主干环束可减为肺血流量减轻肺充血,防止肺动脉高压的发展,是有效而安全的减状手术。但是肺动脉主干环束可能导致肺动脉瓣下狭窄,主动脉下狭窄,而且存在2次手术风险。随着外科手术技术的进步,目前基本采用直接修补室隔缺损的方法。肺动脉主干环束手术仅用于小婴儿伴多发性室隔缺损或流入道缺损,直接修补可能损伤房室瓣装置或传导束时。缺损修补手术可经心室切开或心房切开经三尖瓣进行,流出道部位的缺损则可经肺动脉切开后修补。心尖肌部缺损的暴露比较困难,有时需要心尖部左室切开修补,住院死亡率达7.7%。联合心导管介入方法堵闭肌部缺损为目前常用的治疗方法。

绝大部分单纯室隔缺损患者经过外科手术治疗后能够正常生活及具有正常的运动能力。少数患者术后有残余分流及心脏传导阻滞。术后有残余分流的约占10%~25%,残余分流多种缺损补片边缘,绝大部分残余分流不影响血流动力学,而且有消失的可能。如果分流量较大者则需要闭合处理,约占1%~2%病例。伴有残余分流者必须接受预防感染性心内膜炎的措施。室隔缺损外科修补后发生心脏传导阻滞的约占5%,损伤房室结或希氏束而导致持续完全性房室传导阻滞仅占<1%,需要安装起搏器治疗。术后曾有暂时性心脏传导阻滞者以后发生严重心律失常及猝死的机会较高,即使恢复后无症状也应定期(每年或每6个月)接受24小时动态心电图检查。术后曾有室性早搏者也应复查监测心电图。心室内传导障碍见于大部分心脏直视手术患者。右束传导阻滞见于26%室隔缺损术后患者,包括经心房或心室修补缺损者。长期随访结果显示右束支传导阻滞不影响心室收缩功能,可能影响心室舒张功能。如果右束支传导阻滞合并心电轴左偏及P-R建起延长,特别在术后曾有暂时性完全房室传导阻滞的,则为晚期发生完全性房室传导的预兆,需要密切随访观察。

部分术后患者左心室持续增大,心室功能减低但无临床症状,长期预后尚不明确。晚期出现主动脉瓣反流,可见于术前伴或不伴主动脉瓣脱垂及反流者。术后三尖瓣反流可因合并三尖瓣异常或缺损补片影响所致。

3.经心导管介入治疗

应用特制的堵闭器经心导管封堵肌部室隔缺损始于 1988 年。堵闭器可直接经心室或经皮穿刺实施封堵,主要用于心尖肌部室隔缺损或多发性肌部室隔缺损。美国注册资料显示,经皮放置堵闭器成功率为 87%,12 个月缺损闭合率为 97%,合并症发生率为 11%。膜周型室隔缺损经心导管介入治疗始于 1994 年。国内临床经验显示,对适宜的病例,介入治疗也有较高成功率。室隔缺损外科手术后残余分流,如需闭合治疗时,介入治疗则是一种选择。但是安置膜周型室隔缺损堵闭器有可能损伤主动脉瓣、三尖瓣及心脏传导束。完全性房室传导阻滞的发生率为 2.90/0~5.7%,传导阻滞可发生于当时或安置堵闭器后≥1 年。介入治疗的严重合并症仍是临床关切的问题。

第三节 小儿房间隔缺损

房间隔缺损(ASD)是指心房间隔任何部位出现缺损造成心房水平的交通。发生率为 1/1500,临床上较常见,占所有先心病的 6%~10%,以女性多见,男女比例约为 2∶1。有少数家庭中可发现有基因异常。最近 Benson 等发现部分家族性房间隔缺损 5p 染色体可有基因突变。

一、病理解剖

在胚胎发育达 4mm 时,原始心房内相继长出第一及第二房间隔,经与中心心内膜垫会合后,将单腔的原始心房一分为二。在房间隔发育的同时,静脉窦也不断发育和移位,静脉窦移至右心房并扩大成为右心房的主要部分,使上腔静脉、下腔静脉、冠状静脉窦分别开口于右心房内,构成右心房的静脉窦部,而原始的右心房侧发育成为右心耳及右心房外侧壁,构成右心房的体部。心房形成及分隔过程出现异常,就可出现相应的畸形,根据胚胎发生,将房间隔缺损房间隔缺损分为四个类型。

1.原发孔型房间隔缺损

房室瓣未被累及,少见。缺损位于冠状静脉窦开口的前方,缺损的下缘即为左右房室环的接合部,前方接近主动脉壁,后缘接近房室结。

2.继发孔型房间隔缺损(中央型)

占总数约 70%,可以呈单孔,少数为多发型,也有筛孔状者。

3.静脉窦型房间隔缺损

占 4%,其上方为上腔静脉开口,下缘为房间隔,卵圆窝和冠状静脉窦口均存在。几乎均伴有右上肺静脉异位引流。可分为三种亚型:①上腔静脉窦型房间隔缺损:位于上腔静脉入口处,多数伴有 1 支或数支右上肺静脉或右肺上、中叶静脉向上移位,进入上腔静脉根部;②下腔静脉窦型房间隔缺损:此型罕见。在卵圆窝后下方腔静脉入口处出现裂隙状小缺损,Kirklin 等称之为后房间隔缺损,常伴有右下肺静脉 1 支或数支向下移位进入下腔静脉中。因右下肺静脉造影时右心下缘呈弯刀状放射影,也称为弯刀综合征。③冠状窦口型房间隔缺损:此型罕见。位于正常冠状窦口处,缺损后缘为心房壁。有两种亚型:冠状静脉窦顶盖部分或全部缺如,伴残存左上腔静脉入冠状静脉窦或左房者占90%;异位肺静脉入冠状静脉窦(三房心的一种),不伴左上腔静脉。

4.单心房

此型多并发其他复杂性先天性心脏病。

二、病理生理

除非缺损较小,通常通过房间隔缺损分流方向及分流量取决于两个下游心室的相对顺应性,与房间隔缺损的大小无关。通常右心室顺应性较左心室佳,因此,多数情况下为左向右分流。

在婴儿期,由于右心室肥厚、顺应性不佳,心房水平的左向右分流少。在出生后第一周,随着肺血管阻力下降,右心室顺应性改善,左向右分流增加。绝大多数的单纯房间隔缺损婴儿无临床症状,亦有出现心功能衰竭的报道,但此类患儿心导管检查除心房水平左向右分流外,多无其他异常发现,心力衰竭的发病机制尚不明了,且易伴发心外畸形、生长发育迟缓。后者即使在房隔缺损关闭后亦不改善。通常情况下,患儿肺动脉血流量较正常高3~4倍,而肺动脉压力仅轻度升高,肺血管阻力维持正常范围。但亦有在出生后3个月即发现有肺动脉阻塞性疾病的报道。房间隔缺损伴有由肺动脉阻塞性疾病所致的严重青紫少见。继发孔型房间隔缺损患儿出现青紫的另一种原因是较大的冠状窦静脉瓣、欧氏瓣或塞氏瓣直接将血流从下腔静脉导入房间隔缺损。此时,必须手术关闭房间隔缺损。

三、临床表现

(一)症状

症状出现的早晚和轻重取决于缺损的大小。婴儿期因左右心室壁的厚度差距不大,左右室舒张期的充盈阻力差别不如年长儿的悬殊,分流量不致过大,所以临床上发现较少。通常不到1/10的患者在两岁内有症状而就诊。患儿生长发育大多正常,体型多属瘦长,仅在体检或其他疾病检查时闻及杂音进一步超声检查而诊断。

缺损小者可终身无症状,缺损较大者症状出现较早,吃奶、剧烈哭吵时可出现暂时性青紫,活动后心悸、气促及易疲倦。多数房间隔缺损患儿至二、三十岁仍能生活如常。少数患者有咳嗽、咯血、肺小叶不张及频发呼吸道感染,如有肺动脉过度扩张可压迫左喉返神经而引起声音嘶哑。偶有患婴以阵发性室上性心动过速为最早表现,如早年出现房颤或房扑,则缺损必然很大。

(二)体征

(1)心前区较饱满,搏动活跃,剑突部亦很显著,肺动脉的搏动在胸骨左缘第二肋间能清楚触得,患儿取前倾坐位时更为明显。少数患儿(10%)于肺动脉瓣区可扪及震颤,提示右室与肺动脉之间有较大的压力阶差存在。患儿的脊柱如有侧凸,常伴有二尖瓣脱垂。

(2)胸骨左缘第二、三肋间可听到喷射性收缩期柔和杂音,常不超过 3/6 级,向两肺传导。杂音在婴幼期可无或很轻;杂音并非直接由房间隔缺损分流形成,而是因通过肺动脉瓣口的血流量太多,产生相对性的肺动脉瓣狭窄所致。此外,肺动脉的主干扩张,血流射入后产生漩涡,可能亦为杂音产生的原因之一。在胸骨左缘的下部第一心音亢进,由于三尖瓣的关闭特响。肺动脉压虽不高,但其瓣膜关闭音常响亮。最为特征性的听诊发现为肺动脉瓣音区第二音常呈固定的分裂(0.05 秒以上),年龄越大越明显。正常人呼吸可影响第二音分裂的程度,吸气时腔静脉回心血流增加,右室容量增加,收缩泵血费时较长,肺动脉瓣关闭于是延迟;同时肺的吸气膨胀,使肺血管床容量增加,回左心的流量一时减少,左室泵血提早完成,所以主动脉瓣关闭提前。这样第二音的分裂随呼吸周期而有所变动。但在房间隔缺损的情况下,呼吸对左右心室容量影响不复存在,第二音分裂的时距即固定不变;换言之,呼气和吸气时右室的超容状态固定不变,房间隔缺损时右室的血源除由体循环静脉而来外,尚有由左房向右房分流的来血。在吸气时腔静脉回心血增多,设以 A 代表;呼气时减少,以 a 代表。分流量在吸气时因回左房血少,所以分流量减少,以 b 代表,而呼气时回左房血多,分流量大,以 B 代表。这样右室不论在呼气吸气右室的容量增多总是固定不变;A+b(吸气时右室容量)=a+B(呼气时右室容量),所以产生第二音的固定分裂。但事实上心室超容而使收缩期延长很少存在;另一解释为本病因肺血流量多致肺血管皆呈扩张状态,舒张时所产生的张力逆向关闭肺动脉瓣因此延迟,呼吸对此影响很小,所以第二音固定分裂。在婴儿期固定分裂不易听出,至三、四岁即趋明显。

其他可能出现的杂音有:分流量大者于心尖与胸骨左缘之间有一舒张中期杂音,系由于通过三尖瓣口流量洪大,造成相对性的狭窄所致;三尖瓣如有反流,在胸骨左缘下部可听到粗糙的收缩期杂音;如年长后发生肺动脉高压,第二音分裂的时距缩短,胸骨左缘上部收缩期杂音减轻,三尖瓣相对性狭窄的舒张中期杂音消失。如有肺动脉瓣关闭不全,在胸骨左缘中部可听到舒张早期杂音。呼吸与体位对所有与房间隔缺损有关的杂音影响很小。

四、辅助检查

(一)X 线检查

婴幼儿患者心脏大小可正常或稍有增大,肺血增多亦不明显;如缺损很大,分流量很多,右房、右室、肺动脉总干及其分支均扩大,搏动强烈;左室和主动脉相对较小。左房因有向右房的分流,所以不大,此与室间隔缺损和动脉导管未闭等有别。在平片上有时右室与左室增大不易明辨,可在左侧位片上看,如进右房的下腔静脉影暴露在心缘外,则为右室增大,如下腔静脉影包含在心影以内,则为左室增大。

肺血管影粗大,肺动脉干膨出,肺门影增大,透视下除肺门外肺野的血管也有搏动,称"肺门舞蹈"。由心脏的大小和肺血管影的粗密可以估测分流量。分流量大者肺静脉影与正常不同,肺野上部的静脉回流量可与下部相仿甚至超过下部。

(二)心电图

大多病例有右室增大伴有右束支传导阻滞的图形,V_1 上有 rsR' 样图形。实际上右束支传导功能仍正常,只是因为右室扩大,所以传导延时,R' 波为右室流出道最后除极所产生。P-R 间期可延长(20%),系由于右房增大所致的 P-H 间期延长所致。

P 波的额面电轴朝向左下;如系静脉窦型房间隔缺损,P 波电轴可朝向左上,即 P 波在 Ⅱ、Ⅲ、aVF 导联上倒置,可能系正常窦房结部位有缺损所致。

中年后(1/4)可发生房性的心律失常如房颤、房扑及房速等。至老年可有完全性右束支传导阻滞。

(三)超声心动图

M 型超声上继发孔缺损可示右室增大,室间隔大多有矛盾运动,二尖瓣运动多属正常,与房室隔缺损时二尖瓣在舒张时穿过室间隔不同。二维超声可以查见各型的房间隔缺损,当声束垂直房间隔的切面中可见特征性的回声失落,剑突下切面最为多用。年长后剑突下探查可能不能满意,可加用胸骨旁位以观察房间隔。心尖四腔位亦可显示房间隔,但因声束与房间隔平行,卵圆窝的房间隔又较薄(婴儿 0.2mm,儿童 0.4mm),可以发生回声失落的假象。此外,二维超声可显示右房右室及肺动脉扩大,和室间隔的矛盾运动。体静脉的连接情况如左上腔静脉的存在、下腔静脉中断、奇静脉延续至上腔静脉等亦可查实。肺静脉有的虽可查见,但仍以用彩色多普勒检查为佳。

脉冲多普勒超声可显示通过房间隔缺损的异常血流,分流主要发生于收缩晚期和舒张早期,因左右房之间压差很小,又非限制性,所以分流的流速不快。脉冲多普勒超声可估测肺循环与体循环血流量比(Q_p/Q_s)。应用脉冲多普勒超声测量肺动脉及主动脉口处血流平均速度或流速时间积分及截面积可以分别估算肺循环血流量(Q_p)与体循环血流量(Q_s),与心导管检查结果相差不多。彩色多普勒超声可直接看到经过房间隔缺损的血流,对多发的筛孔型缺损尤为有助。对肺静脉与心房的连接情况可予显示,胸骨旁短轴可看到左右两侧的下肺静脉,左上肺静脉亦可由胸骨旁探查,当然胸骨上探查亦佳。彩色多普勒超声可显示异常的肺静脉回流。如有左上腔静脉和无顶冠状静脉窦,于左臂注射显影剂,可见显影剂在左房出现较右房为早。

年长儿经胸超声(TTE)探查房间隔可能不能令人满意,经食管超声(TEE)较为理想,因探头距房间隔很近,且与房间隔垂直,如辅以造影剂更能证实。在介入法关闭房间隔缺损时,可以指导放置封堵器、观察有无残余分及对二尖瓣、三尖瓣的影响。近年来开展的实时三维超声(RT-3D-TTE)可更准确显示房间隔缺损的大小,房间隔缺损口与卵圆窝上缘与下缘及房室瓣的关系。

(四)心导管及心血管造影

由于接受了自左房分流的血氧饱和度高的血液,右房的血氧升高,与腔静脉之间的血氧饱和度差超过 10％对诊断有意义。因下腔静脉血液在不同节段和不同时间的血氧差异很大,所以用上腔静脉与右房对比较为可靠。但如上腔静脉血氧特高,饱和度超过 85％,应考虑有肺静脉异位回流,可用右锁骨下静脉对比。由血氧差算出的分流量小者,Qp/Qs 约 2∶1 左右,大者可达 4∶1 甚至 5∶1。由肺动脉的血氧饱和度可粗估分流量的大小,如 80％～85％,为小分流量;85％～90％,为中等量;90％以上为大分流量。右房的血氧高于腔静脉尚需排除下列情况:室间隔缺损伴三尖瓣反流,左室与右房交通,部分性或完全性房室隔缺损,部分性或完全性肺静脉异位连接,及乏氏窦破入右房等。如同时伴有肺静脉异位连接到上腔静脉,则上腔静脉与右房的血氧差即不明显。

导管如由大隐静脉循下腔静脉上插,较易通过房间隔缺损而入左房,但这不能排除导管是推开卵圆孔的帘膜而入左房的可能,后者实际并无分流存在。如导管确系通过房间隔缺损而入左房,右房与上腔静脉需有明显氧差,左右房压差缩小或消失方有意义。如通入左房的位置特低,应考虑"原发孔"缺损,此时很易插入左室,但不易插入肺静脉。

右肺静脉回流入右房的畸形在病理生理上与房间隔缺损相仿,临床上亦无法区分。心导管检查时如已插入右肺静脉,抽出时仔细观察,如心导管端始终朝向右侧,则可提示右肺静脉直接连接右房,彩超可协助诊断。

房间隔缺损患者肺动脉压往往稍高,肺循环阻力可不高。导管通过肺动脉瓣口时,可能有收缩压的阶差;分流量大者,右室与肺动脉压力阶差可达 20～30mmHg(2.6～4kPa),而并无器质性的肺动脉瓣狭窄存在,房间隔缺损术后压差消失。

临床表现与非入侵性的检查如能确诊者,可省略心导管检查而直接进行手术或介入法治疗。

五、治疗

房间隔缺损随年龄增长可发生肺动脉高压,如分流量大(Qp/Qs 超过 1.5),心影增大,心电图上 V1 的 R 彼很高均应早期手术治疗。修补时打开右房先查看缺损的位置,查得下腔静脉开口后由下而上修补,慎勿将下腔静脉开口残存的欧氏瓣误认为卵圆窝缘而打补片,使下腔静脉与缺损口相通,造成下腔静脉向左房分流而产生术后青紫。鉴于成年后发生心力衰竭或肺动脉高压后手术死亡率较高,所以宜在儿童期尚未出现并发症时即进行修补,如在学龄前手术,患儿可健康成长。

虽然外科手术修补房间隔缺损疗效确切,但创伤较大、需体外循环、术后恢复时间较长、需要输血、会遗留瘢痕等。介入治疗克服了上述缺点,得到患者和家长青睐。有报道 1195 例房间隔缺损病例,经外科手术修补 221 例(19.5％),应用堵闭器封堵 974 例(81.5％)。因此,大部分继发孔房间隔缺损适合于经导管介入封堵。我国开展先心病介入治疗始于 20 世纪 80 年代中期,房间隔缺损封堵的成功率已达 94.2％～99.4％。继发孔型房间隔缺损,缺损边缘至上、下腔静脉,冠状动脉窦、右上肺静脉之间距离≥5mm,至房室瓣距离≥7mm,年龄＞2 岁者可以选择介入治疗。应严格掌握介入治疗的适应证,减少介入相关并发症的发生。有报道介入封堵 2392 例房间隔缺损病例,发生各种并发症 184 例(7.69％)。房间隔缺损封堵术前应注意排除合并畸形,如部分性或完全性肺静脉异位引流、多孔型房间隔缺损、冠状动脉起源异常、心肌疾病及小直径房间隔缺损合并肺动脉高压等。另外,封堵术后应定期随访观察,警惕晚发并发症的发生。

Pawelec-Wojtalik 等比较儿童房间隔缺损介入封堵与外科手术后两组超声心动图随访结果,介入封堵组的右心室舒张末直径指数(RVEDI 1.00＋/－0.20)小于手术组(RVEDI 1.18＋/－0.20)(P＝0.001),左心室舒张末期指数(LVEDI 1.04＋/－0.08)大于手术组(LVEDI 0.99＋1－0.07)(P＝0.022),外科手术组等容舒张时间(IVRT 42.5＋/－8.95)较介入封堵组(IVRT 50.00＋/－9.65)短(P＝0.02),因此作者认为,房间隔缺损介入封堵术后随访在左室舒张功能改善、左右心室大小改变方面优于外科手术。

第四节　小儿心肌炎

心肌炎是指因感染或其他原因引起的弥散性或局灶性心肌间质的炎性细胞浸润和邻近的心肌纤维坏死或退行性变,导致不同程度的心功能障碍和其他系统损害的疾病。病毒是引起心肌炎的主要病原,其他如细菌、支原体、原虫、真菌、衣原体以及中毒和过敏等皆可致病。病毒所致者大多无症状,但极少数严重患者可因暴发性心肌炎而致命。急性病毒性心肌炎患者心脏解剖结构多正常,且既往无心脏疾病史。

过去由于认识上的问题及缺乏确切的诊断手段,心肌炎的临床诊断不规范,且往往被扩大化。直至 1932 年 Thomas Lewis 和 Paul White 在所著《心脏病学》一书对心肌炎进行客观阐述以后,国际医学界才对心肌炎的诊断持严谨的态度。

一、发病情况

Texas 儿童医院心脏科 1954—1977 年心脏病住院共 14322 例,心肌炎仅占 0.3％,多伦多儿童医院心脏科 1951—1964 年的统计与 Texas 儿童医院的资料相仿。英国 Wood 在其所著《心脏与循环疾病》一书中称他所遇的约一万名心脏病新病例中,诊断心肌炎者仅约 30 名;另一报道,自 1978—1992 年 14 年间 Texas 儿童医院诊断为心肌炎者 33 例,同期匹茨堡儿童医院为 12 例,蒙莎娜医学中心仅 6 例。我国香港威尔士亲王医院儿科每年住院 5000～7000 人,1～15 岁心肌炎不超过 2 人。由上可见,心肌炎并非常见病。许多病毒感染为全身性疾病,多有原发主要疾病的表现,而心肌炎常为累及的次要病变。现已知有 20 余种病毒可引起心肌炎,主要是肠道和呼吸道病毒,多数为小 RNA 病毒属,其中最常见的是腺病毒和柯萨奇病毒(见表 3-4-1)。Crist 及 Bell 统计 385 例心肌炎中,约有一半为柯萨奇 B 组(CVB),据统计在 CVB 病毒感染中,约 4％有心血管损害,重症病例多见于新生儿和婴儿,而在肠道病毒感染中,其发生率则不到 1％。但我们不能因此而忽视肠道病毒感染的重要性。对于引起小儿秋季腹泻的主要病原体轮状病毒,目前已有研究报道可引起心肌炎,甚至导致心源性休克或猝死,由于此类患儿可无心肌炎相应症状,容易被忽视而延误病情,因此需要临床上高度重视。

表 3-4-1 儿童急性心肌炎的致病病毒类型

病因	发病率	评价	遗传易感性
常见			
腺病毒	55%~60%	可以通过 PCR 法检测气管内吸痰加已确定常伴有轻度或可疑心肌炎	心肌含有柯萨奇-腺病毒受体易感者易感,可有遗传性家族史
柯萨奇病毒	30%~35%	在以前被认为是引起心肌炎的最常见病毒后期此病毒可在心肌病患者中持续存在	1.含柯萨奇-腺病毒受体-心脏易感 2.肌萎缩缺陷个体
不常见			
细小病毒	1%~2%	在所有年龄段中可引起暴发性心肌炎和猝死 与成人中特发性左室功能不全的产生相关目前在致心肌炎病毒原诊断中有升高趋势	
流感病毒 A/B	<15%		
单纯疱疹病毒			
EB 病毒			
巨细胞病毒			

澳大利亚的研究显示,当地每 10 万名小于 10 岁的儿童中有 1.24 人患扩张型心肌病,而在 187 名扩张型心肌病患儿中有 25 例是由于急性病毒性心肌炎所致,占 14%;美国的研究显示,当地 1~18 岁的人群中,每 10 万人中有 1.13 人患扩张型心肌病,其中 239 名确诊扩张型心肌病的患儿有 21 例为急性病毒性心肌炎,占 9%。综合大量的资料,人们认为超过 10% 以上的心力衰竭和扩张型心肌病患儿有病毒感染的原因,但由于缺乏明确的尸检依据,这个数字并不准确,尚有许多亚临床的病例未被明确诊断。

二、病理

各种病原所致的心肌炎病理改变无特异,心腔皆有扩大,左室尤著,心脏肥大、增重,心肌苍白松弛;心室壁常较薄,病程较久时心肌可增厚;心包表面常有出血点,心包可同有炎变,所以心包液可呈血色。心瓣膜及内膜多无病变,色泽可较苍白。有的病变可与心内膜弹力纤维增生症很相似,所以很多学者怀疑心内膜弹力纤维增生症为病毒性心肌炎的结果,极有可能在胎内即有心肌炎感染。Hastreifer 等在心内膜弹力纤维增生症患者心肌活检找到心肌炎的证据。Fruhling 等报道 28 例心内膜弹力纤维增生症患者中 13 例在心肌中找到 CB_3 病毒;VanRecken 等报道 1 例 5 个月婴儿患 ECHO9 型病毒性心肌炎,病理切片所见与心内膜弹力纤维增生症无异,除心脏和肺分离到病毒外,肝和淋巴结中亦分离到病毒。

急性期:镜下可见灶性或弥散性单核的细胞浸润,包括淋巴细胞、浆细胞和嗜伊红细胞;中性多核白细胞很少见,除非为细菌所致。电镜中很少能看到病毒颗粒。重型病例有心肌的弥散性坏死,心肌纤维横纹消失,有时可见到血管周围的淋巴细胞和浆细胞积聚。

慢性期:镜下可见心肌细胞肥大,形态不整,核染色不均,间质可见淋巴细胞浸润和纤维素渗出,局部瘢痕形成,新旧病灶同存,心内膜可见少量单核细胞浸润。

细菌性心肌炎为局部的小脓肿,革兰氏阳性球菌;结核性心肌炎可能为干酪样结节;脑膜炎球菌所致者可见出血点和出血,真菌所致者可有纤维干酪样脓疡,局灶的肉芽肿或赘生物。蛔虫的虫蚴内脏移行在心肌偶可有脓灶。

三、发病机制

病毒性心肌炎以往柯萨奇-B(CB_3)病毒所致者为常见,目前资料则显示以腺病毒为多,约占55%~60%。病毒感染后绝大多数无症状;发生心肌炎是遗传和免疫等因素所决定。极少数暴发型心肌炎可能为病毒对心肌细胞直接广泛破坏,大多数病例并非由于病毒的直接损害。大鼠接种 CB_3 病毒后其病变与临床活检相仿,所以大鼠可作为发病机制的模型。大鼠接种 CB_3 病毒后病程可分早晚两期,接种24~72小时即有病毒血症,72~96小时达到高峰,7~19天后病毒在血中完全消失,在此期间抗体大增。早期心肌病变的严重程度各例不一,有的大鼠病毒很少,炎症很轻;有的病毒很多,中和抗体出现迟缓,致病毒清除很晚;有的大鼠死亡,但大多于7日后无炎症现象;仅有少数炎症持续,不但有心肌细胞坏死,且在间质中有淋巴细胞弥漫浸润,其组织病变与人的心肌炎所见酷似。

心肌炎的病程如持续进展,多由免疫系统产生的破坏所致。Nakamura等用大鼠接种病毒产生心肌炎的晚期病程中,体内已找不到病毒的RNA基因组,这时移植正常大鼠心脏后也发生了心肌炎,提示自体免疫为心肌炎持续存在的证明。在心肌炎不同的时期,机体在免疫系统的作用下产生不同的病理生理变化。

主要组织相容性复合体(MHC)是使病毒抗原提呈至免疫系统的重要分子,Ⅰ类MHC(HLA-A、B、C)在人类心肌细胞中有少量存在,与病毒抗原结合后使 $CD8^+$ T细胞致敏,以后成为细胞毒T淋巴细胞的靶细胞。Ⅱ类MHC(HLA-DP,OQ及DR)分子,连同处理过的抗原,刺激 $CD4^+$ 辅助T细胞。MHC在正常胎儿和成人心肌细胞中并不存在,当有细胞损伤时,包括病毒感染,这些MHC抗原的表达增强,使心肌受病毒侵害后异常表达的细胞表面的抗原被免疫细胞所识别。

CB_3 病毒感染后淋巴细胞的产生有两个高潮,最初出现的为对病毒特异的自然杀伤细胞,可裂解感染的心肌细胞,自然杀伤细胞为免疫系统对病毒的第一线防御,某些心肌炎和扩张型心肌病患者其活动力减弱,实验动物如缺乏自然杀伤细胞,可产生很严重的心肌炎。自然杀伤细胞还可通过释出细胞因子,诱导MHC抗原对心肌细胞的表达以备心肌细胞与 $CD8^+$ T细胞及 $CD4^+$ T细胞相互作用,此为淋巴细胞出现的第二高潮。这些淋巴细胞在大鼠接种后6天出现,可裂解未感染的心肌细胞。如缺少T细胞将不引起心肌炎,除非输入T细胞亚群。

这些杀伤细胞的力度和 T 细胞的效应程度决定于病毒的株型和宿主的遗传素质。

如心肌有广泛的炎性改变,心肌的功能则明显减退,不能将回心血有效泵出,使舒张末期容量增多,心脏扩大。心排量减少又会引起肾血流减少,导致水钠潴留血容量增多,增加前负荷;交感神经系统兴奋使血管收缩以维持血压,但这样又增加了后负荷。心室的前、后负荷俱增,使心功能不全日益加重,心室舒张末容量增加,压力提高;左房压于是亦相应提高以能充盈心室,并后继地使肺静脉淤血,引起肺水肿,长时间作用后右心压亦会增高,静脉回流入右心淤滞,引起肝脏增大、皮下水肿。所以大多数的心肌炎所致的收缩力减弱临床表现为慢性充血性心力衰竭。

四、临床表现

心肌炎轻重病例临床表现差异显著,轻症患者无症状而不易觉察,少数重症为暴发性心源性休克,死亡率极高。多数在出现心脏症状前 1～3 周内有上感或其他病毒感染史。

婴幼儿的心肌炎较新生儿为轻。但半世纪前的白喉并发心肌炎死亡率很高。腺病毒、腮腺炎病毒、水痘及巨细胞病毒等均可并发心肌炎;患儿大多先有上呼吸道感染,低热、烦躁、苍白等,以后有心脏呼吸方面的表现,年长儿可诉腹痛。查体时患儿可能有骚动,或嗜睡失神,面色苍白或有轻度青紫,皮肤厥冷或有花斑,呼吸急促,甚至有呻吟声;血压正常或下降,心尖搏动微弱,心率快,心音较轻,或有奔马律。第一音的轻柔并不一定反映心肌炎的存在,因任何感染所致的 P-R 间期延长,心室因有更多的时间充盈,收缩前房室瓣已飘浮近闭,所以第一音可较轻。偶可有轻度收缩期杂音。有时可存在期前收缩,但绝大多数原因不明,不可单将期前收缩作为诊断心肌炎的依据,肝脏多增大,但周围水肿很少。

五、辅助检查

1.心电图

可作为诊断心肌炎的旁证。急性期在安静时可有与体温不相称的窦性心动过速。低电压、ST 段及 T 波改变为心肌炎常见图形,肢导联上 QRS 总幅度不超过 5mm,T 波低平,V_5、V_6 上常无 Q 波,胸导联上也可有低电压,但非特异性。各种传导阻滞和心律失常包括室性或房性心动过速都可能有心肌炎的基础。异常 Q 波及 Q-T 间期延长亦可提示心肌受损害。重症病例可出现心肌梗死样 S-T 段抬高。此外,有些心肌炎病例即使在急性期,心电图也可无异常表现。

2.胸部 X 线

急性期可见心脏搏动减弱、心尖向下延伸,心肌张力减弱可呈烧瓶状,失去正常弓形。慢性期患者心影可明显增大,以左室为主。严重的心功能不全可见肺淤血或水肿,少数可伴有心包积液。

3.超声心动图

心腔扩大,以左室扩大为主。射血分数和缩短分数降低,心排血量降低均提示有心功能减退的表现。如超声查不到心脏结构异常而有心脏增大和心功能减退,结合病史可提示诊断心肌炎。轻症心肌炎患者心脏彩超可正常。

4.心内膜心肌活检

近年来心肌活检的推广,对诊断很有帮助。临床上诊断心肌炎或扩张型心肌病的活检结果,证实临床诊断的仅 3%～63% 不等,这是由于各家诊断标准不同,所以阳性率差异很大。美国"心肌炎治疗试行协作组"登记的一千余例活检仅约 10% 获证实。目前心内膜心肌活检诊断参照 Dallas 标准,心肌炎定义为:心肌有炎性细胞浸润和附近心肌细胞的坏死和(或)退行性变,但非缺血性损害。心肌细胞的坏死或退行性变为心肌炎的重要证据,以此区别于正常心肌内亦有单核细胞和其他细胞存在。在早期取材,病变可分为活动性心肌炎、临界(浸润稀疏或无心肌细胞退行性变)心肌炎和非心肌炎。但依活检诊断可能低估确实数字,因病变可能呈灶性分布,取样太少,不能代表全貌;况且取材都由右室面,对病变主要所在的左室不能反映;而且病程的进展各例不同,各期的表现有异。再者心脏病理专家主观标准看法也不一。有一报道将 16 例扩张型心肌病的活检切片分发给 7 名专家检查,对纤维化、肌细胞增粗、细胞核改变及异常淋巴细胞浸润四个指标做出评价,结果各人的结论之间有很大的差异。日本学者 Lichida 等由股动脉插入纤维心腔镜至左室腔,先观察左室内面的色泽,他们发现大多数急性心肌炎者表面有水肿,内膜面呈淡红色或棕色;慢性活动性者呈紫红色,慢性非活动性者呈黄色;这样既可揭示左室壁的病变,又可有选择性地取样活检。心肌活检属创伤性检查,患者的依从性影响其临床应用。

5.分子诊断技术

应用原位聚合酶链式反应(PCR)技术在心肌组织可以检测到病毒基因组,敏感性及特异性较高。较以往病毒培养及血清学检查缩短很多时间。通过 PCR 及其他方法可分析炎性介质如细胞因子及黏附因子。近年来有学者发现自体免疫所致的心肌炎有细胞凋亡现象。在 Bowles 等的研究中,通过 PCR 检测技术发现 20% 的扩张型心肌病患者中呈病毒基因阳性,其中 3/5 为腺病毒。

6.放射性核素检查用

^{99m}锝、^{201}铊、^{111}铟、^{67}镓等标记的化合物静脉注射,通过扫描仪和 γ 相机可发现心肌坏死区,也可通过计算机程序计算了解心脏泵功能、心肌血流灌注、心肌代谢和心室壁的运动情况,从而发现心肌炎局部和潜在性的心肌损害。目前对^{67}镓(Ga-67)的应用开始引起关注,因^{67}镓能在心肌炎病变部浓集,对诊断心肌的炎性反应很有帮助,但对细胞坏死不很敏感。^{111}铟可标计单克隆抗肌球(凝)蛋白的抗体以进行扫描,肌球蛋白为心肌细胞内的主要蛋白,如浆膜完整,抗体不能与肌球蛋白结合,只有在浆膜破坏时,这些单克隆抗肌球蛋白抗体方能与胞内肌球蛋白结合,由此可证明细胞受损伤坏死。

7.生化标志物

肌酸激酶(CK)在电泳上有三种同工酶(MM、BB 及 MB),MM 主要在骨骼肌,BB 在脑及肾提取物,而 MB 及 MM 在心肌内较多,CK-MB 升高主要见于心肌梗死,但约有 15% 的假阳性,心脏手术后以及小儿先天性心脏病中如大动脉转位、肺动脉或主动脉狭窄及完全性肺静脉异位引流等 CK-MB 亦可稍高。但其对心肌细胞的损害并不很特异,易受其他非心脏因素的影响,如骨骼肌损伤、肾脏病变等。

肌钙蛋白系原肌球蛋白复合物的组成部分,调节心肌及骨骼肌中肌动蛋白及肌球(凝)蛋白的钙调控。肌钙蛋白 I(cTnI)及 T(cTnT)存在于骨骼肌及心肌,可用单克隆抗体将心肌的 cTnI 从骨骼肌分出,而与骨骼肌的 cTnI 无交叉反应,这样测定 cTnI 及 cTnT 对心肌细胞的损害具有专一性,且持续时间较 CK-MB 为长,对心肌炎诊断特异性较高,但敏感性仅 34%。

cTnI 在诊断心肌炎方面远较 CK-MB 为敏感,在原因不明的心力衰竭中,cTnI 增高可提示有心肌细胞的破损,心肌炎仍在进行。当然其他原因亦可致心肌细胞损害如缺血、毒素、浸润性疾病等亦可致 cTnI 增高,这可由临床的其他资料予以甄别。早期心肌炎的增高较明显,因心肌细胞的受损和坏死都在早期。但有一些心肌炎的 cTnI 并不增高,因病毒种类很多,其病理进展各异,在病程后期自体免疫为发病主要机制,各人进度不同,检测时已失去阳性的机遇。有的病例病程已久,细胞坏死早已过去,取血标本已经误时。有时坏死细胞不多,cTnI 的测定敏感度尚不能予以揭露。至于 cTnI 增高的程度与切片上不相称,这可由于 cTnI 只反映细胞受损坏死,而切片反映炎症细胞浸润的弥漫程度,所以两者各有侧重。

8.磁共振显像(MRI)

心脏 MRI 可显示心肌水肿等心肌炎症及损伤等征象,尚可提供有用的心脏结构及功能方面的信息。

六、诊断

1999 年 9 月在昆明召开了全国小儿心肌炎、心脏病学术会议,经与会代表充分讨论,修订了 1994 年 5 月在山东威海会议制订的《小儿病毒性心肌炎诊断标准》。现将修订后的诊断标准刊出,供临床医师参考。对本诊断标准不能机械搬用,有些轻症或呈隐匿性经过者易被漏诊,只有对临床资料进行全面分析才能做出正确诊断。

(一)临床诊断依据

(1)心功能不全、心源性休克或心脑综合征。

(2)心脏扩大(X 线、超声心动图检查具有表现之一)。

(3)心电图改变以 R 波为主的 2 个或 2 个以上主要导联(Ⅰ、Ⅱ、aVF、V_5)的 ST-T 改变持续 4 天以上伴动态变化,窦房传导阻滞、房室传导阻滞,完全性右或左束支阻滞,成联律、多形、多源、成对或并行性期前收缩,非房室结及房室折返引起的异位性心动过速,低电压(新生儿除外)及异常 Q 波。

(4)CK-MB 升高或心肌钙蛋白(cTnI 或 cTnT)阳性。

(二)病原学诊断依据

1.确诊指标

自患儿心内膜、心肌、心包(活体组织检查、病理)或心包穿刺液检查,发现以下之一者可确诊心肌炎由病毒引起。

（1）分离到病毒。

（2）用病毒核酸探针查到病毒核酸。

（3）特异性病毒抗体阳性。

2.参考依据

有以下之一者结合临床表现可考虑心肌炎系病毒引起。

（1）自患儿粪便、咽拭子或血液中分离到病毒,且恢复期血清同型抗体滴度较第一份血清升高或降低 4 倍以上。

（2）病程早期患儿血中特异性 IgM 抗体阳性。

（3）用病毒核酸探针自患儿血中查到病毒核酸。

（三）确诊依据

（1）具备临床诊断依据 2 项,可临床诊断为心肌炎。发病同时或发病前 1～3 周有病毒感染的证据支持诊断者。

（2）同时具备病原学确诊依据之一,可确诊为病毒性心肌炎,具备病原学参考依据之一,可临床诊断为病毒性心肌炎。

（3）凡不具备确诊依据,应给予必要的治疗或随诊,根据病情变化,确诊或除外心肌炎。

（4）应除外风湿性心肌炎、中毒性心肌炎、先天性心脏病、结缔组织病以及代谢性疾病的心肌损害、甲状腺功能亢进症、原发性心肌病、原发性心内膜弹力纤维增生症、先天性房室传导阻滞、心脏自主神经功能异常、β 受体功能亢进及药物引起的心电图改变。

（四）分期

1.急性期

新发病,症状及检查阳性发现明显多变,一般病程在半年以内。

2.迁延期

临床症状反复出现,客观检查指标迁延不愈,病程多在半年以上。

3.慢性期

进行性心脏增大,反复心力衰竭或心律失常,病情时轻时重,病程在 1 年以上。

七、治疗

1.一般治疗

（1）护理。注意休息,避免剧烈活动。

（2）营养管理。由护士对患者的营养状况进行初始评估,记录在《住院患者评估记录》中。有营养不良的风险者,需在 24 小时内请营养科医师会诊。

2.对症治疗

主要针对合并症,如心力衰竭、缺氧发作、心律失常、感染性心内膜炎等。

3.根治手术

右心室与肺动脉间收缩压力阶差＞50mmHg 或右心室收缩压＞100mmHg 均需手术治疗,首选经皮球囊肺动脉瓣扩张术治疗,对合并漏斗部狭窄的中、重度狭窄,宜行外科手术治疗。

第五节　小儿感染性心内膜炎

心内膜炎指各种原因引起的心内膜炎症病变,常累及心脏瓣膜,也可累及室间隔缺损处、心内壁内膜或未闭动脉导管、动静脉瘘等处,按原因可分为感染性和非感染性两大类,非感染性心内膜炎包括:风湿性心内膜炎、类风湿性心内膜炎、系统性红斑狼疮性心内膜炎、新生儿急性症状性心内膜炎等。

感染性心内膜炎在过去常分为急性和亚急性两个类型。急性者多发生于原无心脏病的患儿,侵入细菌毒力较强,起病急骤,进展迅速,病程在 6 周以内。亚急性者多在原有心脏病的基础上感染毒力较弱的细菌,起病潜隐,进展相对缓慢,病程超过 6 周。由于抗生素的广泛应用,本病的病程已延长,临床急性和亚急性难以截然划分,致病微生物除了最常见的细菌外,尚有真菌、衣原体、立克次体及病毒等。近年来随着新型抗生素的不断出现,外科手术的进步,感染性心内膜炎死亡率已显著下降,但由于致病微生物的变迁,心脏手术和心导管检查的广泛开展,长期静脉插管输液的增多等因素,本病的发病率并无显著下降。

一、病因

(一)心脏的原发病变

92％的感染性心内膜炎患者均有原发心脏病变,其中以先天性心脏病最为多见,约占78％,室间隔缺损最易合并感染性心内膜炎,其他依次为法洛四联症、动脉导管未闭、肺动脉瓣狭窄、主动脉瓣狭窄、主动脉瓣二叶畸形、房间隔缺损等;后天性心脏病如风湿性瓣膜病、二尖瓣脱垂综合征等也可并发感染性心内膜炎,随着小儿心脏外科技术的发展,越来越多的小儿心脏病得以纠正、根治,但因此而留置在心腔内的装置或材料(如心内补片、人造心脏瓣等)是近年来感染性心内膜炎常见的易患因素。

(二)病原体

几乎所有种类的细菌均可导致感染性心内膜炎,草绿色链球菌仍为最常见的致病菌,但所占比例已显著下降,近年来金黄色葡萄球菌、白色葡萄球菌、肠球菌、产气杆菌等革兰阴性杆菌引起的感染性心内膜炎显著增多,真菌性心内膜炎极少见。立克次体及病毒感染所致的心内膜炎甚罕见,少数情况下,感染性心内膜炎由一种以上的病原体引起,常见于人工瓣膜手术者。其他致病因素如长期应用抗生素、糖皮质激素或免疫抑制剂等。

（三）诱发因素

约 1/3 的患儿在病史中可找到诱发因素，常见的诱发因素为矫治牙病和扁桃体摘除术。近年来心导管检查和介入性治疗、人工瓣膜置换、心内直视手术的广泛开展，也是感染性心内膜炎的重要诱发因素之一，其他诱发因素如长期使用抗生素、肾上腺皮质激素、免疫抑制剂等。

二、病理及病理生理

正常人口腔和上呼吸道常聚集一些细菌，一般不会致病，只有在机体防御功能低下时可侵入血流，特别是口腔感染、拔牙、扁桃体摘除术时易侵入血流。当心腔内膜，特别是心瓣膜存在病理改变或先天性缺损时，细菌易在心瓣膜、心内膜和动脉内膜表面粘着、繁殖，从而形成心内膜炎；但若形成一种病变尚需下列条件，即双侧心室或大血管之间有较大的压力差，能够产生高速的血流，经常冲击心内膜面，使之损伤，心内膜下胶原组织暴露，血小板和纤维蛋白聚积形成无菌性赘生物，当有菌血症时，细菌易在上述部位黏附、定居，并繁殖，形成有菌赘生物。在病理上，受累部位多在压力低的一侧，如室间隔缺损感染性赘生物常见于缺损的右缘、三尖瓣的隔叶及肺动脉瓣；动脉导管在肺动脉侧；主动脉关闭不全在左心室等。当狭窄瓣孔及异常通道两侧心室或管腔之间的压力差越大时，湍流越明显，在压力低的一侧越易形成血栓和赘生物。当房间隔缺损、大型室间隔缺损、并发心力衰竭等时，由于异常通道两侧压力差减小，血流速度减慢，湍流相对不明显，一般较少并发感染性心内膜炎。

本病的基本病理改变是心瓣膜、心内膜及大血管内膜面附着疣状感染性赘生物。赘生物由血小板、白细胞、红细胞、纤维蛋白、胶原组织和致病微生物等组成，心脏瓣膜的赘生物可致瓣膜溃疡、穿孔，若累及腱索和乳头肌，可使腱索缩短及断裂，累及瓣环和心肌时，可致心肌脓肿、室间隔穿孔、动脉瘤等，大的或多量的赘生物可堵塞瓣膜口或肺动脉，致急性循环障碍。

赘生物受高速血流冲击可有血栓脱落，随血流散布到全身血管导致器官栓塞。右心的栓子引起肺栓塞；左心的栓子引起肾、脑、脾、四肢、肠系膜等动脉栓塞，微小栓子栓塞毛细血管出现皮肤瘀点，即欧氏小结。肾栓塞时可致梗死，局灶性肾炎，或弥漫性肾小球肾炎；脑栓塞时可发生脑膜、脑实质、脊髓、脑神经等弥漫性炎症，产生出血、水肿、脑软化、脑脓肿、颅内动脉瘤破裂等病变，后者破裂可引起颅内各部位的出血如脑出血、蛛网膜下腔出血等。

三、临床表现

大多数患者有器质性心脏病，部分患者发病前有龋齿、扁桃体炎、静脉插管、介入治疗或心内手术史，临床症状可归纳为三方面：①全身感染症状；②心脏症状；③栓塞及血管症状。但同时具有以上三方面症状的典型患者不多，尤其 2 岁以下婴儿往往以全身感染症状为主，仅少数患儿有栓塞症状和（或）心脏杂音。本病起病缓慢，症状多种多样。

（一）感染症状

发热是最常见的症状，几乎所有的病例都有过不同程度的发热，热型不规则，热程较长，个别病例无发热,此外患者有疲乏、盗汗、食欲减退、体重减轻、关节痛、皮肤苍白等表现,病情进展较慢。

(二)心脏方面的症状

原有的心脏杂音可因心脏瓣膜的赘生物而发生改变,出现粗糙、响亮、呈海鸥鸣样或音乐样的杂音。原无心脏杂音者可出现音乐样杂音,约一半患儿由于心瓣膜病变、中毒性心肌炎等导致充血性心力衰竭,出现心音低钝、奔马律等。

(三)栓塞症状

视栓塞部位的不同而出现不同的临床表现,一般发生于病程后期,但约 1/3 的患者为首发症状,皮肤栓塞可见散在的小瘀点,指(趾)的腹面可触到隆起的紫红色的小结节,略有触痛,此即欧氏小结。内脏栓塞可出现脾大、腹痛、血尿、便血,有时脾大很显著;肺栓塞可出现胸痛、咳嗽、咯血、肺部啰音等;脑动脉栓塞则有头痛、呕吐、偏瘫、失语、抽搐甚至昏迷等。病程久者可见杵状指、趾,但无发绀。

四、实验室检查

(一)一般化验检查

血红细胞和血红蛋白降低,可呈进行性。血白细胞总数增高,中性多核白细胞比例升高,血小板数减低。红细胞沉降率增快,血清 C 反应蛋白增高。部分病例中可见蛋白尿和镜下血尿,血尿素氮和肌酐也可能增高。约有半数病例,类风湿因子及循环复合物呈阳性,病程较长者阳性机会多,随病情好转其效价下降。有时可出现血 γ-球蛋白增高及补体降低。

(二)血培养

持续菌血症是感染性心内膜炎的典型表现,血培养阳性率达 90% 以上。未用抗生素时,第一次血培养阳性的占 96%。由于菌血症是持续性的,等待体温升高时取血培养是不必要的。一般认为,对大多数病例 24 小时内分别取血 2～3 次培养已足够。感染性心内膜炎的菌血症多为低水平(<100 个细菌/毫升),每次取血量尽量多些,并保持血液与培养液的比例为1:10。分别采用需氧和厌氧培养基,必要时加做真菌培养。曾使用抗生素可使血培养阳性率降低 35%～40%,维持血培养阴性的时间取决于细菌对所用抗生素的敏感性,用药剂量及时间,停药后恢复血培养阳性的时间不等,数天、1 周或更长。可用稀释或在培养基中添加树脂,β-内酰胺酶中和抗生素的作用。营养变异性链球菌有特殊的营养需求,培养基需添加半胱氨酸或盐酸吡哆醛。条件致病菌生长缓慢,培养时间较长,一般需保持 3～4 周。疑似感染性心内膜炎病例的血培养需要特别注明,并与检验师经常联系可能减少假阴性血培养的发生。非细菌的病原体如立克次体引起的心内膜炎血培养困难,需应用血清学检查确诊。

(三)超声心动图

应用超声心动图技术有可能观察到心内膜受损的部分表现,不仅能显著地提高临床诊断的敏感性,而且也使临床确诊感染性心内膜炎成为可能。心内膜受损的超声心动图征象主要有:赘生物、心内(瓣周)脓肿、人工瓣膜或心内修补材料新的部分裂开,及瓣膜穿孔等。赘生物在二维超声心动图中呈回声增强的摆动或不摆动团块,附着于瓣膜、心腔壁、肺动脉壁、心腔内植入的补片、管道壁。影响超声心动图检出赘生物的因素有赘生物大小、原来瓣膜是否有病变,自体或人工瓣膜,超声仪器的分辨率及检查者的经验等。赘生物小于 2mm 时很难被发现。附着在正常自体瓣膜上摆动的赘生物较易被发现。病程长短对检出机会也有关,病程较长,赘生物较大易被发现。未见到赘生物不能排除感染性心内膜炎。超声心动图检查不能区别感染性赘生物和无菌性血栓,也很难区别活动性和治愈后的赘生物,而瓣膜增厚、结节性改变或钙化易被误认为赘生物。一般认为,赘生物大小,摆动程度及附着的部位与栓塞发生有关。体积大、附着于二尖瓣的赘生物较易发生栓塞。经过有效的抗生素治疗,至疗程结束时约有半数病例的赘生物仍可存在。如果赘生物增大则提示发生并发症的可能性较大。小儿感染性心内膜炎病例中心内脓肿及人工瓣膜部分裂开的少见,而先天性心脏病根治术中的补片部分裂开时而可见。若有腱束断裂可见摆动的腱束及瓣膜褛栅状运动。同时应用彩色多普勒血流显像有助发现瓣膜穿孔及瓣膜反流。临床研究证明经食管超声心动图对感染性心内膜炎的诊断优于经胸超声心动图,有助区别赘生物与瓣膜钙化、硬化、黏液样变,及检出人工瓣膜上的赘生物。小儿胸壁较薄,透声条件较好,经胸超声心动图对感染性心内膜炎的诊断效果已能够达到临床要求。经胸超声心动图检出赘生物的敏感性可达 93%。在人工瓣膜或合并瓣周脓肿病例,或因透声窗限制,或复杂型先天性心脏病经胸超声心动图检查未能确诊时采用经食管超声心动图检查方法。临床疑似感染性心内膜炎,而超声心动图检查阴性时需要复查。经胸超声心动图与经食管超声心动图检查均为阴性时,感染性心内膜炎的阴性预测值为 95%。

五、诊断

感染性心内膜炎临床表现的多样性使得正确的临床诊断较为困难,1981 年,Von Reyn 等提出感染性心内膜炎诊断标准(BethIsreal 标准),确定诊断仅限于有病理证据(手术或尸检)者,或有细菌学证据(取自瓣膜赘生物或周围性栓塞)者。依据病理或细菌学证据使 BethIsreal 标准的临床应用受到限制。1994 年 Durack 等提出感染性心内膜炎诊断新标准(Duke 标准)。Duke 标准中首次增加应用超声心动图检查的心内膜受累证据,并作为感染性心内膜炎临床确诊的依据。Duke 标准对感染性心内膜炎的临床诊断产生积极的影响。经过国际多中心的对照研究证明 Duke 标准对感染性心内膜炎诊断的敏感性与特异性均较 BethIsreal 标准为高。小儿感染性心内膜炎诊断研究也证明 Duke 标准的敏感性(83%)高于 BethIsreal 标准(67%),Duke 标准的阴性预测价值>98%,特异性达 99%。但是在经过病理或手术证实为感染性心内膜炎的病例中,按 Duke 标准诊断有 18%~24%的病例仅符合可能感染性心内膜炎而不能确诊。

此后经过临床研究在 2000 年 Duke 大学 Li 等提出修订 Duke 标准,与原 Duke 标准不同的有:①不论院内或社区感染或有无局部病灶,金黄色葡萄球菌菌血症作为主要临床指标;

②伯纳特柯斯体(Q热病病原体)血培养一次阳性或血清抗体滴超过1∶800作为主要临床指标;③取消超声心动图的次要标准;④诊断可能感染性心内膜炎需符合1项主要指标及1项次要指标,或3项次要指标,以提高诊断的敏感性及可能克服感染性心内膜炎诊断太宽的问题。Tissieres等在儿科感染性心内膜炎病例的研究中,发现Duke标准及修订Duke标准的诊断敏感性分别为80%及88%。2000年中华医学会儿科学分会心血管学组提出小儿感染性心内膜炎诊断标准(试行标准)。国内小儿感染性心内膜炎协作研究组收集216例经病理证实或排除的感染性心内膜炎病例比较Duke标准及试行标准的对照研究中发现,在病理证实的病例中试行标准确诊的病例占156/193(80.8%),而Duke标准确诊病例占94/193(48.7%),其中42例及52例分别符合2项主要指标及1项主要指标及3项次要指标,而62例(32%)因符合心内膜受累超声心动图征象及2项次要指标而符合试行标准的确诊标准。在病理排除的病例中,按Duke标准无1例被确诊,而按试行标准有1例因有心内膜受累征象(赘生物)及2项次要标准而被确诊。试行标准的诊断敏感性(80.8%)明显高于Duke标准(47%),两种诊断标准的特异性(95.7%/100%)没有明显差异,Duke标准的假阴性达51.3%,试行标准的假阴性为4.3%。在这一项研究中发现,心内膜受累超声心动图征象加2项次要指标作为确诊标准对提高诊断敏感性的贡献显著,重要血管征象作为主要指标对诊断敏感性及特异性无影响。试行标准经过临床研究及修改后,2010年中华医学会儿科学分会心血管学组提出儿童感染性心内膜炎诊断标准。

应当强调,感染性心内膜炎的症状及体征是由感染、免疫反应及其并发症而形成,与病原体、病程及患者年龄等有关。感染性心内膜炎的临床表现很多无特异性,心内膜受累征象对诊断颇为重要。出现新的反流性杂音或原有心脏杂音加重在有基础心脏病时很难发现,免疫学及血管征象中Osler结节、Roth斑及Janeway斑均少见。免疫复合物在肾小球肾炎的发生率虽有高达42%的报道,但大多<15%。免疫学征象的发生需要一定的时间,在病程早期往往缺如。现代分子技术的发展对早期发现病原微生物有帮助,已有将其作为修改诊断标准的内容。但是,任何诊断标准均不能代替临床的分析判断,对待表现不同的感染性心内膜炎病例需要紧密结合诊断标准和临床表现进行综合分析。

六、治疗

(一)抗生素治疗

消除引起感染的病原体是治疗的关键。早期及有效的抗生素治疗可以提高本病的治愈率。抗生素的选择最好根据检出的病原微生物及其对抗生素的敏感程度。如果血培养阴性则根据临床特点分析可能的病原微生物而选择合适的抗生素。赘生物内细菌浓度高,并能抵御吞噬及其他机体防御机制,细菌的代谢率低,故需要足够剂量及比较长期的抗生素治疗。静脉给药以提高及保持血浓度达到治疗效果。应采用杀菌型并具有较大穿透性的抗生素,并根据病原体对抗生素的敏感程度采取联合抗生素治疗。联合用药要求同时或紧接着给药,以达到最大的抗菌协同作用。选择合适的抗生素及治疗方案后尚需要密切观察临床症状并根据血培养及炎症标志物评价治疗效果,同时监测治疗药物血浓度,特别是氨基糖苷类抗生素和糖肽类抗生素,有利于调整剂量,预防抗生素的不良反应。氨基糖苷类抗菌药与β-内酰胺类抗菌药物联合常可获得协同作用为治疗感染性心内膜炎有效药物。但氨基糖苷类药物不良反应严重,在儿科病例中慎重使用。通常抗生素治疗需要持续4~6周,根据临床及实验室检查的变化进行调整,有时需要更长时间的治疗。停用抗生素后8周内需要复查血培养,复发多数发生在该阶段。

1.链球菌性心内膜炎

青霉素敏感(最低抑菌浓度≤0.10μg/mL)的链球菌感染者,青霉素20万单位/(kg·d),分4~6次静脉点滴,或头孢曲松100mg/(kg·d),1次/日,静脉点滴,治疗4周。合并应用庆大霉素可加快赘生物中细菌的杀死,但并不提高总的治愈率。对青霉素敏感较差的(最低抑菌浓度>0.10μg/mL,但<0.5μg/mL),青霉素30~40万单位/(kg·d),分次,q4~6h,静脉点滴,或头孢曲松100m~(kg·d),1次/日,静脉点滴4周,加庆大霉素3mg/(kg·d),1次/日,静脉点滴,最初2周。

如对青霉素或头孢曲松过敏者,万古霉素30~40mg/(kg·d)(日总量<2g),分次,q8h,静脉点滴(持续>1小时),4周。注意对肾、耳的毒性。

2.肠球菌性心内膜炎

对青霉素敏感性较差,宜首选氨苄西林,300mg/(kg·d)(每日总量不超过12g),分4次静脉注射,合并应用庆大霉素,疗程4周。对β-内酰胺类抗生素过敏者,万古霉素合并庆大霉素治疗6周,或氨苄西林/舒巴坦[300mg/(kg·d)分次 q6h iv]合并庆大霉素治疗6周。

3.葡萄球菌性心内膜炎

很多金黄色葡萄球菌株耐青霉素,故应选用耐青霉素酶的青霉素。苯唑西林200mg/(kg·d),分次,q4~6h,静脉点滴,或头孢唑林100mg/(kg·d),分次,q6~8h,静脉点滴,6周。加或不加庆大霉素3mg/(kg·d),分次,q8h,静脉点滴,最初3~5天。对青霉素过敏,耐药或疗效不佳者可用万古霉素加庆大霉素。利福平对葡萄球菌感染有治疗效果,单独应用易发生耐药,故需与耐青霉素酶的青霉素,氨基糖苷类药物或万古霉素合用。表皮葡萄球菌对青霉素效果欠佳,宜以万古霉素、庆大霉素、利福平联合应用。

4.革兰阴性杆菌性心内膜炎

革兰阴性杆菌包括大肠埃希菌、铜绿假单胞菌及HACEK菌组等,应根据细菌学检查结果选择合适的抗生素。一般可选用第三代头孢霉素,如头孢哌酮、头孢噻肟、头孢曲松等,并加用庆大霉素,或氨苄西林与庆大霉素联合应用,病程至少6周。

5.真菌性心内膜炎

两性霉素B最常应用,先用试验剂量0.1mg/kg(最大量0.5mg),静脉注射,如能耐受,首日0.5mg/kg,然后每隔1~2日逐渐增加剂量,至3mg/(kg·d),维持,疗程6~8周,氟康唑(大扶康)3~6mg/(kg·d),qd,po 2~4年。药物治疗效果较差,常需外科手术祛除赘生物及病灶。

6.血培养阴性心内膜炎

选择抗生素需同时考虑金黄色葡萄球菌、链球菌、肠球菌、HACEK 杆菌。应选用耐青霉素酶的青霉素与庆大霉素,或万古霉素与庆大霉素联合治疗,疗程 6 周。

(二)外科手术治疗

难治性心功能不全是导致感染性心内膜炎患者死亡及治疗后生命质量差的主要原因,主要由瓣膜破坏、腱束断裂引起,与人工瓣膜功能障碍及基础心脏病等也有关。单独药物治疗效果差。临床实践证明,内科治疗结合外科治疗后死亡率明显降低。外科手术治疗的指征主要有:①二尖瓣或主动脉瓣损坏,重度反流导致心力衰竭;②经过合适的抗生素治疗 1 周以上仍持续发热、血培养阳性或心内赘生物增大;③心脏瓣膜穿孔、破损、瓣周脓肿或瘘管形成,呈现局部破坏性感染或感染扩散;④大型或有脱落风险的赘生物,特别是位于左心瓣膜上的赘生物;⑤真菌或抗生素耐药病原体引起的心内膜等。手术时应祛除感染灶、赘生物、修复瓣膜(或换瓣)及纠治基础心脏病(先天性心血管畸形)或术后残留缺损、梗阻。据报道,需要外科治疗的 IE 患者约占 25%～30%。如有外科治疗指征应尽早手术。术后死亡率与术前血流动力学状况有关,严重心功能不全时手术死亡率高。在抗生素治疗过程中,应用超声心动图监测瓣膜功能、心功能及赘生物等。如果心功能急剧恶化,即使未完成抗生素疗程也应争取手术。术后继续用抗生素,与术前用药时间相加至少达到 1 个完整疗程。如果手术时取得的赘生物等病灶组织经培养为阳性,用药时间宜更长。

(三)支持治疗

全身支持治疗也很重要,包括休息、营养和输血等。有心功能不全者,根据病情选用洋地黄、多巴胺、多巴酚丁胺等。

七、预防

感染性心内膜炎的死亡率及病残率仍然比较高,感染性心内膜炎的预防显然具有重要的意义。大多数感染性心内膜炎的病原菌,如链球菌均为口腔、消化道及泌尿道的正常菌群,这些部位检查或治疗操作均可导致菌血症。为了防止菌血症继而导致心内膜炎,推荐在进行相关检查或治疗操作前后应用抗生素以预防感染性心内膜炎已有 50 余年,具体预防方法包括抗生素种类、用法及接受预防的对象曾经多次修订。但是预防的理念及具体方法大多根据体外试验研究结果及专家共识形成,缺乏循证医学依据。根据临床经验及资料,以往应用抗生素预防感染性心内膜炎的效果仍存在疑问,此外尚存在抗生素不良反应及产生耐药性的弊端。注意口腔卫生对预防感染性心内膜炎可能较应用抗生素更重要。

目前认为,预防对象应限于感染性心内膜炎高危病例:①有感染性心内膜炎病史;②人工瓣膜置换或人工材料修补瓣膜;③先天性心脏病(青紫型先天性心脏病,未手术或曾接受分流、管道手术;应用人工材料或装置外科手术或心导管介入治疗后半年内;矫治手术后邻近人工材料补片或装置存在残余缺损)。高危病例在接受涉及牙龈组织,牙齿根尖周围部位或引起口腔黏膜破损的牙科手术前需要抗生素预防。抗生素预防不推荐常规用于呼吸道(气管镜、支气管镜、喉镜)、消化道(胃镜、结肠镜、经食管超声)及泌尿道(膀胱镜)检查操作时。对青霉素或氨苄西林无过敏者,术前 30～60 分钟应用阿莫西林或氨苄西林 50mg/kg,1 次口服或静脉注射,也可换用头孢氨苄 50mg/kg,1 次口服。对阿莫西林及氨苄西林过敏者可用克林霉素 20mg/kg,1 次口服或静脉注射。

第四章　小儿消化系统疾病

第一节　小儿急性腹泻

一、概述

腹泻是一个症状,在小儿时期极为常见。根据 1987 年世界卫生组织统计亚非拉地区(中国除外)每年死于小儿腹泻的 5 岁以下儿童有 500 万,即约每分钟死亡 10 个。近年来腹泻的发病率与病死率均有明显下降,但仍有大量儿童因腹泻而死亡。2003 年 Black 统计全球每年死于腹泻儿童有 200 万。腹泻患者可引起水、电解液和酸碱紊乱;迁延性腹泻和慢性腹泻可引起蛋白质能量营养不良(PEM)和各种维生素和微量元素缺乏,严重影响小儿健康。由于维生素和微量元素缺乏,使患儿免疫力低下容易继发其他疾病。

(一)腹泻的定义

腹泻是指大便每日超过 3 次并且有大便性质的改变。性质改变是大便含水量多或大便中有脓、血、黏液或脱落的肠黏膜。必须指出母乳喂养儿童大便可呈糊状,大便次数每日 2～5 次也属正常。也有学者提出粪便量超过每日每平方米体表面超过 200mL 为腹泻;也有学者提出成人粪便超过 200g、婴儿每日大便量超过 10g/kg 为腹泻。

(二)急性、迁延性、慢性腹泻

我国的腹泻防治方案规定腹泻＜2 周为急性腹泻,2 周至 2 个月为迁延性腹泻,＞2 个月为慢性腹泻。国外有的文献和教科书把迁延性腹泻和慢性腹泻统称为慢性腹泻。

(三)腹泻病

腹泻是一个症状,急性腹泻中 70% 是感染引起的,少数是其他原因引起的;慢性腹泻中约半数是感染引起的。腹泻病因明确为感染引起的称为肠炎,如轮状病毒肠炎;明确不是感染引起的称腹泻,如双糖水解酶缺乏性腹泻;对未检查病因或检查后未能明确的称为腹泻病。由于腹泻病因检查较困难,需要一定设备条件,因此临床上多数腹泻患儿就诊断为腹泻病。

必须指出不能因为大便常规检查只有脂肪球或有少数白细胞就认为不是感染引起的,因为很多感染性腹泻大便中无脓细胞、白细胞、红细胞,而只有脂肪球和少数白细胞,如病毒性肠炎、毒素性大肠埃希菌肠炎、致病性大肠埃希菌肠炎、贾第鞭毛虫肠炎等。

二、病因

小儿腹泻病因极为复杂,且有些病例明确病因很困难。慢性腹泻病因更为复杂,明确病因难度更大。常见病因有以下几个方面:

(一)感染性腹泻

是小儿腹泻的主要原因,有些是急性腹泻,如病毒性腹泻,有些是慢性腹泻,如肠结核、贾兰鞭毛虫、阿米巴痢疾等,多数是可急性亦可慢性。

1.细菌性肠炎

如细菌性痢疾、沙门菌肠炎、耶尔森菌肠炎、空肠弯曲菌肠炎、埃希大肠埃希菌肠炎、霍乱、铜绿假单胞菌肠炎、伤寒等。2009年据报告广州地区2006年1月至2007年12月两年中广州地区2409例腹泻患儿培养出病原菌448株,阳性率18.6%,其中志贺菌159株,致病大肠埃希菌141株,沙门菌76株,致泻弧菌11株,空肠弯曲杆菌20株,真菌41株。

2.病毒性肠炎

如轮状病毒肠炎、诺沃克病毒肠炎等。

3.原虫性肠炎

如阿米巴痢疾、隐窝孢子虫肠炎、蓝氏贾第鞭毛虫肠炎等。

4.真菌性肠炎

如白念珠菌肠炎等。

5.肠道感染后吸收不良症

肠道感染后2个月内又发生慢性腹泻。腹泻发生机制有:①肠道病原微生物感染治愈后,原来的致病病原微生物感染复发或其他病原微生物肠道感染;②肠炎后肠道黏膜损伤导致继发性双糖水解酶缺乏所致渗透性腹泻;③肠炎后肠黏膜损伤导致肠道对食物过敏所致分泌性腹泻。

(二)抗生素相关性腹泻

婴幼儿长期使用抗生素可使有些肠道病原微生物,如隐窝孢子虫、真菌、梭状芽孢杆菌(伪膜性肠炎)等繁殖而致病,亦可使肠寄生的条件致病菌大量繁殖而致病。

(三)过敏性腹泻

是一组由过敏引起的腹泻,包括:①食物过敏性肠病:有明确的食物致敏原,多数为急性腹泻,但也有慢性腹泻,如乳糜泻,乳糜泻又称麸质敏感性肠病,是一种由于遗传易感个体摄入麦麸后引起的机体免疫应答。典型表现为腹泻、腹痛、腹胀等消化道症;②食物蛋白诱导的小肠结肠炎综合征(FPIES);③过敏性结肠炎:是一种摄入外源性蛋白引起的,免疫介导反应导致的慢性腹泻。变应原不明确,确诊根据结肠组织病理学检查黏膜各层有嗜酸性粒细胞浸润,在固有层轻中度浸润为主。

（四）消化酶缺乏性腹泻

这组病包括双糖水解酶活力减低或单糖转运障碍、胰腺囊性纤维化所致脂肪酶缺乏、乳糖不耐发症、蔗糖酶-异牙糖酶缺乏、葡萄糖-半乳糖吸收不良症、先天性氯化物腹泻等。由于消化酶缺乏使糖、脂肪等在小肠大量积聚，使水分由肠细胞渗透到肠腔，形成渗透性腹泻。以上疾病均为慢性腹泻。

（五）炎症性肠病（IBD）

这组病均为慢性腹泻，2009 年报告 179 例慢性腹泻患儿中，明确病因 154 起，本病占 35.2％。本病包括非特异性溃疡性结肠炎（UC）、克罗恩病（CD），本病确切病因不明，虽病理检查有炎细胞浸润，但至今未找到病原微生物。

（六）其他

其他原因引起的腹泻还有：①免疫缺陷儿的慢性腹泻；②肿瘤引起的慢性腹泻；③内分泌疾病引起的慢性腹泻等。

三、临床表现

1.腹泻的共同临床表现

（1）轻型：常由饮食因素及肠道外感染引起。起病可急可缓，以胃肠道症状为主，食欲缺乏，偶有溢乳或呕吐，大便次数增多，但每次大便量不多，稀薄或带水，呈黄色或黄绿色，有酸味，常见白色或黄白色奶瓣和泡沫。无脱水及全身中毒症状，多在数日内痊愈。

（2）重型：多由肠道内感染引起。常急性起病，也可由轻型逐渐加重、转变而来，除有较重的胃肠道症状外，还有较明显的脱水、电解质紊乱和全身感染中毒症状，如发热、精神烦躁或萎靡、嗜睡，甚至昏迷、休克。①胃肠道症状：食欲不振，常有呕吐，严重者可吐咖啡色液体；腹泻频繁，大便每日十余次至数十次，多为黄色水样或蛋花汤样便，含有少量黏液，少数患儿也可有少量血便。②水、电解质及酸碱平衡紊乱：由于吐泻丢失体液和摄入量不足，使体液总量尤其是细胞外液量减少，导致不同程度（轻、中、重）脱水。由于腹泻患儿丧失的水和电解质的比例不尽相同，可造成等渗、低渗或高渗性脱水，以前两者多见。出现眼窝、囟门凹陷，尿少泪少，皮肤黏膜干燥、弹性下降，甚至血容量不足引起末梢循环的改变，如四肢末梢发凉、发花、毛细血管再充盈时间延长＞2 秒。

急性腹泻患儿易合并代谢性酸中毒的原因：①腹泻丢失大量碱性物质；②进食少，肠吸收不良，热卡不足使机体得不到正常能量供应导致脂肪分解增加，产生大量酮体；③脱水时血容量减少，血液浓缩使血流缓慢，组织缺氧导致无氧酵解增多而使乳酸堆积；④脱水使肾血流量亦不足，其排酸、保钠功能低下使酸性代谢产物滞留体内。患儿可出现精神不振、口唇樱红、呼吸深大、呼出气有丙酮味等症状，但小婴儿症状可以很不典型。

低钾血症也很常见；其发生原因有：①胃肠液中含钾较多，呕吐和腹泻丢失大量钾盐；②进食少，钾的摄入量不足；③肾脏保钾功能比保钠差，缺钾时仍有一定量钾继续排出，所以腹泻病时常有体内缺钾。但在脱水未纠正前,由于血液浓缩、酸中毒时钾由细胞内向细胞外转移、尿少而致钾排出量减少等原因,体内钾总量虽然减少,但血清钾多数正常。随着脱水、酸中毒被纠正、排尿后钾排出增加、大便继续失钾以及输入葡萄糖合成糖原时使钾从细胞外进入细胞内等因素使血钾迅速下降,出现不同程度的缺钾症状,如精神不振、无力、腹胀、心律失常、碱中毒等。

低钙血症和低镁血症亦不少见:腹泻患儿进食少,吸收不良,从大便丢失钙、镁,可使体内钙、镁减少,活动性佝偻病和营养不良患儿中更多见。但是脱水、酸中毒时由于血液浓缩、离子钙增多等原因,不出现低血钙的症状,待脱水、酸中毒纠正后则出现低钙症状(手足搐搦和惊厥)。

极少数久泻和营养不良患儿输液后出现震颤、抽搐,用钙治疗无效时应考虑有低镁血症可能。

2.几种常见类型腹泻的临床特点

(1)轮状病毒肠炎。是秋、冬季婴幼儿腹泻最常见的病原,故曾被称为秋季腹泻。呈散发或小流行,经粪-口传播,也可通过气溶胶形式经呼吸道感染而致病。潜伏期1~3天,多发生在6~24个月婴幼儿,4岁以上者少见。起病急,常伴发热和上呼吸道感染症状,无明显感染中毒症状。病初1~2天常发生呕吐,随后出现腹泻;大便次数多、量多、水分多,黄色水样或蛋花汤样便带少量黏液,无腥臭味。常并发脱水、酸中毒及电解质紊乱。近年报道,轮状病毒感染亦可侵犯多个脏器,可产生神经系统症状,如惊厥等;有的患儿表现为血清心肌酶谱异常,提示心肌受累。本病为自限性疾病,数日后呕吐渐停,腹泻减轻,不喂乳类的患儿恢复更快,自然病程约3~8天,少数较长。大便显微镜检查偶有少量白细胞,感染后1~3天即有大量病毒自大便中排出,最长可达6天。血清抗体一般在感染后3周上升。病毒较难分离,有条件可直接用电镜检测病毒,或用ELISA法检测病毒抗原和抗体,或PCR及核酸探针技术检测病毒抗原。

(2)诺沃克病毒性肠炎。主要发病季节为9月至次年4月,多见于年长儿和成人。潜伏期1~2天,起病急慢不一。可有发热、呼吸道症状。腹泻和呕吐轻重不等,大便量中等,为稀便或水样便,伴有腹痛。病情重者体温较高,伴有乏力、头痛、肌肉痛等。本病为自限性疾病,症状持续1~3天。粪便及外周血象检查一般无特殊发现。

(3)产毒性细菌引起的肠炎。多发生在夏季。潜伏期1~2天,起病较急。轻症仅大便次数稍增,性状轻微改变;重症腹泻频繁,量多,呈水样或蛋花汤样混有黏液,镜检无白细胞。伴呕吐,常发生脱水、电解质和酸碱平衡紊乱。自限性疾病,自然病程3~7天,亦可较长。

(4)侵袭性细菌(包括侵袭性大肠埃希菌、空肠弯曲菌、耶尔森菌、鼠伤寒杆菌等)引起的肠炎。全年均可发病,多见于夏季。潜伏期长短不等。常引起志贺杆菌性痢疾样病变。起病急,高热甚至可以发生热惊厥。腹泻频繁,大便呈黏液状,带脓血,有腥臭味。常伴恶心、呕吐、腹痛和里急后重,可出现严重的中毒症状如高热、意识改变,甚至感染性休克。大便显微镜检查有大量白细胞及数量不等的红细胞。粪便细菌培养可找到相应的致病菌。其中空肠弯曲菌常侵犯空肠和回肠,且有脓血便,腹痛甚剧烈,易误诊为阑尾炎,亦可并发严重的小肠结肠炎、败血症、肺炎、脑膜炎、心内膜炎和心包炎等。另有研究表明吉兰-巴雷（格林-巴利）综合征与空肠弯曲菌感染有关。耶尔森菌小肠结肠炎，多发生在冬季和早春，可引起淋巴结肿大，亦可产生肠系膜淋巴结炎，症状可与阑尾炎相似，也可引起咽痛和颈淋巴结炎。鼠伤寒沙门菌小肠结肠炎，有胃肠炎型和败血症型，新生儿和<1岁婴儿尤易感染，新生儿多为败血症型，常引起暴发流行，可排深绿色黏液脓便或白色胶冻样便。

（5）出血性大肠埃希菌肠炎。大便次数增多，开始为黄色水样便，后转为血水便，有特殊臭味。粪便显微镜检查有大量红细胞，常无白细胞。伴腹痛，个别病例可伴发溶血尿毒综合征和血小板减少性紫癜。

（6）抗生素诱发的肠炎：①金黄色葡萄球菌肠炎，多继发于使用大量抗生素后，病程与症状常与菌群失调的程度有关，有时继发于慢性疾病的基础上。表现为发热、呕吐、腹泻、不同程度中毒症状、脱水和电解质紊乱，甚至发生休克。典型大便为暗绿色，量多带黏液，少数为血便。大便显微镜检查有大量脓细胞和成簇的革兰阳性球菌，培养有葡萄球菌生长，凝固酶阳性。②伪膜性小肠结肠炎，由难辨梭状芽孢杆菌引起。除万古霉素和胃肠道外用的氨基糖苷类抗生素外，几乎各种抗生素均可诱发本病。可在用药1周内或迟至停药后4~6周发病。亦见于外科手术后或患有肠梗阻、肠套叠、巨结肠等病的体弱患者。此菌大量繁殖，产生毒素A（肠毒素）和毒素B（细胞毒素）致病。表现为腹泻，轻症大便每日数次，停用抗生素后很快痊愈；重症频泻，黄绿色水样便，可有假膜排出，为坏死毒素致肠黏膜坏死所形成的假膜。黏膜下出血可引起粪便带血，可出现脱水、电解质紊乱和酸中毒，伴有腹痛、腹胀和全身中毒症状，甚至发生休克。对可疑病例可行结肠镜检查。大便厌氧菌培养、组织培养法检测细胞毒素可协助确诊。③真菌性肠炎，多为白念珠菌所致，2岁以下婴儿多见。常并发于其他感染或肠道菌群失调时。病程迁延，常伴鹅口疮。大便次数增多，黄色稀便，泡沫较多带黏液，有时可见豆腐渣样细块（菌落）。大便显微镜检查有真菌孢子和菌丝，如芽孢数量不多，应进一步以沙氏培养基作真菌培养确诊。

四、诊断

根据发病季节、病史（包括喂养史和流行病学资料）、临床表现和粪便性状可以做出临床诊断。必须判定有无脱水（程度和性质）、电解质紊乱和酸碱失衡。

五、治疗

腹泻病的治疗原则：预防脱水、纠正脱水、继续饮食、合理用药。

1.饮食疗法

腹泻时进食和吸收减少，而肠黏膜损伤的恢复，发热时代谢旺盛，侵袭性肠炎丢失蛋白等因素使得营养需要量增加，如限制饮食过严或禁食过久常造成营养不良，并发酸中毒，以致病情迁延不愈影响生长发育。故应强调继续饮食，满足生理需要，补充疾病消耗，以缩短腹泻后的康复时间。有严重呕吐者可暂时禁食4～6小时(不禁水),好转后继续喂食,由少到多,由稀到稠。病毒性肠炎多有继发性双糖酶(主要是乳糖酶)缺乏,对疑似病例可暂停乳类喂养,改为豆奶、发酵奶或免乳糖配方奶粉以减轻腹泻,缩短病程。腹泻停止后逐渐恢复营养丰富的饮食,并每日加餐1次,共2周。

2.纠正水、电解质紊乱及酸碱失衡

(1)口服补液。口服补液盐(ORS)可用于腹泻时预防脱水及纠正轻、中度脱水。轻度脱水口服液量约50～80mL/kg,中度脱水约80～100mL/kg,于8～12小时内将累积损失量补足。脱水纠正后,可将ORS用等量水稀释按病情需要随意口服。新生儿和有明显呕吐、腹胀、休克、心肾功能不全或其他严重并发症的患儿不宜采用口服补液。

(2)静脉补液。适用于中度以上脱水、吐泻严重或腹胀的患儿。输用溶液的成分、量和滴注持续时间必须根据不同的脱水程度和性质决定,同时要注意个体化,结合年龄、营养状况、自身调节功能而灵活掌握。第1天补液:①总量,包括补充累积损失量、继续损失量和生理需要量,一般轻度脱水为90～120mL/kg,中度脱水为120～150mL/kg,重度脱水为150～180mL/kg,对少数合并营养不良,肺炎,心、肾功能不全的患儿应根据具体病情分别做较详细的计算。②溶液种类,溶液中电解质溶液与非电解质溶液的比例应根据脱水性质(等渗性、低渗性、高渗性)分别选用,一般等渗性脱水用1/2张含钠液,低渗性脱水用2/3张含钠液,高渗性脱水用1/3张含钠液。若临床判断脱水性质有困难时,可先按等渗性脱水处理。③输液速度,主要取决于脱水程度和继续损失的量和速度,对重度脱水有明显周围循环障碍者应先快速扩容,先给20mL/kg等渗含钠液,30～60分钟内快速输入。累积损失量(扣除扩容液量)一般在8～12小时内补完,约每小时8～10mL/kg。脱水纠正后,补充继续损失量和生理需要量时速度宜减慢,于12～16小时内补完,约每小时5mL/kg。若吐泻缓解,可酌情减少补液量或改为口服补液。④纠正酸中毒,因输入的混合溶液中已含有一部分碱性溶液,输液后循环和肾功能改善,酸中毒即可纠正。也可根据临床症状结合血气测定结果,另加碱性液纠正。对重度酸中毒可用1.4%碳酸氢钠扩容,兼有扩充血容量及纠正酸中毒的作用。⑤纠正低血钾,有尿或来院前6小时内有尿即应及时补钾;浓度不应超过0.3%;每日静脉补钾时间,不应少于8小时;切忌将钾盐静脉推入,否则导致高钾血症,危及生命。细胞内的钾浓度恢复正常要有一个过程,因此纠正低钾血症需要一定时间,一般静脉补钾要持续4～6天。能口服时可改为口服补充。⑥纠正低血钙、低血镁:出现低钙症状时可用10%葡萄糖酸钙(每次1～2mL/kg,最大量≤10mL)加葡萄糖稀释后静脉注射。低血镁者用25%硫酸镁按每次0.2mL/kg深部肌内注射,每6小时1次,每日3～4次,症状缓解后停用。

第2天及以后的补液。经第1天补液后,脱水和电解质紊乱已基本纠正,第2天及以后主要是补充继续损失量(防止发生新的累积损失)和生理需要量,继续补钾,供给热量。一般可改为口服补液。若腹泻仍频繁或口服量不足者,仍需静脉补液。补液量需根据吐泻和进食情况估算,并供给足够的生理需要量,用1/3～1/5张含钠液补充。继续损失量按"丢多少补多少"、"随时丢随时补"的原则,用1/2～1/3张含钠溶液补充。将这两部分相加于12～24小时内均匀静脉滴注。仍要注意继续补钾和纠正酸中毒的问题。

3.药物治疗

(1)控制感染:①水样便腹泻患者(约占 70%)多为病毒及非侵袭性细菌所致,一般不用抗生素,应合理使用液体疗法,选用微生态制剂和黏膜保护剂。如伴有明显中毒症状不能用脱水解释者,尤其是对重症患儿、新生儿、小婴儿和衰弱患儿(免疫功能低下)应选用抗生素治疗。②黏液、脓血便患者(约占 30%)多为侵袭性细菌感染,应根据临床特点,针对病原经验性选用抗菌药物,再根据大便细菌培养和药敏试验结果进行调整。大肠埃希菌、空肠弯曲菌、耶尔森菌、鼠伤寒沙门菌所致感染常选用抗革兰阴性杆菌抗生素,如头孢菌素。金黄色葡萄球菌肠炎、假膜性肠炎、真菌性肠炎应立即停用原使用的抗生素,根据症状可选用新青霉素、万古霉素、利福平、甲硝唑或抗真菌药物治疗。

(2)肠道微生态疗法。有助于恢复肠道正常菌群的生态平衡,抑制病原菌定植和侵袭,控制腹泻。常用双歧杆菌、嗜酸乳杆菌、粪链球菌、需氧芽孢杆菌、蜡样芽孢杆菌等制剂。

(3)肠黏膜保护剂。能吸附病原体和毒素,维持肠细胞的吸收和分泌功能,与肠道黏液糖蛋白相互作用可增强其屏障功能,阻止病原微生物的攻击,如蒙脱石散。

(4)避免用止泻剂,如洛哌丁醇,因为它有抑制胃肠动力的作用,增加细菌繁殖和毒素的吸收,对于感染性腹泻有时是很危险的。

(5)补锌治疗。世界卫生组织(WHO)/联合国儿童基金会最近建议,对于急性腹泻患儿(>6 个月),应每日给予元素锌 20mg,疗程 10～14 天,6 个月以下婴儿每日 10mg,可缩短病程。锌有以下作用:有利于缩短病程、能减轻疾病严重程度、能防止腹泻愈后复发、改善食欲、促进生长。

第二节　小儿呕吐

呕吐是新生儿时期常见症状,大部分由内科性疾病引起。外科性疾病引起的呕吐虽是一小部分,但必须及时诊断才不致延误手术时机。

一、病因及临床特点

1.内科性疾病引起的呕吐

(1)溢乳。由于新生儿食管的弹力组织及肌肉组织发育不全所致,不伴腹部肌肉强烈收缩,溢出时冲力不大,不属于真正的呕吐,不影响生长发育。见于喂养不当、食管闭锁、胃食管反流等。随着年龄的增长,于生后 4～6 个月内消失。

(2)喂养不当。约占新生儿呕吐的 1/4。主要由于哺喂不定时、哺乳量过多或不足、配方奶配制浓度及温度不适宜、喂奶前剧哭吞入过多空气、奶头孔过小或奶头未充盈奶汁、哺喂后即平卧或过多、过早翻动新生儿等不良喂养史。母亲乳头下陷、乳头过大或过小均可引起呕吐。改进喂养方法即可防止呕吐。

（3）咽下综合征。约占新生儿呕吐的1/6。主要由于分娩过程中，尤其有宫内窘迫时吞咽污染的羊水或母血刺激胃黏膜所致。特点为：①多有宫内窘迫或出生窒息史；②可在生后尚未进食即出现呕吐，开奶后加重；③呕吐物为泡沫样黏液或咖啡色液体；④经1～2天，将吞入液体吐净后呕吐即可终止，严重者可于洗胃后停止。

（4）感染性疾病。新生儿腹泻常伴呕吐，多为胃内容物，也可有胆汁。控制感染、补液后呕吐多先消失。消化道外感染如上呼吸道感染、肺炎、化脓性脑膜炎、先天性肾盂积水伴肾盂肾炎等也都可引起呕吐，呕吐轻重不等，呕吐物不含胆汁。治疗原发病后呕吐缓解。

（5）颅内压增高。如脑膜炎、脑积水、颅内出血（尤其硬脑膜下出血）、缺氧缺血性脑病等所致的颅内压增高。呕吐呈喷射性，同时有神志改变、抽搐、尖叫、前囟张力增高、颅缝增宽或裂开、原始神经反射异常等神经系统症状体征。颅内高压缓解后呕吐停止。

（6）贲门-食管松弛症。与食管神经肌肉发育不全有关，有时与食管裂孔疝并存，或合并反流性食管炎和（或）食管溃疡。特点为：①常表现为溢乳，重者也可为喷射性呕吐。②呕吐物不带胆汁，如并发反流性食管炎，呕吐物可带有鲜血或咖啡样物。③24小时食管pH值监测是诊断为食管反流的最可靠、最敏感的方法，pH值＜4所占时间超过总时间10%以上提示有病理性反流存在；碘油造影透视下可见碘油反流至食管。④采取半卧及右侧卧位后即停止呕吐，生后1～2个月可痊愈。

（7）幽门痉挛。由于幽门括约肌阵发性痉挛所致。特点为：①呕吐多在生后1周内开始，常为间歇性，呈喷射性，呕吐物不含胆汁；②无明显腹胀，胃型及蠕动波均较少见；③试用阿托品治疗，症状缓解者支持本病诊断。

（8）胎粪性便秘。多与胎粪排出延迟有关。特点为：①常发生于早产儿、母亲产前用过麻醉剂或硫酸镁的新生儿，或有呼吸窘迫、颅脑损伤、败血症、甲状腺功能减退症、巨结肠等病的新生儿；②呕吐物呈褐绿色或褐黄色粪便状物，生后数日排便极少，或胎便排出时间延长，常伴有腹胀，并可触及粪块；③肛查或生理盐水灌肠排便后呕吐停止。

（9）遗传代谢病。多为顽固性呕吐，常伴其他症状，如氨基酸代谢障碍者可有精神症状、酸中毒、生长发育障碍、尿有特殊气味等；糖代谢障碍者可有腹胀、黄疸、肝大或白内障等；肾上腺皮质增生可有性征异常、色素沉着、失水等，并可有肾上腺危象。

2.外科性疾病引起的呕吐

（1）食管闭锁：①出生时有羊水过多史；②出生后即出现过多的流涎吐沫，或唾液积聚在咽部滚滚作响，喂乳后即呕吐，甚至发生吸入性肺炎；③下胃管受阻而由口腔或鼻腔反出，应高度怀疑；④碘油造影可明确诊断。

（2）幽门肥厚性狭窄：①出生后2～3周方出现呕吐，呈喷射状，呕吐物不含胆汁，量多；②右上腹可能触及坚硬活动的橄榄样肿块；③稀钡餐检查可见胃扩大，胃排空时间延长，若见到鸟嘴状的幽门管入口及延长而狭窄的幽门管，即可确诊。

（3）胃旋转：因为新生儿胃韧带松弛，胃呈水平位，故易发生胃扭转而呕吐。特点为：①多于生后1～3天发病；②进食后即刻发生呕吐，呕吐物为奶，可伴轻度腹胀，但无明显蠕动波；

③钡餐造影见胃大弯位于胃小弯之上、有双胃泡双液面,可明确诊断。

(4)膈疝:食管裂孔疝以呕吐或呕血为主要症状,有呼吸困难、发绀表现,稀钡餐造影可明确诊断。

(5)肠梗阻:①梗阻部位越高,呕吐出现越早,呕吐物多含有胆汁;②多伴有腹胀,梗阻部位越低,腹胀越明显;③立位腹平片有助于明确梗阻部位,并根据肠道有无气体决定梗阻类型。

(6)先天性巨结肠:①先有胎便排出延迟、腹胀,而后出现呕吐;②肛检或灌肠后有大量气体及胎便排出,腹胀减轻,呕吐缓解;③钡剂灌肠常能明确诊断。

二、诊断

根据下列几点作出初步诊断。

1.详细询问病史

(1)生产史中羊水过多常提示消化道闭锁。

(2)从喂养史可了解喂养是否恰当。

(3)从呕吐开始时间可区别肠道闭锁或幽门肥厚性狭窄。

(4)呕吐方式如喷射状可能为先天性消化道畸形,溢乳则可能为贲门松弛。

(5)从呕吐物性质可帮助诊断梗阻部位,如只有黏液和唾液提示梗阻在食管,有乳汁或乳块提示梗阻在幽门或在十二指肠壶腹以上,呕吐物含胆汁表明梗阻在壶腹以下,如含粪质说明梗阻在小肠下部或在结肠。

(6)了解伴发疾病和呕吐的关系,如肺炎、肾盂肾炎等都可发生呕吐。

2.体格检查

(1)检查腹胀的部位、程度、胃型和肠型,对诊断梗阻的部位有帮助。幽门和十二指肠梗阻时腹胀仅限于上腹部,可看到胃型。梗阻部位越低腹胀越广泛,且可见肠型。

(2)幽门肥厚性狭窄时,在近脐部右上方可扪到橄榄大小硬块。肾盂积水可在一侧腰部扪及一软而大的块状物。

(3)身体其他部位的检查如有感染病灶,则呕吐可能是感染性疾病时的一个症状。

(4)肛门指检查对诊断肛门狭窄、先天性巨结肠、胎粪性便秘有重要意义。

(5)诊断脱水、酸中毒程度对液体治疗有关。

3.X线检查

直立位腹部平片可提示完全性梗阻的部位。对不完全性梗阻则需进一步用碘剂或钡餐检查,早产儿和体弱儿则以用碘剂为妥,因如发生呕吐和吸入时影响较少。疑有幽门肥厚性狭窄可作稀释钡剂检查以证实,诊断巨结肠可做钡剂灌肠。

4.特殊检查

如对肾上腺皮质增生症可做尿 17-酮类固醇测定,硬脑膜下出血可做硬膜下穿刺等。

三、治疗

1.明确诊断,治疗基本病因

喂养不当者,指导合理喂养;羊水吞入引起呕吐可用生理盐水或1‰ $NaHCO_3$ 洗胃;幽门痉挛可在喂奶前 10～15 分钟服 1∶1000 阿托品 1 滴,每天增加 1 滴至面红为止,持续一段时间;胃食管反流可体位治疗并用多潘立酮(吗丁啉)每次 0.2mg/kg,或西沙比利每次 0.2mg/kg,奶前 20 分钟口服,一天 2～3 次。胃肠道先天畸形应及早手术治疗。

2.对症治疗

(1)内科性疾病引起呕吐者一般宜采取上半身抬高、右侧卧位,以防呕吐物呛入引起窒息或吸入性肺炎。

(2)外科性疾病引起呕吐者应禁食;腹胀明显应做胃肠减压。巨结肠患儿做结肠灌洗,一般不必禁食。

(3)纠正水、电解质紊乱,供给适当热能。

第三节　小儿腹胀

腹胀是一种主观感觉,自觉全腹部或局部胀满感,亦可为通过客观检查而发现的全腹部或局部胀满。正常小儿的腹部外形略显膨隆,形成"锅状腹",在婴幼儿期更为明显。腹部的大小可用腹围来衡量,测量方法为使小儿处于仰卧位,用皮尺经脐绕腹一周的长度。婴儿期腹围与胸围近似,随着年龄增大,腹围逐渐小于胸围。若小儿腹围大于胸围,提示有腹胀。视诊可见腹壁高于剑突与耻骨联合平面。正常情况下,脐在腹部正中,上下相等,左右对称。脐与腹壁相平或稍凹陷。腹胀在儿科疾病中常见且为不具特异性的症状和体征,可出现在各年龄组患儿,并涉及内、外科多系统疾病。

一、发生机制

1.胃肠道胀气

小儿腹胀以胃肠胀气为主,由于胃肠道内产气过多或排气障碍而发生腹腔胀气。一般胃肠道内的气体主要来源于哭闹、吸吮或鼻塞等吞咽的大量气体,和消化道内经细菌作用产生的气体;在肺炎患儿存在呼吸功能障碍时,静脉血二氧化碳分压高于肠腔内二氧化碳分压,气体可向肠腔内弥散,发生腹胀。肠腔内气体在消化过程中部分被肠壁吸收,部分经肛门排出。当肠道发生炎症或蠕动变慢,甚至麻痹及梗阻时,则影响其吸收,发生胀气。

2.肠管蠕动功能障碍

正常肠管蠕动使肠道内气体和液体随时被吸收或向下推进。交感神经兴奋对肠蠕动有抑制作用。当重症患儿如重症肺炎、肠炎或脓毒症等交感神经过度兴奋,抑制肠蠕动而发生肠麻痹,发生腹胀。

3.腹腔积液

腹腔内集聚过多的液体,当进入腹腔内的液体速度超过腹膜吸收的速度,则形成腹水。小儿腹水常见原因是低蛋白血症,此外如肝硬化、腹腔内炎症或肿瘤均可使腹腔内液体增加,超过一定限度引起腹胀。

4.腹腔内占位性病变

巨脾、卵巢囊肿、肿瘤或肾盂积水等占据腹腔内一定位置,压迫肠道,影响排气,均可引起腹胀。

二、病因

患儿主观感觉、腹围改变,腹腔内容物变化及腹部肌肉的运动,构成腹胀的病理生理四个因素,独立或联合起作用引起腹胀。生理情况下婴幼儿常见腹胀可由哭闹、进食时吸吮大量气体或食物不消化所致。而引起腹胀的病因较多,不同系统的疾病都有可能引起腹胀。

1.感染性腹部疾病

急性胃肠炎、急慢性肝炎、急慢性胰腺炎、细菌性痢疾、原发性腹膜炎、消化道穿孔、肠道/胆道感染引起的继发性腹膜炎、气腹、急性坏死性小肠结肠炎、肠套叠、蛔虫毒素反应、幽门/肠梗阻和慢性萎缩性胃炎等。

2.非感染性腹部疾病

先天性巨结肠、先天肥厚性幽门狭窄、胃翻转、肛门直肠畸形、乳糜腹、肾积水、胆总管囊肿、急性胃扩张、胃轻瘫、假性肠梗阻、肠易激综合征、功能性便秘、肠扭转、脾曲综合征、小儿痉挛症、腹部肿瘤、尿潴留、血管栓塞和腹水等。

3.腹外疾病

重症肺炎、重症脑炎、伤寒、脓毒症或感染性休克等可以导致腹胀。非感染性因素包括窒息、创伤、急性中毒、药物作用、结缔组织病、脊髓病变、心绞痛或心律失常亦可引起反射性腹胀、肿瘤、电解质紊乱(低钾)、心力衰竭、缩窄性心包炎、先天性甲状腺功能减退等。

4.小儿肠痉挛

多见于3~4个月以下的婴儿,其发生可能与小儿中枢神经系统发育不完善、肠道功能不成熟、喂养食品及方法不当或寒冷饥饿等因素有关。患儿突发阵发性腹部绞痛,以脐周明显,发作时因小儿不能诉说,则以突发哭闹、烦躁不安表达。腹部检查全腹胀,腹肌紧张,可历时数分钟至数十分钟缓解入睡,间歇期如正常儿一样。应与外科疾病肠套叠、肠扭转及腹膜炎鉴别。必要时做腹部透视、胃肠钡餐、空气或钡餐灌肠等检查。

5.肠套叠

80%发生于2岁以下小儿,病因不清,以腹痛、血便、呕吐、腹胀及肿块为表现,严重者可呈现全身衰竭状态。腹部B超可见横切面"同心圆"或靶环状影,纵切面"套筒"块影。

6.先天性巨结肠

由于结肠远端无神经节细胞,直肠或结肠远端持续痉挛,粪便淤积近端结肠,以致肠管扩大肥厚而形成巨结肠。临床表现为胎便排出延缓、顽固性便秘和腹胀,呕吐、营养不良和发育迟缓,直肠指检壶腹部空虚,拔出后可排出恶臭气体及大便。

7.肠易激综合征

由精神、遗传、感染、食物、肠道分泌及蠕动功能紊乱等多因素引起的慢性、反复发作的,以肠道运动功能障碍为主,无器质性病变的肠道功能紊乱综合征。临床表现为腹痛、腹胀、腹泻、便秘及肠鸣音增强等。

8.假性肠梗阻

为肠道肌肉神经病变,引起消化道运动功能障碍,临床表现为恶心、呕吐、腹胀、腹痛等肠梗阻表现,病程持久者可引起营养不良,并影响生长发育。临床可由于肠平滑肌或神经系统病变或者 EB 病毒、巨细胞病毒、肠道病毒等病毒感染所致。常无机械性肠梗阻证据。

三、诊断思路

(一)了解患儿的特点

1.年龄特点

年龄不同,出现腹胀的原因也不一样,新生儿及小婴儿有腹胀应考虑胃肠道畸形、幽门梗阻、先天性巨结肠及严重感染等,小儿腹胀以胃肠胀气为主,一般胃肠道内的气体主要来源于吞咽下的气体及消化道内经细菌作用产生的气体。先天性肥厚性幽门狭窄患儿常于出生后 2～4周出现症状。

2.性别特点

如遇女童发热、腹痛、下腹胀、排尿痛及排尿困难,应注意尿道感染。对青春期后女性患儿应注意妇科疾病引起的腹胀。

3.食物特点

进食过量豆类、花生、薯类等食物易引起腹胀。若患儿有乳糖酶缺乏、乳糖不耐受或食物过敏的患儿接触过敏原也可引起腹胀。

4.病程特点

对急性起病,时间短者需要考虑肠套叠、肠梗阻、消化道穿孔、腹膜炎或重症感染等所致,而反复腹胀,病程长的患儿需要考虑如肠易激综合征,肾病综合征,结缔组织疾病,营养性、肝性、肿瘤性、代谢性疾病等所致腹水。

(二)观察腹胀的形状

1.视诊

(1)腹胀范围。要注意是全腹胀、中腹胀、下腹胀、偏左或偏右侧的腹胀。引起全腹胀的内科病多见于胃肠炎、感染、中毒或电解质紊乱引起的肠麻痹;全腹胀常见的外科原因是低位性肠梗阻、气腹、血腹、腹腔感染及各种原因引起的腹水。全腹胀呈均匀圆形隆起,而脐部凹陷,应考虑肥胖或胃肠胀气、麻痹性肠梗阻等。若脐部凸起则多为腹水或腹内肿物。局限性腹胀常与该部位的脏器有关,如先天性胆管扩张症常表现右上腹的局限性腹胀。右上腹胀见于肝、胆肿大,中上腹胀胃肠道疾患,左上腹胀常由脾肿大、急性胃炎、功能性消化不良、肝硬化、幽门梗阻、胃扩张或血液系统等引起,下腹胀见于尿潴留,右下腹胀可能为阑尾周围脓肿。

(2)胃肠道蠕动。胃型及蠕动波提示幽门或十二指肠近端梗阻;小肠型常表示相应部位的小肠梗阻;先天性巨结肠则表现为沿结肠走行的宽大结肠型。

2.触诊

腹部触诊时要注意有无压痛及压痛部位。因年幼儿不能用语言表达,而年长儿因有惧怕心理不能如实表达,所以在判断腹部压痛时,要注意观察患儿对触压腹部的反应,以此判断有否压痛。压痛部位可协助判断原发病器官,如胰腺炎时左上腹压痛,胆囊炎时右上腹压痛,阑尾炎时右下腹压痛。肌紧张和反跳痛是腹膜炎的表现,往往提示存在外科疾病,但个别内科疾病也可致腹肌紧张,如糖尿病并发酮症酸中毒,应注意鉴别。触诊对腹部占位病变的诊断很有帮助,可了解囊性包块张力、实性肿物质地及表面光滑度,还可了解包块与脏器的关系,以确定肿物来源。

3.叩诊

腹部叩诊可提示腹胀是由气体、液体还是实性物引起。叩诊时气体为鼓音,液体为浊音,实性物为实音。少到中量气体位于肠腔内或腹腔,常需结合其他辅助检查确定,大量气腹可致肝浊音界消失而提示诊断。中量腹水时叩诊可发现移动性浊音。

4.听诊

腹部听诊对鉴别机械性肠梗阻或麻痹性肠梗阻意义最大,机械性肠梗阻时肠鸣音亢进,并可听到气过水音;而麻痹性肠梗阻时肠鸣音减弱或消失。如果发热腹胀患儿,发展为腹壁发红,并伴腹部压痛和肌紧张,肠鸣音消失,往往提示肠穿孔的可能。

(三)注意伴随症状

1.腹胀伴腹痛

伴剧烈腹痛时应考虑急性胆囊炎、胰腺炎、肠梗阻、急性腹膜炎.肠系膜血管栓塞或血栓形成、肠扭转、肠套叠等病变的可能。腹胀伴肠型或异常蠕动波多见于肠梗阻,如胃部有振水音时,多考虑为胃潴留或幽门梗阻。

2.腹胀伴呕吐

多见于幽门梗阻、肠梗阻等病变,其次可见于肝胆道及胰腺病变,功能性消化不良及吞气症等功能性病变有时也可发生呕吐。

3.腹胀伴暖气

常见于吞气症消化不良,慢性萎缩性胃炎、溃疡病及幽门梗阻等。腹胀伴肛门排气增加多见于食物在肠道发酵后结肠内气体过多、肠易激综合征等。

4.腹胀伴便秘

见于习惯性便秘,肠易激综合征(便秘型),肠梗阻,先天性巨结肠等。

5.腹胀伴腹泻

多见于急性肠道感染,肝硬化,慢性胆囊炎、慢性胰腺炎,吸收不良综合征等。

6.腹胀伴发热

多见于伤寒,急性肠道炎症,肠结核,结核性腹膜炎及败血症、脓毒症等。

(四)辅助检查

1.实验室检查

血常规、CRP、血沉及降钙素原等检查可提示患儿是否存在全身、肠腔内、腹腔或脏器的感染。尿、便常规可鉴别是否为尿路或肠道感染。对腹水患儿应首先通过腹水常规检查,确定为漏出液或渗出液。有时通过腹腔穿刺抽出少量液体即可确诊为炎症、出血、消化道或胆道穿孔。另外,腹腔肿瘤或转移瘤时,可在穿刺液中找到肿瘤细胞。

2.X线腹部立位片

由于正常新生儿和小婴儿腹部存在生理积气,因此无论气体增多或减少均提示可能存在病变。肠梗阻时腹部立位片可显示阶梯状液平面,直肠或结肠无气提示完全性肠梗阻;腹腔渗液增多,肠绊张力低,可能为绞窄性肠梗阻。腹部立位片如显示有腹下游离气体,可确诊胃肠道穿孔。因此,当怀疑肠梗阻胃肠道穿孔时应首选腹部立位片。腹部CT检查对因腹部肿物或肿瘤引起的腹胀具有诊断意义。CT检查不仅可测量肿物大小,还可确定肿物为实性或囊性,确定囊壁的厚度及囊内容物大概情况。但CT检查为静态图像,对功能方面的显示常不如B超。

3.腹部B超

B超检查易于显示软组织(如肝、脾)、液体、肾积水及胆总管囊肿、腹腔脓肿等囊性病变。对发现腹部占位性病变,并确定其性质及其与腹腔脏器的关系非常有意义。彩色多普勒可显示脏器血液供应和脉管系统形态,并可提示血流方向和速度,与CT和腹平片比有独到之处。在肠套叠早期,腹部B超比X线片更为敏感,并能为急性阑尾炎提出诊断依据。

四、治疗

根据临床表现及辅助检查确定。如属内科疾病引起者可采取积极的非手术疗法,如系外科疾病所致应迅速采取外科疗法及手术治疗。另外可采取对症治疗措施如肛管排气、胃肠减压、清洁灌肠,应用增强肠蠕动的药物,另外如抽放腹水、排除腹腔内游离气体等。

第四节 小儿消化道出血

一、概述

消化道出血的部位分上消化道和下消化道。上消化道指十二指肠末端Treitz韧带以上包括食管、胃、十二指肠、胰腺、胆道出血;下消化道出血指 Treitz 韧带以下包括空肠、结肠和直肠。消化道出血的临床表现是呕血和便血。明确出血的部位对估计可能的病因,采取检查手段和治疗措施有重要价值。食管出血表现是呕血,但如出血量较大,如食管静脉出血,一部分可进入胃中,因而也可有血便。呕血必须与咯血相鉴别,呕血表示血来自消化道,咯血表示血来自呼吸道。呕血的特点是先有恶心,血中带黏液,血为暗红色;咯血的特点是先有咳嗽,血中有泡沫,血为鲜红色。近年来流行的手足口病并发脑干脑炎所引起神经源性肺水肿,并肺出血,出血量很大,来不及完全从口中咳出,而咽入消化道引起黑便。呕血表示血来自食管,但如胃出血量较大,胃受到刺激产生逆蠕动,也可有呕血。便血表示出血来自胃肠道,但如食管出血量大(如食管静脉曲张破裂)部分血液进入胃而出现便血。便血可为黑色、暗红色、鲜红色。黑色表示来自胃,经过胃肠道血已全部破坏,但如出血量大,血在胃肠道未完全破坏,也可呈暗红色;暗红色表示血来自小肠,但如小肠出血量很大如梅克尔憩室、小肠海绵状血管瘤破裂,既可有暗红色血便,亦可带有部分鲜血;鲜红色血便表示血来自直肠和肛门,如直肠息肉、肛门裂等。综上所述,血便颜色对估计出血部位有重要意义,但也受出血量多少的影响。此外,血便中是否有其他物质如脓、黏液和其他,临床表现如是否有发热、皮疹、出血点、腹痛等也有助于估计出血部位和病因。

黑便患儿必须注意三件事情:①进食大量的含铁物质,如动物血、铁剂等大便也可发黑;②消化道大量出血后,全部排出需要 1～2 周,因而患儿胃肠出血后大便发黑不等于胃肠道在继续出血。要根据黑便的颜色是否变浅,贫血是否减轻来估计出血是否继续;③消化道任何部位出血量超过 60mL,肉眼可见血便,出血量在 10～60mL 见不到便血,大便潜血试验可出现阳性。

消化道出血的原因极为复杂,出血部位不同,出血量多少悬殊。明确消化道出血的病因,出血的部位,出血量多少是能否采取正确治疗措施的关键。

二、病 因

1.全身性疾病

有些全身性疾病可导致消化道出血,常见的有:维生素 K 缺乏,新生儿出血症,晚发性维生素 K 缺乏症,血友病、白血病、血小板减少性紫癜,过敏性紫癜,弥散性血管内凝血,应激性溃疡,急性感染后变态反应性浅表性胃炎,休克及低血压,败血症、肿瘤,结缔组织病等。

2.消化道疾病

(1)消化道感染。如细菌性痢疾,空肠弯曲菌肠炎,耶尔森菌肠炎,沙门菌肠炎、侵袭性大肠埃希菌肠炎、阿米巴痢疾,隐窝孢子虫肠炎,出血性大肠埃希菌肠炎,肠结核等。

(2)消化道畸形。如梅克尔憩室,消化道重复畸形,先天性幽门肥大性狭窄、食管裂孔疝、胃食管反流,消化道血管瘤,消化道动静脉瘘,肠旋转不良等。

(3)其他消化道疾病。如肠套叠、消化性溃疡、溃疡性结肠炎、克罗恩病、坏死性小肠结肠炎、肛门裂、直肠脱垂、胃黏膜脱垂、遗传性出血性毛细血管扩张症、绞窄性肠梗阻、肠系膜动脉栓塞、胃肠道肿瘤。严重烧伤引起的 Cushing 溃疡;颅内出血及外伤引起的 Cushing

Rokitansky 溃疡等。

3.其他

(1)肝胆系统疾病。如胆道急性化脓性感染、胆道蛔虫、肝胆肿瘤、肝硬化引起食管静脉曲张等。

(2)肾衰竭。

(3)长期使用糖皮质激素导致胃溃疡。

三、临床表现

1.慢性出血

慢性、反复小量出血,可无明显临床表现,但久之可导致患儿贫血、营养不良。大便外观正常或颜色稍深,潜血实验为阳性。

2.急性出血

(1)呕血。为上消化道出血的主要表现,呕出的血液为鲜红色或咖啡色,主要取决于血在胃内停留时间,时间短则为鲜红色,反之则为咖啡色。

(2)便血。可为鲜红色、暗红色、果酱样和柏油样,主要取决于出血部位及血液在胃肠腔内停留的时间,上消化道出血或血液在肠腔停留时间长者表现为暗红色或柏油样,下消化道出血或血液在肠腔停留时间短者为红色,越近肛门出血颜色越鲜红。

(3)发热。根据原发病和出血量多少可出现不同程度发热,感染性疾病所致出血常伴高热,大量出血由于血红蛋白分解吸收常导致低热,少量出血一般不导致发热。

(4)腹痛。肠腔内积血刺激导致肠蠕动增强,引起痉挛性疼痛和腹泻。

(5)氮质血症。大量出血时,血红蛋白分解吸收引起血尿素氮增高;出血导致休克,肾血流减少,肾小球滤过率下降,休克时间过长,导致肾小管坏死等均可导致氮质血症。

(6)失血性休克。出血量低于血容量 10% 时,无明显症状和体征;出血量达血容量 10%～20% 时,出现脸色苍白,脉搏增快,肢端发凉,血压下降;达 20%～25% 时,出现口渴、尿少,脉搏明显增快,肢端凉,血压下降,脉压差减小;到 25%～40% 时,除上述症状外,出现明显休克症状;＞40% 时,除一般休克表现外,还有神志不清,昏迷,无尿,血压测不出,脉压差为零。

四、实验室检查

1.血常规检查
血红蛋白、红细胞计数、红细胞压积均下降,网织红细胞增高。

2.大便常规
大便呈黑色、暗红或鲜红色,潜血试验阳性。

3.肝、肾功能检查
除原发肝病外,消化道出血时肝功能大多正常。

五、特殊检查

1.内镜检查

(1)胃镜检查。对食管、胃和十二指肠出血的部位、原因和严重程度均有较准确的判断。一般在消化道出血12~48小时内进行检查,其阳性率较高,但应掌握适应证。原则上患儿休克得到纠正,生命体征稳定而诊断不确定,需要决定是否手术治疗时应尽早进行胃镜检查,以利做出正确诊断,给予及时合理的治疗,并可预防出血的复发。

(2)小肠镜检查。由于设备的限制,现在小儿小肠镜只能到达屈氏韧带前后,在一个限的范围内检查,真正意义上的小儿全小肠镜检目前尚未开展。国外在成人中试用胶囊式的电子内镜对全消化道检查,其对小肠的检查填补了传统内镜的不足,但未见用于小儿的报道。

(3)肠镜检查。对以便血为主的下消化道出血,采用结肠镜检查可较准确诊断结肠病变,并可针对病变的种类采取相应的内镜下止血治疗,如电凝、激光、微波等。

2.X线检查

必须在患儿病情稳定、出血停止后1~2天进行。钡餐透视可诊断食管及胃底静脉曲张,胃、十二指肠和小肠疾病。钡灌肠透视可对直肠及结肠息肉、炎性病变、肠套叠、肿瘤和畸形做出诊断。但诊断的准确率不如内镜,而对消化道畸形的诊断价值较高。空气灌肠透视对肠套叠有诊断和复位作用。

3.造影

通过选择性血管造影可显示出血的血管,根据情况可栓塞治疗。

4.核素扫描

放射性^{99m}Tc扫描,可用于诊断出梅克尔憩室和肠重复畸形;活动性出血速度$<0.1mL/min$,用硫酸胶体Tc静脉注射能显示出血部位;活动性出血速度$\geqslant 0.5mL/min$,^{99m}Tc标记红细胞扫描,能较准确标记出消化道出血的部位。

5.判断出血是否停止

如有以下情况要考虑有活动性出血:①反复呕血或鼻胃管洗出血性液体,反复排血便(红色、暗红色、黑色或柏油样便或大便潜血试验阳性);②循环衰竭经有效治疗后未得到明显改善,或好转后又恶化,中心静脉压波动稳定后又下降($<5cmH_2O$);③红细胞计数、血红蛋白、红细胞压积下降,网织红细胞升高;④补液扩容后,尿量正常,但血尿素氮持续增高;⑤内镜、核素扫描、血管造影等检查提示有活动性出血。

六、鉴别诊断

1.诊断中应注意的问题

(1)认定。首先认定是否属消化道出血;排除食物或药物引起血红色及黑便的原因,如动物血和其他能使大便变红的食物、炭粉、含铁剂药物、铋剂。

(2)排除消化道以外的出血原因：包括：①鉴别是呕血还是咯血；②排除口、鼻、咽部出血。

(3)估计出血量。根据上述临床表现进行判断（15分钟内完成生命体征鉴定）。

(4)鉴别出血部位。

2.询问下列关键病史

(1)有关疾病史。胃食管反流病、慢性肝病、炎症性肠病、肾功能不全、先天性心脏病、免疫缺陷、凝血障碍等。

(2)近期用药史及目前用药。阿司匹林或其他非甾体类抗炎药、类固醇激素、肝毒性药物、能引起食管腐蚀性损伤药物。

(3)有关症状。剧烈呕吐或咳嗽、腹痛、发热或皮疹：出血的颜色、稠度、出血部位及出血时伴随症状。

(4)有关家族史。遗传性凝血障碍病、消化性溃疡病、炎症性肠病、毛细血管扩张病等。

3.体格检查应判断以下项目

(1)生命体征。心率加快是严重失血的敏感指征，低血压和毛细血管充盈时间延长是严重低血容量和休克的表现。

(2)皮肤。有无苍白、黄疸、瘀点、发绀、皮疹、皮肤血管损伤、肛周皮肤乳头状瘤等。

(3)鼻和咽部。有无溃疡和活动性出血。

(4)腹部。腹壁血管、脐部颜色、腹腔积液、肝大、脾大。

(5)其他。肛裂、痔等。

七、治疗

1.一般抢救措施

对严重出血或存在低血容量的患儿，要保持呼吸道通畅、维持呼吸和循环功能，予面罩给氧，建立两条通畅的静脉通道；取血查全血细胞计数、血小板计数、交叉配血、凝血酶原时间（PT）、部分凝血活酶时间（PTT）、肝功能检查，并测定电解质、尿素氮和肌酐。一次血红蛋白或血细胞压积正常不能排除严重出血。治疗可给生理盐水或乳酸盐林格液，每次 10mL/kg，静脉输入，直至患者情况稳定。如持续出血应输全血。

置留胃管，可判断出血情况、胃减压、温盐水灌洗，给凝血药物，抽出胃酸和反流入胃的物质。选择胃管时直径要尽可能大，距末端5cm处需留置侧孔，以温生理盐水 5mL/kg 洗胃，至少3次。勿使用冷盐水，可导致低体温。洗胃时胃内液体不能排空多属胃管阻塞引起，可更换胃管。

严密观察生命体征和病情变化，心电、呼吸、血压监测、血气分析、出入量记录（注意尿比重）。

补充血容量，纠正酸碱平衡失调。输液速度和种类应根据中心静脉压和每小时尿量来决定。如已出现低血容量休克，应立即输血。成人一般须维持 PCV＞30％，Hb＞70g/L，儿童应高于此标准，并根据病情进行成分输血。

2.饮食管理

休克、胃胀满、恶心患儿禁食;非大量出血者,应尽早进食;有呕血者,一旦呕血停止 12～24 小时,就可进流食;食管静脉曲张破裂者应禁食,在出血停止 2～3 天后,仅给低蛋白流食为宜。

3.药物治疗

药物治疗的目的是为减少黏膜损伤,提供细胞保护或选择性减少内脏流血。

(1)降低内脏血供。垂体后叶素主要用于食管、胃底静脉曲张破裂所致出血。静脉滴注垂体后叶素,能选择性减少 60%～70% 的内脏血供(主要使肠系膜动脉和肝动脉收缩,减少门静脉和肝动脉的血流量,从而使门脉压降低)。应用剂量为 0.002～0.005U/(kg·min),20 分钟后如未止血,可增加到 0.01U/(kg·min)。体表面积为 1.73m^2 时,垂体后叶素使用剂量为 20U 加入 5% 葡萄糖溶液中 10 分钟内注入,然后按 0.2U/min 加入 5% 葡萄糖溶液维持静点。如出血持续,可每 1～2 小时将剂量加倍,最大量 0.8U/min,维持 12～24 小时递减。有学者推荐成人剂量为 0.1U/(min·1.73m^2)增加到 0.4U/(min·1.73m^2)。加压素的不良反应包括液体潴留、低钠血症、高血压、心律失常、心肌和末梢缺血。成人使用时联合硝酸甘油可减少心肌缺血的不良反应,儿童患者可使用。

生长抑素及其衍生物能选择性作用于血管平滑肌,使内脏供血降低 25%～35%,门脉血流乃至门脉压力下降;内腱血管强力收缩而不影响其他系统的血流动力学参数,也不影响循环血压和冠脉张力;对门静脉高压患者,生长抑素可以抑制其胰高糖素的分泌,间接阻断血管扩张,使内脏血管收缩,血流下降。生长抑素还有其他如抑酸、抑制胃动力及黏膜保护作用。成人临床应用显示合并症明显低于垂体后叶素。

(2)止血药。肾上腺素 4～8mg 加入生理盐水 100mL 中分次口服;去甲肾上腺素 8mg 加入 100mL 冷盐水中经胃管注入胃内,保留半小时后抽出,可重复多次;16mg 去甲肾上腺素加 5% 葡萄糖溶液 500mL 于 5 小时内由胃管滴入;凝血酶 200U 加生理盐水 10mL 注入胃内保留,每 6～8 小时可重复 1 次.此溶液不宜超过 37℃,同时给予制酸剂,效果会更好;云南白药、三七糊等均可用于灌注达到止血效果。

巴曲酶有凝血酶样作用及类凝血酶样作用,可用 1kU,静脉滴注或肌内注射,重症 6 小时后可再肌内注射 1kU,后每日 1kU,共 2～3 天。

酚磺乙胺能增加血液中血小板数量、聚积性和黏附性,促使血小板释放凝血活性物质,缩短凝血时间,加快血块收缩,增强毛细血管抵抗力,降低毛细血管通透性,减少血液渗出。

(3)抗酸剂和胃黏膜保护剂:体液和血小板诱导的止血作用只有在 pH>6 时才能发挥,故 H$_2$ 受体拮抗剂的应用对控制消化性溃疡出血有效。可用雷尼替丁(静脉内应用推荐剂量为 1mg/kg,每 6～8 小时给药 1 次);重症消化性溃疡出血应考虑用奥美拉唑,剂量 0.3～0.7mg/(mg·d),静脉滴注,硫糖铝可保护胃黏膜,剂量 1～4g/d,分 4 次。

(4)内镜止血:上消化道出血可用胃镜镜下止血。食管和胃底静脉曲张破裂出血,可在胃镜引导下注入硬化剂,使曲张静脉栓塞机化,达到止血和预防再出血;亦可行曲张静脉环扎术以达到上述目的,但技术要求高。胃和十二指肠糜烂、溃疡出血,可根据病情的不同,选择不同的止血方法,如直接喷洒药物、电凝、激光、微波和钳夹止血等方法。结肠、直肠和肛管出血,可用结肠镜止血,有电凝、激光、微波和钳夹止血等方法;如息肉出血,可进行息肉切除。

4.手术治疗

(1)手术适应证。大量出血,经内科治疗仍不能止血,并严重威胁患儿生命。复发性慢性消化道出血引起的贫血不能控制。一次出血控制后且诊断明确,有潜在大出血的危险者。

(2)手术方式。主要根据不同的病因、出血的部位,选择不同的手术方式。

(3)腹腔镜治疗。国外开展腹腔镜进行腹部探查、止血成功,进行小肠重复畸形的治疗。

第五章　治疗药物的监测

第一节　治疗药物监测的基础

一、血药浓度与药效

(一)血药浓度与其作用部位浓度的关系

药物进入机体后到达作用部位,与药物受体形成可逆性的结合而产生药理作用。对大多数药物而言,药理作用的强弱和持续时间与其在作用部位的浓度成正比,但实际工作中由于技术上的困难,要直接测定局部的药物浓度,采集样本的难度大。此外,还受到医学伦理道德规范的限制,因此直接采集人体组织样品不具备临床可行性。目前还不能直接测定药物受体部位的药物浓度,只能通过测定血液中的药物浓度间接了解药物在作用部位的浓度。因此,测定血液中的药物浓度可作为判断药物在受体部位浓度的间接指标。

血液中的药物有两种形式,一是与血浆蛋白结合的结合型药物,另一是游离型药物。由于只有游离型的药物才能通过细胞膜到达作用部位,产生药物疗效,因此测定游离型药物浓度才能较好地了解药物在作用部位的浓度。然而由于测定技术上的困难,目前普遍以血浆药物总浓度作为药物在作用部位浓度的检测指标。一般情况下,药物的总浓度及其变化能够反映出药理作用的强弱及持续时间的长短,但是在以下药物血浆蛋白结合率发生变化的情况下,药物总浓度的变化与游离型药物浓度变化并不平行:①与血浆蛋白结合率高的药物,如抗心律失常药丙吡胺,其蛋白结合率依血药浓度而异,为 $35\% \sim 95\%$,呈现明显的浓度依赖性,表现为非线性动力学。但是该药的游离型浓度为线性动力学,游离型药物浓度与该药的抗心律失常作用的相关性明显优于总药物浓度;②疾病改变了药物血浆蛋白结合率,如在肝硬化患者体内,奎尼丁的游离型药物浓度可增加 3 倍,但是总药物浓度变化并不明显。鉴于以上原因,说明血中游离型药物浓度与药理效应关系更为密切,因此克服游离型药物浓度测定上的困难,对真实反映血药浓度与药理效应之间的关系极为重要。

(二)药物剂量-浓度-效应间的关系

研究表明,相同的药物剂量给药后,在不同的种群之间其血药浓度各异,即使在同种群体不同个体之间也会产生很大的血药浓度差异。有人对 42 例癫痫患者每天服用 300mg 苯妥英钠后同一时间的血药浓度进行了研究,发现苯妥英钠在有效血药浓度范围($10 \sim 20\mu g/mL$)内的有 11 例(26.2%)，低于治疗浓度(10μg/mL)的 23 例(54.8%)，高于治疗浓度(20μg/mL)的 8 例(19%，包括超过中毒浓度 30μg/mL 的 3 例)。由此可见，服用药物剂量虽然相同，但对不同个体可表现为无效、有效或中毒等效应间的差异。相比之下，虽然不同个体尤其是不同种属间服用的药物剂量相差很大，但是只要产生的血药浓度相同，其药理效应就极为相似。如保泰松对兔和人的剂量分别为 300mg/kg 及 10mg/kg，两者相差 30 倍，但 10～20μg/mL 是其产生抗炎作用的共同有效血药浓度。因此，与剂量相比，血药浓度和药理效应的相关性更强。

(三)有效血药浓度范围

有效血药浓度范围是指最小有效浓度(MEC)与最小中毒浓度(MTC)之间的血药浓度，临床上常将此范围称为药物治疗窗。一个好的药物治疗方案是给予合理剂量后，在给药间隔内的血药谷浓度与峰浓度维持在治疗窗内，从而可以达到最佳疗效并且避免中毒反应。如果给药后血药浓度低于 MEC 则达不到疗效，超出 MTC 则发生药物中毒。如苯妥英钠的有效血药浓度范围是 10～20μg/mL，在此治疗窗内时有抗癫痫及抗心律失常作用，当血药浓度低于 10μg/mL 时无药理效应，达 20～30μg/mL 时出现眼球震颤，达 30～40μg/mL 时出现运动失调，超过 40μg/mL 时出现精神异常甚至死亡。因此，有效血药浓度范围在 TDM 中是判断无效、有效和中毒的重要标志。

(四)目标浓度

血药浓度与药理效应之间的相关可能因某些因素如衰老、疾病、合并用药等而产生变异，致使有效浓度范围在某个患者体内与一般人明显不同。为了避免机械地生搬硬套有效浓度所导致的个体患者治疗失误，近年来有人提出目标浓度这一概念。所谓目标浓度指的是根据具体病情和药物治疗的目标效应为具体患者设定的血药浓度目标值，目标浓度的设立必须考虑治疗指征、个体患者的生理病理状况、患者的用药史等。目标浓度注重血药浓度与药理效应之间相关关系的个体化。与有效浓度范围不同，目标浓度既没有绝对的上下限也不是大量数据的统计结果。

二、血药浓度与药效的相关模式

(一)血药浓度与药效呈直接关系

在多剂量给药达到稳态的情况下，血液中药物浓度与作用部位浓度达到平衡状态，这时可以用纯粹的药效学模型来描述血药浓度—药效关系。例如对数线性模型，该模型提示在 20%～80% 最大效应范围内，效应强度和血药浓度的对数呈近似的线性关系，即：

$E = AlgC + B$

式中 E 为药物效应强度，C 为血药浓度，A 为直线斜率，B 为常数。

(二)药效滞后于血药浓度

药理效应和血药浓度之间的关系不一定都符合上述公式，某些药物的药理效应滞后于血药浓度的升高,即所谓滞后现象。某些药物在单剂量给药的情况下,药理效应滞后于血药浓度最为常见,这种滞后现象常由下述原因所致。

1.药物向效应部位分布需要一定的平衡时间

如果效应部位处于血管分布较少、血流慢、流量小的周边室,药物从中央室进入周边室作用部位就需要经过一定的时间才能使药物浓度趋向平衡。在这种情况下,就会出现药理效应滞后于药物浓度的现象。例如地高辛静脉给药后血药浓度一开始便处于峰值状态,而地高辛向心肌的分布一般需要 6h 左右才能达到平衡,此时血药浓度已经下降,但是地高辛却在血药浓度较低时呈现最大药理效应。

2.药物的间接作用

很多药物到达效应部位很快,但起效很慢,这是由于药物需通过间接作用于某一活性介质才能起作用,这个过程需要一定的时间。所以血药浓度的变化和药理效应的变化在时间上就可能不一致。在临床用药时,应根据药物作用机制来分析药效滞后于血药浓度的原因,如华法林的抗凝血效应,华法林可抑制凝血酶原复合物的合成,使其体内浓度降低而产生抗凝作用,但华法林不影响凝血酶原复合物的分解,而这种分解过程速度很慢,所以通常在给药后数日华法林才呈现出最大抗凝作用。

三、影响血药浓度的因素

在 TDM 中影响血药浓度的因素有很多,主要来自药物本身和机体两方面。药物本身因素主要包括药物的理化性质、药剂学因素、药物活性代谢产物、手性药物对映体等;机体因素包括年龄、性别等生理因素和病理因素,还包括遗传、各种生活习惯如吸烟、饮酒等。在 TDM 时一定要考虑上述因素对血药浓度的影响。

(一)药物本身因素

1.药物的理化性质

药物的理化性质如脂溶性、解离度、相对分子质量等均可影响药物的吸收,从而影响血药浓度。①脂溶性:脂溶性药物可溶于生物膜的类脂质中而扩散,故较易被吸收。水溶性药物单纯经被动扩散不易被吸收,但如果能经主动转运机制吸收,如经转运体转运,则易被吸收而使血药浓度升高。如临床上口服的水溶性-内酰胺类抗生素头孢氨苄吸收良好,血中很快可以测到其浓度,因其化学结构决定头孢氨苄可经胃肠道肽转运体 1(PEPT1)转运体主动转运而易被吸收。②解离度:对弱酸性或弱碱性药物而言,由于受到胃肠道内 pH 的影响,药物以非解离型(分子型)和解离型(离子型)两种形式存在。两者所占的比例由药物的解离常数 pK_a 和吸收部位的 pH 所决定。弱酸性药物在碱性环境下解离度大,不易被吸收,血药浓度较低,因此临床上如遇口服弱酸性药物中毒,应该采用弱碱性药物洗胃,防止弱酸性药物吸收入血。如口服弱酸性药物苯巴比妥过量引起中毒时,应该用碳酸氢钠洗胃,减少药物的吸收,从而防止其血药浓度升高而解救中毒。③相对分子质量:相对分子质量大的水溶性药物不易被吸收,相对分子质量小的水溶性药物可以自由通过生物膜的膜孔扩散而被吸收入血,因此血药浓度较高。相对分子质量大的药物,即使是脂溶性的,其吸收也受限。

2.药剂学因素

药物的剂型对药物的吸收有很大影响。固体制剂的崩解和溶出速度直接影响药物的吸收而影响血药浓度。剂型不同,给药部位和吸收途径会有很大差异,直接影响药物的生物利用度。缓释剂和控释剂可调控药物吸收的程度和速度。缓释剂利用无药理活性的基质或包衣阻止药物迅速溶出以达到非恒速缓慢释放的效果,而控释剂可以控制药物按零级动力学恒速或近恒速释放,以保持恒速吸收。各种剂型中的药物吸收和生物利用度取决于剂型释放药物的速度与数量。一般认为,口服剂型生物利用度高低的顺序依次为:溶液剂>混悬剂>颗粒剂>胶囊剂>片剂>包衣片。因此,了解剂型因素对血药浓度的影响对 TDM 具有重要的临床意义。

3.药物活性代谢产物

许多药物在体内可形成具有药理活性的代谢产物,且有些原型药物主要通过其活性代谢产物来发挥药理作用。在活性代谢产物浓度较高、活性较强或心、肝、肾衰竭时,对原型药物监测的同时还应重视活性代谢产物的监测,因为有时可能出现明显的毒性反应甚至不可预测的药物效果。例如,抗心律失常药阿普林定、奎尼丁的活性代谢产物可达到与原型药相同的药效甚至超过原型药;有些药物如胺碘酮、维拉帕米、普鲁卡因胺、利多卡因、恩卡尼的活性代谢产物血药浓度可与原型药浓度相同甚至达到更高的水平。普鲁卡因胺的活性代谢产物乙酰卡尼半衰期较长,且主要通过肾代谢。普鲁卡因胺给药 2 天以上,此时即使普鲁卡因胺血浆浓度低于治疗浓度,仍能产生明显的抗心律失常作用。这说明乙酰卡尼的抗心律失常作用不可忽视。因此,上述情况下仅测原型药的血药浓度不能反映药物效应的真实情况,还应同时测定其活性代谢产物的血药浓度。

一般认为,对活性代谢产物的 TDM 应考虑以下三方面:①活性代谢产物药理活性与原型药的关系,是相加、协同还是拮抗作用,两者的作用强度比值如何;②活性代谢产物与原型药的药代动力学是否有差异;③肝、肾等疾病时活性代谢产物是否有蓄积,蓄积程度如何。

4.手性药物对映体

同一手性药物的不同对映体之间不仅具有不同的药理活性,而且具有不同的药动学特性。绝大多数合成的手性药物在临床以消旋体形式给药,即从立体化学角度看,实际上给予的不是单一物质,而是左旋体与右旋体各半的混合物。如果对各个对映体不分别加以监测,则有可能对测定数据的解释产生偏差而影响临床药物治疗。如妥卡尼的两个对映体的肾清除率明显不同,R-对映体为 S-对映体的 1.54 倍。又如,环己巴比妥的 S 型对映体有药理活性,但其清除率仅为非活性对映体 R 型环己巴比妥的1/3,故 S 型具有较高的血浆浓度和较长半衰期。如给予临床常用的消旋体 R,S-环己巴比妥后,测定消旋体浓度不能反映药物活性部分的血药浓度与效应之间的相关性。维拉帕米静脉给药,其左旋体的总体清除率为右旋体的 2 倍,口服给药时左旋体的首关代谢明显高于消旋体,左旋体的口服清除率比右旋体大4～5倍。现已发现,即使增加口服量,使其产生的消旋维拉帕米浓度与静脉注射相同,口服给药的抗心律失常作用亦较静脉注射时低 2～3 倍,这是由于口服给药时有活性的左旋体的生物利用度较无活性的右旋体低的缘故。这种药物效应对给药途径的依赖性亦见于其他一些手性药物。

(二)机体因素

1.生理因素

(1)年龄:新生儿由于机体器官功能尚未发育健全,特别是肝、肾功能未发育完善,使药物的体内过程与成人有很大的差异。如新生儿的血浆蛋白结合率低,苯妥英钠在新生儿血浆的游离药物浓度可达成人的 2 倍,极易导致中毒;又如老年人的肾排泄功能下降,用氨基糖苷类抗生素庆大霉素时,由于肾清除率低下,容易导致血药浓度升高产生中毒。

(2)性别:某些 CYP 酶活性在不同性别可表现出明显差异。如临床上口服美托洛尔时,女性血药浓度明显高于男性。这是由于美托洛尔经 CYP2D6 代谢,女性 CYP2D6 活性较低所致。而临床上口服甲泼尼龙时,女性血药浓度则较男性明显降低。这是因为甲泼尼龙主要经 CYP3A4 代谢,而女性 CYP3A4 活性明显较男性强所致。

2.病理因素

疾病状态可以使药物的吸收、分布、代谢和排泄发生明显改变而影响血药浓度。在诸多的疾病中,肝、肾功能障碍以及充血性心力衰竭等疾病对药代动力学的影响较大。如非洛地平、戈洛帕米、尼卡地平、硝苯地平、尼莫地平、尼索地平及尼群地平等药物的肝清除率在肝硬化患者明显降低,血药浓度升高。肝硬化时肝血流量下降,利多卡因的肝清除率明显降低,血药浓度明显升高,AUC 及 C_{max} 明显增加,半衰期显著延长,加大了药物中毒的危险性。又如,主要经肾排泄的庆大霉素在肾功能降低 1/6 时其血药浓度可增加 3 倍,消除半衰期可延长近 6 倍,此时极易产生药物毒性反应。因此,在某些疾病状态下采取血药浓度监测对临床安全合理用药、减少不良反应有着十分重要的临床意义。

3.遗传因素

不同种族或同种族不同个体之间的 CYP 酶活性由于先天性差异,会导致个体代谢药物的能力不同,血药浓度差异明显。如奥美拉唑经 CYP2C19 代谢,消化性溃疡病患者口服奥美拉唑后,CYP2C19 弱代谢者的血药浓度是强代谢者的数倍。白种人用地西泮的剂量为中国人 2 倍的原因是白种人代谢地西泮的能力高于中国人,因此服用同剂量的地西泮时,中国人的血药浓度高于白种人。

4.时辰因素

由于生物节律的影响,药物在一天的不同时辰给予,其血药浓度以及药物在体内的存留时间可有明显差异。口服茶碱时,09:00 给药比 21:00 给药的血药浓度高。因为 09:00 给药时,胃液 pH 高,酸度低,弱碱性的茶碱解离度低,多以电中性分子的形式存在,故吸收多,血药浓度高。而 21:00 给药时,胃液 pH 低,酸度高,茶碱解离度高,多以荷电离子的形式存在,故吸收少,血药浓度低。

5.生活习惯

（1）吸烟。吸烟对 CYP 酶有诱导作用，吸烟者服用地西泮或茶碱时，由于 CYP450 酶被吸烟所诱导，可使血药浓度降低。

（2）饮酒。长期少量饮酒可诱导 CYP 酶，提高肝药物代谢能力，因此此时服用某些药物时，可使血药浓度降低。但暴饮导致的酒精中毒，可损害肝，使肝代谢药物的能力降低。

（3）食物。某些食物对某些药物代谢有明显的影响。如高蛋白饮食能显著缩短茶碱在哮喘儿童体内的半衰期，而高糖类饮食则显著延长茶碱的半衰期，使 AUC 增大。一般来说，高蛋白糖类饮食可加快药物代谢。伊曲康唑和酮康唑在酸性条件下易吸收，但用酸性的可口可乐服药后可使伊曲康唑和酮康唑的生物利用度显著增高。葡萄柚汁可明显抑制 CYP3A4，故以葡萄柚汁服用 CYP3A4 底物药物时，可引起后者血药浓度、AUC 显著增加。饮用葡萄柚汁能使抗焦虑药丁螺环酮的峰浓度增加 43 倍，AUC 增加 9.2 倍；使辛伐他汀峰浓度增加 12 倍，曲线下面积增加 13.5 倍。更有甚者，有报道，过敏性鼻炎患者服用特非那定时饮用葡萄柚汁，可导致特非那定中毒死亡。

第二节 治疗药物监测的临床意义

TDM 的临床应用范围很广，不仅涉及指导临床安全合理用药、个体化给药方案的制订、药物过量中毒的诊断、根据 TDM 的结果确定合理的给药间隔、进行药物遗传学监测等方面，还可以根据 TDM 来判断患者的用药依从性。此外，还可将 TDM 的结果作为法律、医疗差错、医疗纠纷的鉴定依据。

一、指导临床合理用药

开展 TDM，根据血药浓度及患者药代动力学参数变化调整给药方案，对指导临床合理用药、提高临床治疗水平、减少或避免药物毒性反应具有重要的临床意义。如在 20 世纪 60 年代以前对抗心律失常药物普鲁卡因胺采用固定剂量给药，即每天 2～3g，分 3～4 次给药，此种给药方案经常导致临床不良反应或中毒。70 年代开展 TDM 以来，改变了传统经验模式，即不再开固定剂量处方，而是根据 TDM 调整给药方案，使普鲁卡因胺在预防和治疗严重室性心律失常方面变得更加安全和有效。又如按常规剂量、经验给予氨茶碱的血药浓度大多高于或低于治疗水平，只有 12% 处于治疗浓度范围，通过 TDM 调整给药剂量后，可使 95% 患者的血药浓度在治疗浓度范围，提高了疗效和安全性。有人报道，通过 TDM 及给药个体化，可使老年心力衰竭患者的地高辛中毒率由 44% 下降到 5% 以下。

二、给药个体化

药物剂量和所产生的药理作用存在很大的个体差异，并非所有的患者在根据教科书或药品说明书中规定的剂量后都能产生相同的疗效,因此,理想的给药方案是实现给药个体化。给药个体化的目的就是有的放矢地调整个体患者给药方案,从而达到理想的治疗效果,避免药物毒性反应。因此,必须掌握药物的有效血药浓度范围和患者的个体化资料,通过测定体液中的药物浓度,计算出各种药动学参数,然后根据患者的具体情况设计出针对个人的给药方案。

三、药物过量中毒的诊断

TDM 可为药物过量中毒的诊断和治疗提供客观的监测依据,这对于只靠临床观察不易及时确诊的病例显得尤为重要。如早期使用对乙酰半胱氨酸可保护肝,但其氧化代谢产物有肝毒性,可导致急性重型肝炎甚至死亡。服用中毒剂量的对乙酰氨基酚的初期中毒症状并不明显,通常在用药 3 天后才出现,而此时进行治疗已延误时机。因此,为了及时诊断和治疗,在服用对乙酰氨基酚的早期应该进行 TDM。相似的例子可见导致神经和肾损害的锂中毒。锂中毒的早期症状也不明显,易被临床忽略,因此在应用锂治疗的初期,建议进行 TDM。

四、确定合理的给药间隔

根据药动学理论设计合理的给药间隔时间,是 TDM 的一项重要工作。常规的每日 3 次给予氨茶碱的给药间隔,往往因考虑上下班或交接班的方便而被护士将给药时间定在 8:00、11:30 和 17:00 前,此时血药浓度常低于治疗浓度,不能很好地控制哮喘。而每隔 8h 的给药间隔则可使血药浓度维持在治疗浓度范围,较好地控制哮喘。

五、药物遗传学监测

从遗传学角度讲,个体的药物代谢酶、转运体、靶蛋白或受体蛋白的遗传多态性是导致药物疗效和不良反应差异的真正原因。鉴于此,在临床药物治疗中,除了对生物样品进行 TDM 以外,在有条件的医院,还应该提倡和强调进行药物遗传学监测。所谓药物遗传学监测,是指通过药物代谢酶表型分型或基因分型来筛选个体的遗传多态性。基本方法是运用药物探针测定药物的代谢产物,从生化水平上衡量个体药物遗传学的差异,将药物在个体的代谢过程分为慢代谢型、中间代谢型、快代谢型和极快代谢型。

与传统的 TDM 相比,药物遗传学监测在给予患者药物之前就可预测到个体对该药的反应,其优点如下:①取样多样化,对患者的创伤较小。如可利用唾液、发根或颊拭子等生物样品。②可随时取样,不需要等待稳态条件。③举一反三,即测定一个药物可预测多个遗传特性与其相关的药物。④可解释药物产生个体差异的分子机制。⑤对个体的监测结果可以用于此个体一生。

药物遗传监测的结果可以改变"千人一药,千人一量"的传统给药方法而达到"对症下药,量体裁衣",即对有药物遗传特性的个体患者采用特异的治疗药物,避免了在药物治疗中给个体患者毫无疗效的药物,同时不仅避免了药物的浪费,还提高了患者对药物治疗的依从性。但药物遗传学监测不能取代传统的 TDM。只有将两者有机地结合起来才能使临床药物治疗真正达到合理、有效、经济的目标,并能使鉴别和处理个体患者变得容易。例如,临床观察到某个体与群体有药效学差异,在需要调整治疗药物给药方案时,传统的 TDM 是证明个体获得有效治疗浓度范围的唯一方法,而药物遗传学监测可以解释该药物对该患者无效的原因。

随着全国医疗保健进入个体化治疗时代,除了采用传统的 TDM 检测患者血药浓度是否在治疗窗外,临床还应前瞻性地用患者的特异性遗传信息来监测药物治疗,即不仅对特殊个体采用最佳治疗药物,而且在治疗全过程均确保最有效、最安全的剂量。

目前,药物遗传学监测技术也有了较大的发展和进步,高通量基因芯片检测技术以及人源化基因操作动物模型的飞速发展推动了 TDM 以及药物遗传学监测的研究。2004 年 12 月,美国 FDA 批准了第一个采用基因芯片技术对 CYP2D6 的基因变异进行筛查和基因分型的实验室遗传学检测方法。通过该检测,可以评估患者对受体阻断剂、抗抑郁药、抗精神病药和抗肿瘤化疗药物等的代谢能力,这些药物均与 CYP2D6 相关,从而更确切地掌握个体患者临床用药量。

六、判断患者的用药依从性

依从性决定了患者是否按医嘱用药。患者不按医嘱用药是治疗失败的原因之一。有人统计,大约有 60% 的患者不严格按医嘱用药。TDM 是判断患者是否按医嘱用药的重要手段。通过 TDM 的结果,可有理有据地劝说患者按医嘱用药,从而提高治疗效果。

七、法律、医疗差错、医疗纠纷的鉴定依据

在与用药有关的法律、医疗差错、医疗纠纷中,进行 TDM 可提供有价值的鉴定依据。据统计,TDM 工作开展较好的医疗机构中,由用药导致的医疗纠纷也减少。

第三节　治疗药物监测的指征

开展 TDM 工作,药物必须具备系列客观条件,包括:①药物的治疗作用和毒性反应必须与血药浓度呈一定相关性;②在较长时间内保持其治疗作用的药物,而非一次性或短暂性给药;③药物疗效判断困难或指标不明显;④已具有可供参考的药物治疗浓度范围和药物动力学的参数;⑤已建立了灵敏、准确和特异的血药浓度测定方法,可迅速获得结果,并据此可调整给药方案。

具备下列性质的药物则通常需要进行 TDM。

1.治疗指数窄,毒性反应强的药物

该类药物的有效剂量与中毒剂量接近,用药剂量不易掌握,易发生毒性反应。如地高辛、茶碱、苯妥英钠、奎尼丁。

2.个体间血药浓度差异大的药物

有些药物按同一剂量给药后,个体间血药浓度差异较大,表现在临床治疗上疗效差异大。如三环类抗抑郁药。

3.具有非线性药动学特征的药物,尤其是非线性发生在治疗浓度范围内

体内对该类药物的消除能力有一定的饱和性,当达到饱和时,剂量稍有增加,其血药浓度急剧增加,半衰期延长,极易发生毒性反应。比较典型的药物有苯妥英钠、茶碱、水杨酸盐类、甲氨蝶呤等。

4.肝肾及胃肠道功能障碍

肝功能损害导致主要经肝代谢的药物消除减慢(如利多卡因、茶碱等),而肾功能障碍时则导致主要经肾排泄的药物排泄量减少(如氨基糖苷类抗生素)。上述两种情况均可使血药浓度增加,易发生毒性反应。当胃肠道功能障碍时,使药物吸收不良,影响治疗方案的确定。

5.判断患者用药的依从性

考察是否因长期用药后肝药酶的诱导(抑制)作用对药效产生了影响,考察是否有其他原因不明的药效变化。

6.判断药物毒性反应

当药物的中毒症状与疾病本身的表征类似,临床无明确的判断标准时。如地高辛可用于治疗室上性心律失常,而其毒性反应也可为室上性心律失常;苯妥英钠的毒性反应可引起抽搐,与癫痫的发作不易区分。

7.合并用药产生相互作用

药物的相互作用可改变药物的体内动力学过程,影响药物的疗效,需要通过 TDM 进行剂量调整。

各个医疗机构所用的药物品种不同,TDM 的具体药物种类亦不同,临床常需监测的药物见表 5-3-1。

表 5-3-1　临床常监测的药物

类别	药物
抗生素	庆大霉素、妥布霉素、卡那霉素、阿米卡星、万古霉素
强心苷类	地高辛、洋地黄毒苷
抗心律不齐药	胺碘酮、利多卡因、奎尼丁、普鲁卡因胺、丙吡胺
抗癫痫药	苯妥英钠、卡马西平、苯巴比妥、丙戊酸钠
平喘药	茶碱
三环类抗抑郁药	阿米替林、去甲替林、丙米嗪、地昔帕明
抗躁狂药	碳酸锂
抗肿瘤药	甲氨蝶呤
免疫抑制剂	环孢素、他克莫司

在下列情况下不需要进行 TDM

(1)当药物的治疗浓度范围较大,安全性好,不需要个体化给药时。如 β-内酰胺类抗生素。

(2)当药效可用临床指标定量测出时。如抗凝剂、抗高血压药物、治疗糖尿病药物等。

(3)血药浓度不能预测药理效应时。

(4)因疾病的治疗疗程原因,患者在治疗期间不能受益于 TDM 时。

第四节 治疗药物监测的流程

目前,在我国有条件的医院中,TDM 已经作为临床药物治疗的常规手段。TDM 流程可分为:申请、采样、测定、数据处理及结果分析五个步骤。

一、申请

临床医生和临床药师根据患者的疾病特征及使用药物,确定患者是否需要进行 TDM。由医生提出 TDM 申请并填写申请单,至少应包括下述内容:①患者的基本信息,如姓名、开立科室、门诊号或住院号等;②提出申请的医师姓名;③测定样本的类型;④申请的检测项目;⑤样本采集时间和实验室收到样本的时间;⑥患者的临床资料,包括性别、年龄、初步诊断等。设计完善的申请单应包含足够的信息以利于药师对检测结果进行解释。

二、采样

临床医生提出 TDM 申请后,护士根据医嘱按照有关要求采集样本,并将其尽快送交 TDM 实验室,以保证药物在生物样本中的稳定性。不能及时送检时一般视样品的种类和药物的性质放入 2～8℃冰箱冷藏;如需较长距离运送,应将密封的标本装入聚乙烯塑料袋,放入冷藏箱内运输。TDM 中应用最多的是血液样本,包括全血、血浆、血清,其次是尿液样本。在特定情况下,TDM 也可采用其他体液样本,如唾液、脑脊液等。

三、测定

TDM 实验室收到样本后,应按要求对样本进行验收,对于不合格的样本予以拒收,对于符合要求的样本应在规定时间内按照标准操作规程进行处理、测定。

四、数据处理

TDM 实验室对获得的药物浓度数据进行分析判断,必要时采用药代动力学公式或软件进行处理,给出有关的药代动力学参数。

五、结果分析

临床药师根据 TDM 结果和患者的临床表现,进行解释,并与临床医生一起制订个体化给药方案。TDM 的结果分析是非常重要的环节,正确地解释 TDM 的结果,才能正确地指导临床用药。

第六章　抗精神失常药

第一节　抗精神药

精神分裂症是以思维、情感、行为之间不协调，精神活动与现实脱离为主要特征的一类常见的精神病。根据临床症状，将其分为两型，即 Ⅰ 型和 Ⅱ 型。前者以幻觉、妄想、思维紊乱等阳性症状为主；后者则以情感淡漠、意志缺失、主动性缺乏等阴性症状为主。抗精神病药又称神经安定药，主要用于治疗精神分裂症，对其他精神病的躁狂症状也有效。

【作用机制】

精神分裂症的发病机制有许多学说，其中脑内多巴胺（DA）系统功能亢进的学说得到了广泛的接受和认可，该学说以下述事实为基础：①精神分裂症患者应用 L-dopa 或促进 DA 释放的药物如苯丙胺可使病情恶化；②精神分裂症患者多巴胺 β-羟化酶活性较正常人低，故减少 DA 转化为 NA，实际增加 DA 含量；③减少 DA 的合成和储存，能改善病情；④ Ⅰ 型精神分裂症患者死亡后，其壳核和伏隔核 DA 受体（尤其是 D_2 亚型）数目显著增加，DA 代谢产物也增加；⑤应用氯丙嗪等多巴胺受体阻断药可缓解症状，且临床用量与受体阻断作用密切相关。此外，递质 ACh、NA 和 5-HT 增加及 GABA 功能不足等与发病也有一定关系。

DA 是一种重要的中枢神经递质，参与人类神经精神活动的调节，其功能紊乱（亢进或减弱）可导致严重的神经精神疾病。人类中枢神经系统主要存在 4 条 DA 通路：①中脑-边缘系统，主要调控情绪反应。②中脑-皮质系统，主要参与认知、思维、感觉、理解和推理能力的调控。抗精神分裂症药主要药效与中脑-边缘系统及中脑-皮质系统 D_2 受体阻断有关。③黑质-纹状体系统，是锥体外系运动功能的高级中枢。抗精神分裂症药的锥体外系副作用与该通路 D_2 受体阻断有关。④结节-漏斗系统，主要调控垂体激素的分泌，如抑制催乳素的分泌、促进促肾上腺皮质激素（ACTH）和生长激素（GH）的分泌等，应用抗精神病药物则可产生相反的作用，使催乳素分泌增加，ACTH 和 GH 分泌减少，这是其不良反应的基础。

中枢多巴胺受体可分为 D_1 和 D_2 亚型。目前已知中枢神经系统内有 5 种多巴胺受体（D_1、D_2、D_3、D_4 和 D_5）。D_1、D_5 在药理学特征上符合 D_1 亚型受体，称为 D_1 样受体，D_2、D_3、D_4 符合 D_2 亚型受体特征，因此称为 D_2 样受体。黑质-纹状体系统存在 D_1 样受体和 D_2 样受体，中脑-边缘系统和中脑-皮质系统主要存在 D_2 样受体，结节-漏斗系统主要存在 D_2 样受体中的 D_2 亚型。

【药物分类】

抗精神分裂症药大多是强效多巴胺受体阻断药,在发挥治疗作用的同时,大多药物可引起情绪冷漠、精神运动迟缓和运动障碍等不良反应。根据其化学结构及作用特点,将抗精神分裂症药分为以下几类:

1.典型抗精神分裂症药

通常称为第一代抗精神病药。这些药物化学结构各异,主要作用机制基本相同。

(1)吩噻嗪类:①二甲胺类,如氯丙嗪;②哌嗪类,如奋乃静、三氟拉嗪等;③哌啶类,如硫利达嗪。④苯甲酰胺类,如舒必利等。

(2)硫杂蒽类:如氯普噻吨、氟哌噻吨等。

(3)丁酰苯类:如氟哌啶醇、氟哌利多等。

2.非典型抗精神分裂症药

通常称为第二代抗精神病药。这些药物的机制与典型药物有较大区别。

(1)苯二氮䓬类:如氯氮平等。

(2)苯丙异噁唑类:如利培酮。

(3)二苯基丁酰哌啶类:如五氟利多等。

(4)其他类:如阿立哌唑等。

典型抗精神病药对阳性症状为主的Ⅰ型精神分裂症有效,但同时多有较严重的锥体外系不良反应。非典型抗精神病药不仅对阳性症状有效,对阴性症状为主的Ⅱ型精神分裂症也有效,还能改善患者的认知功能、情感症状等,具有引起急性锥体外系症状的危险性较小、催乳素水平升高的程度较轻、镇静作用较弱等优点。但是,非典型抗精神分裂症药物可能引起体重增加、糖脂代谢障碍等其他不良反应,新上市的阿立哌唑和齐拉西酮较少引起体重增加。

一、第一代抗精神病药物

(一)吩噻嗪类

氯丙嗪

氯丙嗪是第一个问世的吩噻嗪类抗精神分裂症药,由于其疗效确切,至今仍是临床常用药物之一。

【体内过程】

氯丙嗪口服或注射均易吸收,口服后2～4h血药浓度达峰值,出现镇静作用。服药后1～3周出现抗精神病作用。食物、胆碱受体阻断药可显著延缓其吸收。肌注吸收迅速,但因刺激性强应深部注射。吸收后约90%与血浆蛋白结合,可分布到全身各组织,以肺、肝、脑、脾和肾中较多。脑内浓度可达血浆浓度的10倍,其中以下丘脑、基底神经节、丘脑和海马等部位浓度最高。氯丙嗪主要在肝经P$_{450}$系统代谢为多种产物,主要经肾排泄,亦可通过乳汁分泌。由于其脂溶性高,易蓄积于脂肪组织,停药后数周乃至半年后,尿中仍可检出其代谢产物。不同个体口服相同剂量氯丙嗪后,血药浓度可相差 10 倍以上,所以给药剂量应个体化。由于老年患者对氯丙嗪的代谢与消除速率减慢,故应适当减量。

【药理作用与作用机制】

氯丙嗪为 DA 受体阻断药。对肾上腺素 α 受体、M 胆碱受体也有阻断作用,因此其药理作用广泛。

1.中枢神经系统

(1)抗精神病作用:正常人一次口服 100mg 氯丙嗪后,可出现安静、活动减少、感情淡漠、对周围事物不感兴趣、注意力降低,但理智正常。在安静环境下易入睡,但易被唤醒,醒后神志清楚。与巴比妥类催眠药不同,加大氯丙嗪的剂量也不引起麻醉。精神分裂症患者服药后,在不过分抑制情况下,可迅速控制兴奋躁动,大剂量连续用药可减少或消除幻觉、妄想、躁动及精神运动性兴奋,恢复理智,达到生活自理、产生良好的抗精神病作用。对抑郁无效,甚至可使之加剧。

氯丙嗪等吩噻嗪类药物的抗精神病作用主要是由于阻断了中脑-边缘系统和中脑-皮质系统的 D_2 样受体所致。此外,氯丙嗪对中枢胆碱受体、肾上腺素受体、组胺受体和 5-HT 受体也有一定的阻断作用,从而产生较强抗精神病作用。

由于氯丙嗪对中脑-边缘系统和中脑-皮质系统这两个通路的 D_2 样受体和黑质-纹状体通路的 D_2 样受体的亲和力几乎无差异,因此,在长期应用氯丙嗪的患者中,锥体外系反应的发生率较高。而阻断网状结构上行激活系统的 α 受体则与镇静安定作用有关。长期连续用药后,氯丙嗪的镇静作用可出现耐受性,而其抗精神病作用不出现耐受性。

(2)镇吐作用:氯丙嗪有较强的镇吐作用。小剂量时即可对抗 DA 受体激动剂阿扑吗啡引起的呕吐反应,这是由于氯丙嗪阻断了延脑第四脑室底部催吐化学感受区的 D_2 样受体;大剂量时又可直接抑制呕吐中枢,但不能对抗前庭刺激引起的呕吐。对顽固性呃逆也有效,其机制可能是氯丙嗪抑制位于延髓与催吐化学感受区旁的呃逆中枢调节部位。

(3)对体温调节的作用:氯丙嗪可抑制体温调节中枢,使体温调节失灵,机体体温可随环境温度变化而变化,在低温环境下体温下降至正常以下;在炎热天气,氯丙嗪使体温升高,这是其干扰了机体正常散热的结果。这与解热镇痛药不同,后者只降低发热体温而不降低正常体温。临床上用物理降温(冰袋、冰浴)配合氯丙嗪可出现镇静、嗜睡、体温降低至正常以下、基础代谢降低、器官功能活动减少、耗氧量减低而呈"人工冬眠"状态,用于低温麻醉。

(4)加强中枢抑制药的作用:氯丙嗪可加强全身麻醉药、镇静催眠药、镇痛药及乙醇等的作用,故上述药物与氯丙嗪联合应用时,应适当降低剂量。

2.自主神经系统

氯丙嗪阻断 α 受体,可翻转肾上腺素的升压效应,同时还能抑制血管运动中枢,引起血管扩张、血压下降,故肾上腺素不适合用于氯丙嗪引起的低血压。但反复应用后,其降压作用可产生耐受性而逐渐减弱,且有较多副作用,故不作为抗高血压药应用。氯丙嗪阻断 M 胆碱受体作用较弱,可引起口干、便秘、视力模糊等不良反应。

3.内分泌系统

氯丙嗪阻断结节-漏斗系统的 D_2 样受体,减少下丘脑催乳素抑制因子的释放,使催乳素分泌增加,引起乳房肿大及泌乳;抑制促性腺激素释放因子的释放,减少促卵泡激素和黄体生成素的释放,引起排卵延迟;抑制 ACTH 的释放,使糖皮质激素分泌减少;抑制垂体生长激素的分泌,可试用于巨人症的治疗。

【临床应用】

1.精神分裂症

氯丙嗪能够显著缓解阳性症状,如进攻、亢进、幻觉、妄想等,但对抑郁、木僵等阴性症状疗效差。急性期时药物起效较快,临床主要用于Ⅰ型精神分裂症(精神运动性兴奋和幻觉妄想为主)的治疗,尤其对急性患者效果显著,但不能根治,需长期用药,甚至终身治疗;对慢性精神分裂症患者疗效较差。对Ⅱ型精神分裂症患者无效甚至加重病情。氯丙嗪对其他精神病伴有的兴奋、躁动、紧张、幻觉和妄想等症状也有显著疗效。对各种器质性精神病(如脑动脉硬化性精神病、感染中毒性精神病)和症状性精神病的兴奋、幻觉和幻想症状也有效,但剂量要小,控制症状后应立即停药。

2.呕吐和顽固性呃逆

临床主要用于强心苷、吗啡、四环素等多种药物和疾病如尿毒症、恶性肿瘤、放射病等引起的呕吐。对顽固性呃逆也具有显著疗效;对晕动症引起的呕吐无效。

3.低温麻醉与人工冬眠

氯丙嗪配合物理降温(冰袋、冰浴)可用于低温麻醉,减少组织耗氧量,有利于某些手术。氯丙嗪与哌替啶、异丙嗪合用,可使患者深睡,降低体温、基础代谢率及组织耗氧量,增强患者耐缺氧的能力,并使自主神经传导阻滞及中枢神经系统反应性降低,此种状态称为"人工冬眠",有利于机体度过危险的缺氧缺能期,为进行其他有效的对因治疗争取时间,可用于严重感染性休克、创伤性休克、高热及甲状腺危象等的辅助治疗。

【不良反应】

氯丙嗪的安全范围虽然较大,但其药理作用广泛,临床用药时间长,所以不良反应较多。

1.一般不良反应

中枢抑制症状(嗜睡、淡漠、无力等)、M 受体阻断症状(视力模糊、口干、便秘、无汗和眼内压升高等)、α 受体阻断症状(鼻塞、血压下降、体位性低血压及反射性心悸等)。青光眼患者禁用。本药局部刺激性较强,宜深部肌内注射。静脉注射可致血栓性静脉炎,应用生理盐水或葡萄糖溶液稀释后缓慢静注。为防止体位性低血压,注射氯丙嗪后应卧床休息 1~2h,然后缓慢起立。

2.锥体外系反应

长期大量服用氯丙嗪可出现 3 种锥体外系反应:①药源性帕金森综合征,多见于中老年人,表现为肌张力增高、面容呆板、动作迟缓、肌肉震颤和流涎等。一般用药数周至数月发生。②静坐不能,青、中年人多见,表现为坐立不安、反复徘徊。③急性肌张力障碍,多见于青少年,出现在用药后 1～5 日,由于舌、面、颈及背部肌肉痉挛,引起强迫性张口、伸舌、斜颈、呼吸运动障碍及吞咽困难。上述反应是阻断黑质-纹状体通路的 D_2 样受体,使纹状体中的 DA 功能减弱、胆碱功能占优势的结果。减少药量或停药后,症状可减轻或自行消除,也可用中枢性胆碱受体阻断药(苯海索)或促 DA 释放药(金刚烷胺)等缓解锥体外系反应。

此外,还可见迟发性运动障碍或称为迟发性多动症,仅见于长期用药的部分患者,表现为不自主、有节律的刻板运动,出现口-舌-颊三联症,如吸吮、舔舌、咀嚼及广泛性舞蹈样手足徐动症等。如早期发现及时停药可以恢复,但也有少数在停药后仍不恢复,其机制可能与氯丙嗪长期阻断突触后膜 DA 受体,使 DA 受体敏感性增加或反馈性促进突触前膜 DA 释放增加有关。此反应一旦发生,很难治疗,抗胆碱药可使症状加重,抗 DA 药反而可使此反应减轻。

3.药源性精神异常

氯丙嗪本身可以引起精神异常,如意识障碍、萎靡、淡漠、兴奋、躁动、消极、抑郁、幻觉、妄想等,一旦发生应立即停药。

4.惊厥与癫痫

少数患者用药过程中出现局部或全身抽搐,有惊厥或癫痫史者更易发生,应禁用,必要时加用抗癫痫药。

5.过敏反应

常见症状有皮疹、接触性皮炎、光敏性皮炎。少数患者出现肝损害、黄疸,也可出现粒细胞减少、溶血性贫血和再生障碍性贫血等。

6.内分泌紊乱

部分患者可见乳腺增大、泌乳、月经停止、阳痿。对儿童生长有轻度抑制作用。啮齿类动物服用本药可能诱发乳腺癌。乳腺增生症和乳腺癌患者禁用。

7.心血管系统反应

阻断 α 受体可致体位性低血压,可用去甲肾上腺素、间羟胺等药物治疗。也可致心动过速、心动过缓、心电图改变(ST-T 改变和 Q-T 间期延长)等。

8.急性中毒

一次吞服大量(1～2g)氯丙嗪可致急性中毒,患者出现昏睡、血压下降、心肌损害、心动过速、心电图异常(P-R 间期或 Q-T 间期延长,T 波低平或倒置),应立即对症处理,但禁用肾上腺素,以防血压进一步降低。

【药物相互作用及禁忌证】

氯丙嗪能够增强其他中枢神经抑制药如酒精、麻醉药、镇痛药、镇静催眠药、抗组胺药等的药理作用,联合用药时应调整剂量。与吗啡、哌替啶合用时可能引起低血压和呼吸抑制。此类药物能抑制 DA 受体激动药左旋多巴、溴隐停等药理作用,合用时可使其抗帕金森病作用减弱。氯丙嗪的去甲基代谢产物可拮抗胍乙啶的降压作用,可能是阻止后者被摄入神经末梢。与抗心律失常药胺碘酮、普鲁卡因胺等合用,与匹莫齐特、阿托西汀等合用,均可致心律失常的发生。肝药酶诱导剂如苯妥英钠、卡马西平等可加速氯丙嗪代谢,合用时应适当调整剂量。

氯丙嗪能降低惊厥阈,诱发癫痫,有癫痫及惊厥史者禁用。氯丙嗪能升高眼内压,青光眼患者禁用。乳腺增生症及乳腺癌患者禁用。昏迷(特别是应用中枢抑制药后)患者禁用。伴有心血管疾病的老年患者慎用,对冠心病患者易致猝死,应慎用。严重肝功能损害者禁用。

其他吩噻嗪类药物

吩噻嗪类药物还有奋乃静、氟奋乃静、三氟拉嗪和硫利达嗪(甲硫达嗪),与氯丙嗪相比,奋乃静、氟奋乃静和三氟拉嗪的抗精神病作用增强,锥体外系不良反应也增强,但镇静作用和心血管作用减弱,故较为常用。硫利达嗪的抗精神病作用不及氯丙嗪,但其锥体外系不良反应显著减轻。由于硫利达嗪可致 Q-T 间期延长,引起精神分裂症患者的心律失常和猝死,部分国家已停止使用。

(二)硫杂蒽类

硫杂蒽类,也称为噻吨类,是在氯丙嗪的基础上进行结构改造,将氯丙嗪 10 位氮原子换成碳原子,并通过双键与侧链相连,而得到的一类抗精神病药物。

氯普噻吨

氯普噻吨(氯丙硫蒽,泰尔登)的药理作用与机制均与氯丙嗪相似,抗精神分裂症、抗幻觉和妄想作用比氯丙嗪弱,但镇静作用较强。抗肾上腺素和抗胆碱作用较弱;镇吐作用强。化学结构与三环类抗抑郁药相似,有一定的抗焦虑和抗抑郁作用,临床适于治疗伴有焦虑或焦虑性抑郁的精神分裂症、焦虑性神经官能症、更年期抑郁症。不良反应与氯丙嗪相似而较轻,锥体外系反应也较少。偶见皮疹、接触性皮炎及迟发性运动障碍。罕见不良反应有粒细胞减少症、黄疸及乳腺肿大等。

硫杂蒽类药物还有氟哌噻吨、氯哌噻吨、哌普嗪、磺哌噻吨等。

(三)丁酰苯类

本类药物化学结构与吩噻嗪类完全不同,但药理作用与吩噻嗪类相似,是强效抗精神病药、抗焦虑药。

氟哌啶醇

氟哌啶醇(氟哌丁苯,氟哌醇)是第一个合成的丁酰苯类药物,是这类药物的代表药,属高效价抗精神病药。它能选择性阻断 D_2 样受体,药理作用及机制与氯丙嗪相似。其特点为抗精神病作用和镇吐作用较氯丙嗪强,而镇静作用较弱,降温作用不明显,其锥体外系反应发生率高、程度严重。α 受体和 M 受体阻断作用轻,对心血管系统的副作用较小。

临床主要用于治疗各种急慢性精神分裂症及躁狂症,对氯丙嗪无效的患者仍有效,也可用于治疗呕吐及顽固性呃逆、焦虑性神经官能症等。口服吸收快,2～6h 血药浓度达峰值,血浆 $t_{1/2}$ 为 21h,作用可持续 3 日,在肝内代谢,单剂口服后约 40% 由尿排出,胆汁也可排泄少量。

因有致畸报道,孕妇忌用,哺乳期妇女不宜服用;大剂量引起心律失常,心功能不全者禁用;基底神经节病变者禁用。

丁酰苯类药物还有氟哌利多、溴哌利多、苯哌利多、匹莫齐特等。

（四）苯酰胺类

舒必利

舒必利(硫苯酰胺)可选择性阻断中脑-边缘和中脑-皮质系统的 D_2 受体,对纹状体 D_2 受体的亲和力较低,因此其锥体外系不良反应较少。对紧张型精神分裂症疗效高、起效快,有药物电休克之称,并有一定的抗抑郁作用,对精神分裂症的阴性症状如情绪低落、忧郁、孤僻、退缩等也有效,也可用于顽固性恶心呕吐的治疗;对长期用其他药物治疗无效的难治病例也有效。

二、第二代抗精神病药物

（一）苯二氮䓬类

氯氮平

氯氮平是第一个用于临床的非典型抗精神病药,其抗精神病作用较强而迅速,特异性阻断中脑-边缘系统和中脑-皮质系统的 D_4 亚型受体,而对黑质-纹状体系统的 D_2 和 D_3 亚型受体几乎无亲和力。氯氮平还选择性阻断 5-HT_{2A} 受体,协调 5-HT 和 DA 系统的平衡和相互作用。临床用于治疗急、慢性精神分裂症,而且对其他药物无效的病例,包括慢性精神分裂症的退缩等阴性症状仍有较好疗效;也可用于长期给予氯丙嗪等传统抗精神病药物引起的迟发性运动障碍。此外,氯氮平还具有抗胆碱作用、抗组胺作用、抗 α 受体作用,几乎无锥体外系反应及内分泌紊乱等不良反应。不良反应有流涎、便秘、发热、粒细胞减少,严重者可致粒细胞缺乏(女性多于男性),可能由于免疫反应引起,因此,用药前及用药期间须做白细胞计数检查。癫痫及严重心血管疾病患者慎用。增量过快易致体位性低血压。亦有引起染色体畸变的报道。

（二）苯丙异噁唑类

利培酮

利培酮是新一代非典型抗精神病药物,低剂量时可阻断中枢的 5-HT_2 受体,大剂量时又可阻断多巴胺 D_2 受体,对其他受体作用弱。本药全面解除精神分裂症患者的阳性和阴性症状的作用优于氟哌啶醇,适于治疗首发急性患者和慢性患者。不同于其他药物的是该药对精神分裂症患者的认知功能障碍和继发性抑郁也有治疗作用。由于利培酮有效剂量小,见效快,锥体外系反应轻,治疗依从性优于其他抗精神病药,因而自 20 世纪 90 年代应用于临床以来,很快在全球推广应用,已成为治疗精神分裂症的一线药物。

（三）二苯基丁酰哌啶类

五氟利多

五氟利多为长效口服抗精神病药,易吸收,每周用药一次即可维持疗效。抗精神病作用强,为丁酰苯类药物匹莫齐特的 7 倍。对急性和慢性精神分裂症、阳性和阴性症状均有效,能控制幻觉、妄想、退缩、淡漠等症状。临床应用有效剂量时,少见镇静作用。不良反应有头痛、乏力、失眠和锥体外系反应。

（四）其他

阿立哌唑

阿立哌唑为 2004 年在中国上市的非典型抗精神病药，是 D_2 和 $5-HT_{1A}$ 受体的部分激动剂、$5-HT_{2A}$ 受体阻断剂。对精神分裂症的阳性和阴性症状均有效，长期应用可降低精神分裂症的复发率，并能改善情绪和认知功能障碍，对语言记忆障碍的改善作用优于奥氮平。起效快，精神分裂症患者用药后 1～2 周症状明显改善。

阿立哌唑不良反应少而轻微，最常见的不良反应是头痛、焦虑和失眠，此外，可见恶心、呕吐、便秘、体位性低血压、心动过速。上述不良反应多发生在治疗的初期（第 1～2 周），随治疗的延续可逐渐减轻。本药极少产生锥体外系不良反应，不增加血浆催乳素水平，嗜睡和体重增加不明显。

第二节　抗抑郁药

一、抗抑郁药的概念与发展史

（一）抗抑郁药的概念

抗抑郁药是一类治疗各种抑郁状态、能够预防抑郁症复发的药物。抗抑郁药不会提高正常人的情绪。

（二）抗抑郁药的发展史

抗抑郁药的临床应用历史较短，始于 20 世纪 50 年代初期，且具有一定的偶然性。Kuhn 发现丙米嗪对精神分裂症的抑郁症状有效，并用于重型抑郁障碍（MDD），取得显著疗效，称为第一个真正意义上的抗抑郁药。后来又发现抗结核药异丙异烟肼（iproniazid）在治疗结核的过程中能导致患者欣快，用于抑郁障碍的治疗并取得疗效。此后发展成为三环类抗抑郁药（TCAs）和单胺氧化酶抑制剂（MAOIs）两大类抗抑郁药，称为第一代抗抑郁药。

TCAs 主要通过抑制中枢神经系统神经末梢对 NE 和 5-HT 的再摄取，使这些神经递质的含量增加而发挥抗抑郁作用。TCAs 中多数药物主要作用于 NE，对 5-HT 作用略小，还能使脑干（5-HT 介导）和中脑（NE 介导）的下行抑制途径作用增强，起到抑制痛觉传导、缓解疼痛的目的。此外，TCAs 还有抗胆碱能、抗组胺作用。MAOIs 则抑制单胺氧化酶的活性，此酶是突触间隙单胺类神经递质降解的主要酶。由于第一代抗抑郁药不良反应较多、心脏与肝脏毒性较大，过量中毒致死率高等缺陷，临床使用已日趋减少。

20 世纪 90 年代，第一个选择性 5-HT 再摄取抑制剂（SSRIs）氟西汀成功上市，开创了新一代抗抑郁药的新纪元。在此基础上，几乎每年都有新型抗抑郁药问世，以抗抑郁药为主流的精神药理学研究空前迅速，也推动了抑郁障碍的病因学研究。特殊作用机制的新型抗抑郁药噻奈普汀的问世,对抑郁障碍的单胺类神经递质假说提出了巨大的挑战,必将进一步推动抑郁障碍的病因学研究。这些近年来发展起来的新型抗抑郁药称为第二代抗抑郁药。

第二代抗抑郁药是在基本清楚了第一代抗抑郁药的药理机制的基础上发展起来的,即抑制5-HT和NE再摄取,以选择性5-HT再摄取抑制剂(SSRIs)为先导,SSRIs系根据药理特性特别设计的单一药理作用的药物。它们的疗效与TCAs几无差别,但安全性和耐受性有了很大的改进,半衰期长,每日一次服药,服药依从性好。在SSRIs以后又发展了5-HT和NE再摄取双重抑制作用的抗抑郁药和NE能与特异性5-HT能抗抑郁药,还有一些其他不同作用机制的新型抗抑郁药。

二、抗抑郁药的分类

尽管抑郁障碍的发生机制近年来受到非神经递质假说的巨大挑战,但是目前抗抑郁药的分类主要还是按照作用机制,主要是从神经递质的角度进行分类,同时结合化学结构进行分类。抗抑郁药的作用机制主要是通过不同的途径使中枢神经系统神经元突触间隙单胺类神经递质5-HT与NE的浓度增高。故目前药物的分类也是按照药物对中枢神经系统的单胺类神经递质的作用方式来划分。抗抑郁药大致分为以下几类。

(一)三环类抗抑郁药(TCAs)

主要抑制突触前神经元对NE和5-HT的再摄取,使突触间隙中NE和5-HT的浓度增高,对NE的再摄取抑制作用较强,对5-HT的作用略小,对NE和5-HT的再摄取不具备选择性。此外还有较强的抗胆碱能作用和抗组胺作用,导致临床相关不良反应。如:阿米替林、丙米嗪、氯米帕明和多塞平。马普替林是在三环类抗抑郁药的基础上发展出来的四环类抗抑郁药。

(二)单胺氧化酶抑制剂(MAOIs)

抑制单胺氧化酶活性,使DA、5-HT、NE等单胺类神经递质的代谢减少,浓度升高。虽然与TCAs的作用途径不同,但是殊途同归,最终都使单胺类神经递质的浓度升高而发挥抗抑郁作用。

老一代MAOIs苯乙肼、反苯环丙胺等,因对单胺氧化酶具有非选择性和不可逆性的抑制作用,易引起高血压危象、肝损害、脑卒中、谵妄等严重的、致死性不良反应,故临床上仅作为第二线药物,并对饮食有严格的限制。新一代MAOIs为可逆性单胺氧化酶抑制剂(RIMA),以吗氯贝胺为代表,它主要抑制MAOI-A,对酶的抑制半衰期少于8小时,因此,不良反应少于老一代MAOIs。

(三)选择性5-HT再摄取抑制剂(SSRIs)

选择性抑制突触前膜对5-HT的再摄取,使其浓度增高。常用药物有氟西汀、帕罗西汀、舍曲林、氟伏沙明、西酞普兰和艾司西酞普兰。

（四）选择性 5-HT 及 NE 再摄取抑制剂（SNRIs）

相对单纯地抑制突触前膜对 NE 和 5-HT 的重摄取。代表药物有文拉法辛、度洛西汀和米那普仑。

（五）选择性 NE 再摄取抑制剂（NRIs）

相对单纯地抑制突触前膜对 NE 的再摄取，如瑞波西汀。

（六）NE 能及特异性 5-HT 能抗抑郁药（NaSSAs）

如米氮平，它对突触后 5-HT$_2$ 受体、5-HT$_3$ 受体和突触前 5-HT$_{1B,\alpha 2}$ 自受体或异质性受体有拮抗作用，同时对背侧缝际核和蓝斑神经元胞体-树突 5-HT$_{1B,\alpha 2}$ 自受体或异质性受体具有拮抗作用。对 5-HT$_2$ 和 5-HT$_3$ 受体拮抗可以增强 5-HT$_{1A}$ 受体的神经传递。

（七）5-HT 受体拮抗和再摄取抑制剂（SARIs）

曲唑酮和奈法唑酮。药理机制复杂，对 5-HT 系统既有激动作用又有拮抗作用。抗抑郁作用主要可能由于 5-HT$_{2A}$ 受体拮抗，从而兴奋其他特别是 5-HT$_{1A}$ 受体对 5-HT 的反应，同时也抑制突触前 5-HT 的再摄取，因而称为 5-HT 受体拮抗和再摄取抑制剂。

（八）NE 及 DA 再摄取抑制剂（NDRIs）

安非他酮，也叫布普品（丁胺苯丙酮）。

（九）其他作用机制的抗抑郁药

1.噻奈普汀

结构上属于三环类抗抑郁药，但并不同于传统的三环类抗抑郁药，具有独特的药理机制，与 TCAs 的药理机制完全不同，并对抑郁障碍的单胺神经递质病因假说提出挑战。噻奈普汀可增加突触前膜对 5-HT 的再摄取，增加囊泡中 5-HT 的储存，且改变其活性，突触间隙 5-HT 浓度减少，而对 5-HT 的合成及突触前膜的释放无影响。在大脑皮质水平，增加海马锥体细胞的活性，增加皮质及海马神经元再摄取 5-HT。对皮质下的 5-HT 神经元（如网状系统）无影响。抗抑郁机制可能与药物能恢复神经可塑性、保护海马神经元有关。

2.腺苷甲硫氨酸

是一种内源性甲基供体，可增加脑内儿茶酚胺（DA、NE）、吲哚胺（5-HT、褪黑激素）及组胺等神经递质的合成。具有快速的抗抑郁作用，比较适用于老年抑郁症及不能耐受其他抗抑郁药的患者。

3.圣·约翰草提取物片

是从植物（贯叶连翘、圣·约翰草）中提取的天然药物，药理成分为金丝桃素，对 5-HT、NE、DA 的再摄取有抑制作用，适用中等严重程度以下的轻型抑郁症，不良反应少。

4.米安舍林

是一种四环类抗抑郁药，是一种 α$_2$ 和 5-HT$_2$、5-HT$_3$ 受体拮抗剂。

常用的抗抑郁药分类和剂量范围（见表 6-2-1）。

表 6-2-1　常用抗抑郁药的分类和剂量

分类	药物名称	剂量(mg/d)
三环类抗抑郁药(TCAs)	丙米嗪	50～250
	氯米帕明	50～250
	阿米替林	50～250
	多塞平	50～250
	马普替林	50～225
单胺氧化酶抑制剂(MAOIs)	吗氯贝胺	150～600
选择性 5-羟色胺再摄取抑制剂(SSRIs)	氟西汀	20～60
	帕罗西汀	20～60
	氟伏沙明	50～300
	舍曲林	50～200
	西酞普兰	20～60
	艾司西酞普兰	10～30
选择性 5-HT 及 NE 再摄取抑制剂(SNRIs)	文拉法辛	75～375
	度洛西汀	40～60
	米那普仑	100～200
5-HT$_2$ 受体拮抗和再摄取抑制剂(SARIs)	曲唑酮	50～300
	奈法唑酮	50～300
选择性 NE 再摄取抑制剂(NRls)	瑞波西汀	4～12
	米安色林	30～90
NE 能及特异性 5-HT 能抗抑郁药,NaSSAs	米氮平	15～45
NE 及 DA 再摄取抑制剂(NDRls)	安非他酮	300～450
其他作用机制的抗抑郁药	噻奈普汀	12.5～37.5

三、三环类抗抑郁药

TCAs 为第一代抗抑郁药,常用药物包括丙米嗪、氯米帕明、阿米替林、多塞平、地昔帕明、去甲替林等,四环类马普替林。

TCAs 主要抑制突触前神经元对 NE 和 5-HT 的再摄取,提高突触间隙中单胺类神经递质的浓度,改善抑郁症状。对 NE 的再摄取抑制作用较强,对 5-HT 的作用略小,对 NE 和 5-HT 的再摄取不具备选择性。不同的抗抑郁药物阻滞 NE 和 5-HT 再摄取的作用是有差异的。TCAs 除了阻断 NE 和 5-HT 再摄取,与一些传统抗精神病药一样,还具有 M$_1$、α$_1$ 和 H$_1$ 受体阻断作用,临床上导致口干、便秘、视物模糊、头晕、体位性低血压、镇静、嗜睡和体重增加等不良反应。

TCAs 类药物口服吸收丁陕,血药浓度达峰时间为 2～8 小时,血浆蛋白结合率约 90%,经羟基化和去甲基代谢后,大部分经尿排出,血浆清除半衰期为 30～48 小时,达稳态时间为 5～14 天。

三环类抗抑郁药可用于治疗各种抑郁障碍、焦虑障碍、惊恐障碍及强迫障碍。TCAs 不同药物各有其特点,如:①阿米替林有较强的镇静作用和抗焦虑作用,适用于伴有激越和睡眠障碍的抑郁障碍患者。②丙米嗪有振奋作用,适用于迟滞性抑郁障碍,不宜在夜间服药,以免引起失眠。小剂量丙米嗪还可治疗儿童遗尿症,但用药宜谨慎。③多塞平抗抑郁作用较弱,但镇静及抗焦虑作用较强,适于焦虑障碍明显的患者。④氯米帕明不仅用于治疗抑郁障碍,也是治疗强迫障碍的主要药物。

患有严重的心、肝、肾疾病,癫痫,急性闭角型青光眼患者禁用。而 12 岁以下儿童、孕妇以及前列腺肥大的患者慎用。禁止用于已知对 TCAs 过敏的患者,并禁止与 MAOIs 联用,以免发生 5-HT 综合征。

使用时应根据患者情况综合考虑选择药物,从小剂量开始,并根据临床疗效和不良反应情况,在 1～2 周内逐渐增加到有效剂量。抗抑郁疗效往往在用药 2～4 周后出现,在此之前不宜过早换药。经过急性期治疗,抑郁症状已缓解,应以有效治疗剂量继续巩固治疗至少 4～6 个月,如果病情稳定,进入维持治疗阶段。维持剂量通常在原治疗剂量的基础上适当减小,应视病情及不良反应情况逐渐减少至原剂量的 1/2～2/3,一般至少维持 6 个月或更长时间。最终视病情缓慢逐步减药或停药。反复频繁发作者应长期维持,起到预防复发的作用。

有的患者采用顿服 TCAs 的方式自杀,有的可能出现儿童误服,均需要紧急处置。由于 TCAs 具有较强的心脏毒性,抗胆碱能作用易导致意识障碍,过量中毒的紧急处理十分关键。治疗剂量的 10 倍即可导致死亡。过量中毒的常见死亡原因是心肌缺血、房室或室内传导阻滞、室性纤颤,伴有昏迷、痉挛、血压下降及呼吸抑制等。

过量中毒的处理:

1.一般处理

及时的洗胃、催吐、使用药用炭吸附、大量输液和利尿,促进药物排泄。

2.进行心电监护

心电监护便于及时发现心脏问题,并给予及时的处理。

3.积极治疗血管系统并发症

如心动过速、心肌缺血、传导阻滞等。新斯的明 1～2mg 或毒扁豆碱 1～2mg 静脉注射,如果症状改善不显著,可于 10 分钟后重复给药 1 次,如果症状改善仍不明显,可用苯妥英钠 250mg 缓慢静脉注射。奎尼丁和普鲁卡因胺由于具有和 TCAs 相似的作用,应禁止使用。

4.促进意识恢复

毒扁豆碱 1～2mg 静脉注射还可促进意识恢复,但持续时间短,需重复给药。如果没有心脏并发症,不必反复用药强行恢复意识。抗胆碱酯酶药物能够保护胆碱能神经末梢释放的乙酰胆碱不被灭活,呈现出拟胆碱能作用,对抗 TCAs 药物强大的抗胆碱能作用,缓解相关并发症。

5.对症和支持治疗

保持呼吸道通畅、吸氧、保温、预防感染等。

四、单胺氧化酶抑制剂

单胺氧化酶抑制剂(MAOIs)通过抑制单胺氧化酶的活性,使单胺类神经递质的代谢减少,浓度升高而发挥抗抑郁作用。

MAOIs主要分为两类:不可逆性MAOIs和可逆性MAOIs。不可逆性MAOIs是以肼类化合物及反苯环丙胺为代表的老一代MAOIs,因能引起肝脏的损害、高血压危象等严重不良反应,严格的饮食限制及多见的药物相互作用等临床已基本不用;可逆性MAOIs是以吗氯贝胺为代表的可逆性选择性单胺氧化酶A抑制剂。

MAOIs主要作为二线药物用于临床。不可逆性MAOIs已基本不用,可逆性MAOIs吗氯贝胺可用于各类抑郁障碍的治疗,包括难治性抑郁症、恶劣心境、老年性抑郁和伴有睡眠过多、食欲与体重增加的非典型抑郁症、其他药物治疗无效的抑郁障碍等。对社交焦虑障碍、广泛性焦虑障碍、惊恐障碍等也有一定疗效。吗氯贝胺的用药禁忌和饮食限制较老一代MAOIs少,无明显的抗胆碱能和心脏传导抑制作用。治疗初始时剂量为300~450mg/d,最大可达600mg/d,分3次服用。常见不良反应有头疼、头晕、恶心、口干、便秘、失眠,少数患者血压降低。MAOIs不能和SSRIs同时应用,两药相互替换使用间隔时间至少为2周,合用易导致致死性5-HT综合征。盐酸氟西汀及其代谢产物半衰期较长,需停药4周以上才能使用MAOIs。

五、选择性5-HT再摄取抑制剂

选择性5-羟色胺再摄取抑制剂(SSRIs)是目前应用最广泛的一类抗抑郁药。作用机制为选择性地抑制神经元从突触间隙中摄取5-HT,增加间隙中可供实际利用的5-HT,从而改善情感状态,治疗抑郁障碍。

目前常用于临床的SSRIs被誉为"五朵金花"的药物分别为:氟西汀、帕罗西汀、舍曲林、氟伏沙明、西酞普兰。艾司西酞普兰在作用机制上与上述药物有所不同,但也属于SSRIs。这类药物选择性抑制突触前膜对5-HT的再摄取,对NE影响很小,几乎不影响DA的再摄取。对H1、NE、M1受体作用轻微。口服吸收好,不受进食影响,与血浆蛋白结合高,$t_{1/2}$约20小时左右(氟西汀的去甲基代谢物长达7~15天),主要经肾脏,少数从粪便排出。

SSRIs作用普广,疗效好,安全性高,半衰期长,多数只需每日给药1次,治疗的依从性好,疗效持续时间长,有逐步取代TCAs等老一代抗抑郁药的趋势。这类药物可治疗抑郁障碍、焦虑障碍、强迫症、惊恐障碍、进食障碍、躯体形式障碍和创伤后应激障碍等疾病。不同的SSRIs各有特点,对不同靶症状的有效性、使用剂量、起效时间、耐受性也各有不同。对部分严重抑郁的疗效可能不如TCAs。

　　SSRIs 与 TCAs 相比,心血管系统和抗胆碱能不良反应轻微,过量时较安全,青光眼和前列腺肥大患者亦可使用。禁与 MAOIs、氯米帕明、色氨酸联用,慎与抗心律失常药、降糖药联用。SSRIs 蛋白结合率高,与蛋白结合率高的其他药物合用时,可能出现置换作用,使血浆中游离型药浓度升高,药物作用增强,特别是治疗指数低的药如洋地黄毒苷、华法林等,应特别注意,适当减小药物剂量。SSRIs 对 CYP(P450)酶具有抑制作用,可使经这些酶代谢的药物浓度升高,导致毒副作用。

　　SSRIs 主要的不良反应为中枢神经系统和消化系统 5-HT 能兴奋症状。神经系统不良反应常见头疼、头晕、失眠、乏力、困倦、焦虑、多汗、震颤、兴奋等。胃肠道不良反应常见恶心、呕吐、厌食、腹泻、便秘等。其他不良反应可见皮疹、性功能障碍如阳痿、射精延缓、性感缺失。白细胞减少、低钠血症罕见。

　　SSRls 与 MAOIs、色氨酸、TCAs 联用时可导致严重的 5-HT 综合征。表现为:神经症状,如头痛、震颤、肌强直、肌阵挛、抽搐发作;精神症状,如情绪不稳定、易激惹、幻觉等;其他症状,如发热、心律不齐等,可导致患者死亡。5-HT 综合征一旦发生,应立即停用所有精神药物,停用一切能增加中枢 5-HT 浓度或 5-HT 能系统活性的药物后,症状常在 24 小时内消退。但如果症状严重伴谵妄,症状可持续 4 天左右,伴严重并发症者可导致死亡。给予积极的支持性治疗,包括物理降温、镇静、人工通气治疗呼吸衰竭,预防和控制癫痫发作,氯硝西泮治疗肌阵挛,硝苯地平治疗高血压。根据发病机制选择特异性的药物治疗,主要是 5-HT 耗竭剂或 5-HT 受体阻断剂。常用的有非特异的 5-HT 拮抗剂二甲麦角新碱和赛庚啶。有报道 β-受体阻滞剂能阻断 5-HT$_{1A}$ 受体,抑制由 L-色氨酸和超苯环丙胺诱发的 5-HT 综合征。

六、选择性 5-HT 及 NE 再摄取抑制剂

　　选择性 5-HT 及 NE 再摄取抑制剂(SNRIs)作用机制为相对单纯地抑制突触前膜对 NE 和 5-HT 的重摄取,还有轻度的 DA 再摄取抑制作用。不同的剂量对三种神经递质再摄取的抑制作用不同。低剂量时以抑制 DA 再摄取为主,兼有轻度的 5-HT 再摄取抑制作用。中等剂量时以抑制 5-HT 和 NE 再摄取作用为主,高剂量时则以抑制 NE 再摄取作用最强。还有轻微的 M$_1$、H$_1$、α$_1$ 受体阻断作用。TCAs 也抑制突触前膜对 NE 和 5-HT 的再摄取,但不具有选择性,与 SNRIs 不同。此类药物有文拉法辛、度洛西汀和米那普仑。此类药物应禁止与 MAOIs 合用,禁用于活动性闭角性青光眼。

　　文拉法辛主要适应证为重性抑郁障碍、难治性抑郁障碍及焦虑障碍。禁与 MAOIs 联用,无特殊禁忌证,严重肝、肾疾病、高血压、癫痫患者慎用。文拉法辛起效较快,安全性好,不良反应少,常见不良反应有恶心、口干、出汗、乏力。还可出现焦虑、震颤、性功能障碍,如阳痿和射精障碍。不良反应的发生与剂量有关,中至高剂量时血压升高较为常见。

　　度洛西汀是美国礼来公司研制的 SNRIs 类药物,2004 年 8 月美国 FDA 批准用于重型抑郁症的治疗,而后批准用于糖尿病引起的神经性疼痛,并可用于女性尿失禁的治疗。

　　Detke 等比较了度洛西汀(80mg/d 或 120mg/d)、帕罗西汀(20mg/d)与安慰剂治疗急性

(8周)或慢性(6个月)抑郁症的疗效与安全性。度洛西汀与帕罗西汀20mg/d比较均安全有效。度洛西汀组中由于不良反应终止试验者与安慰剂接近,度洛西汀治疗引起的性功能障碍发生率低于帕罗西汀。在对慢性抑郁症的治疗中,两种药物均能显著改善HAMD评分。表明度洛西汀治疗急性或慢性抑郁症安全、有效,耐受性良好。还能快速持久地缓解其他躯体症状,如肌肉疼痛、腹痛及头痛。

度洛西汀常见不良反应为恶心、口干、便秘、食欲低下、疲劳、瞌睡和出汗增多等。其他不常见的不良反应有:影响尿道阻力,出现尿急症状,引起谷丙转氨酶、谷草转氨酶、肌酸磷酸激酶的升高,贫血,白细胞和血小板减少,食管狭窄,口腔炎,血便,结肠炎,吞咽困难,胃刺激,胃溃疡,牙龈炎,胃排空减少,过敏性肠综合征,小腹痛等。

米那普仑由法国Pierre Fabre公司研制开发。特异性抑制5-HT和NE再摄取,对两者的抑制作用相似,对DA的再摄取没有影响。对肾上腺素 α_1、M_1、H_1 受体均无亲和力。

米那普仑与安慰剂的对照研究显示,米那普仑具有明确的抗抑郁效果,100mg/d是最佳有效剂量。

米那普仑与TCAs比较也显示出其优越性。1项多中心、随机、双盲、对照研究比较了米那普仑与丙米嗪的疗效和安全性。109例抑郁症患者接受100mg/d米那普仑或150mg/d丙米嗪治疗6周。结果发现两组改善抑郁症状的疗效相似,米那普仑不良反应的发生率低于丙米嗪。特别是抗胆碱能不良反应。米那普仑组排尿困难和震颤更常见。该研究表明,米那普仑与丙米嗪的疗效相当,不良反应更少。也有研究表明,米那普仑对抑郁症的急性期和维持期治疗均有较好疗效。还可以治疗脑卒中后抑郁、脑外伤后抑郁以及慢性疼痛,是一种较有前景的抗抑郁药。由于米那普仑与不饱和血浆蛋白结合率低,且不通过任何一种肝脏CYP450酶代谢,其药物间的相互作用极少。

药理学上的高度选择性决定了米那普仑较少的不良反应。与M受体无亲和力,避免了TCAs的抗胆碱能不良反应。对 H_1 受体无拮抗作用,故镇静、疲乏等不良反应不明显。对 α_1 受体无阻断作用,允许了NE激活的增加,这是排尿困难常见的原因。

七、选择性NE再摄取抑制剂

三环类和四环类等抗抑郁药对突触前膜NE重摄取也有较强的抑制作用,但对其他受体也有作用,故不是选择性NE再摄取抑制剂。瑞波西汀主要抑制NE的再摄取,并拮抗 α_2 自受体,通过升高突触间隙NE浓度而发挥抗抑郁作用,对 M_1、H_1、α_1 受体几乎没有兴奋或抑制作用,因此称为选择性NE再摄取抑制剂。

瑞波西汀的抗抑郁疗效与氟西汀相似,对严重抑郁症似乎更有效。对社会功能、动力缺乏及负性自我感觉的改善更好。

不良反应:口干、便秘、多汗、排尿困难、勃起障碍、心动过速、眩晕、直立性低血压等。妊娠和哺乳期妇女、青光眼患者、有惊厥史者、前列腺增生排尿困难者、低血压、急性心肌梗死患者禁用。禁止与MAOIs合用。

八、去甲肾上腺素能及特异性 5-HT 能抗抑郁药

去甲肾上腺素能及特异性 5-HT 能抗抑郁药（NaSSAs）对突触后 5-HT$_2$ 受体、5-HT$_3$ 受体和突触前 5-HT$_{1B,\alpha2}$ 自受体或异质性受体有拮抗作用，同时对背侧缝际核和蓝斑神经元胞体—树突 5-HT$_{1B,\alpha2}$ 自受体或异质性受体具有拮抗作用。对 5-HT$_2$ 和 5-HT$_3$ 受体拮抗可以增强 5-HT$_{1A}$ 受体的神经传递。代表药物为米氮平。

米氮平是近年开发的具有 NE 和 5-HT 双重作用机制的新型抗抑郁药，在对 5-HT 和 NE 的调节方面不同于其他抗抑郁药，它不阻断神经递质的再摄取，而具有独特的抗抑郁机制。阻断 NE 神经元末梢的肾上腺素 α_2 自受体和突触前 5-HT 神经元末梢有抑制作用的 α_2 异受体，同时增加 NE 和 5-HT 的释放，使突触间隙中两种神经递质的浓度增高。同时又通过 NE 的释放而刺激 5-HT 神经元的兴奋性 α_1 受体来增强 5-HT 能神经元的放电和传导，从而实现快速起效。米氮平对 5-HT 的作用同样具有独特性，它既激活突触后的 5-HT$_1$ 受体而介导 5-HT 能神经元的传导，又通过阻断突触后的 5-HT$_2$ 和 5-HT$_3$ 受体而较少引起焦虑、激越、性功能障碍和消化道不良反应。此外对 H1 受体亲和力高，有镇静作用，对 M$_1$ 受体的亲和力低，抗胆碱能作用小。当米氮平剂量超过 15mg/d 时，其抗组胺作用被 NE 的传递抵消，镇静作用和嗜睡可减轻。

米氮平适用于各种抑郁障碍的治疗，特别是伴有激越、睡眠障碍和明显焦虑症状的重度抑郁患者。不宜与乙醇、苯二氮䓬类药物和其他抗抑郁药合用，禁与 MAOIs 合用。严重心、肝、肾功能障碍，白细胞计数偏低的患者慎用。使用剂量从 15mg/d 开始，1 周内可增至 30～45mg/d，可每晚 1 次给药。该药耐受性好，不良反应较少，无明显抗胆碱能作用。常见不良反应为镇静、嗜睡、头晕、疲乏、食欲和体重增加。无性功能障碍。

九、5-HT 受体拮抗和再摄取抑制剂

5-HT 受体拮抗和再摄取抑制剂（SARIs）的药理机制较为复杂，对 5-HT 系统既有激动作用又有拮抗作用。拮抗 5-HT$_{2A}$ 受体，从而兴奋其他，特别是 5-HT$_{1A}$ 受体对 5-HT 的反应，同时抑制突触前膜对 5-HT 的再摄取而发挥抗抑郁作用，因此称为 5-HT 受体拮抗和再摄取抑制剂。有相对强的 H$_1$、α_2 受体拮抗作用。代表药物有曲唑酮和奈法唑酮。

曲唑酮独特的药理机制，不但具有抗抑郁作用，而且具有抗焦虑作用，镇静催眠作用，α_2 受体拮抗作用可导致直立性低血压和阴茎异常勃起，有时与 SSRIs 类药物合用，可改善 SSRIs 对性功能的影响。

曲唑酮可用于各种轻、中度抑郁障碍的治疗，特别是伴有失眠、焦虑、性功能障碍的患者，对重度抑郁的效果稍差。

曲唑酮常见的不良反应为头疼、过度镇静作用、直立性低血压、口干、恶心、呕吐、无力，少数可能引起阴茎异常勃起。禁与 MAOIs 合用，禁用于室性心律失常、低血压患者。可加强其

他中枢抑制剂的抑制作用,不宜与此类药物和降压药合用。

奈法唑酮的药理作用与曲唑酮相似,有较强的 5-HT$_2$ 受体拮抗作用和 5-HT 再摄取抑制作用。但对 H$_1$、α$_2$ 受体的拮抗作用较曲唑酮弱,因此其镇静作用、直立性低血压较曲唑酮轻,阴茎异常勃起较曲唑酮少见。

奈法唑酮也用于治疗各种轻、中度抑郁障碍,尤其适用于伴有迟滞或睡眠障碍的抑郁障碍患者,疗效与丙米嗪相当。常见不良反应有头昏、乏力、恶心、口干、便秘、嗜睡等。有引起严重肝损害的报道,应引起高度重视。性功能障碍少见。奈法唑酮对 CYP3A4 有抑制作用,与 CYP3A4 的底物合用时应谨慎,应调整药物剂量。奈法唑酮可轻度增高地高辛的血药浓度,地高辛治疗指数低,两药不宜合用。

十、NE 及 DA 再摄取抑制剂

NE 及 DA 再摄取抑制剂(NDRIs)代表药物安非他酮,也叫布普品(丁胺苯丙酮)。抗抑郁机制可能与抑制 NE 和 DA 的再摄取,增强 NE 和 DA 功能有关,对 NE 的再摄取抑制作用较强,对 DA 的再摄取抑制作用相对较轻,有微弱的 5-HT 再摄取抑制作用。安非他酮自身对 NE 和 DA 的再摄取抑制作用很弱,但它的活性代谢产物则是很强的再摄取抑制剂,而且在脑内的浓度很高。由于安非他酮有微弱的 5-HT 再摄取抑制作用,一般不会引起 SSRIs 常见的性功能障碍。安非他酮的抗抑郁效能与 TCAs 相当。安非他酮引起转相较少,适用于双相抑郁的治疗。能够增强 DA 功能,不适用于有精神病性症状的抑郁症,否则可能使精神病性症状加重或导致新的精神病性症状。安非他酮缓释剂主要用于烟草戒断治疗。

常见不良反应有情绪激动、面部潮红、癫痫发作、厌食、窦性心动过速、精神病性症状等。性功能障碍较少见。禁止与 MAOIs、氟西汀、锂盐联合使用。

十一、其他作用机制的抗抑郁药

1.噻奈普汀

结构上属于三环类抗抑郁药,但并不同于传统的三环类抗抑郁药,具有独特的药理机制,与 TCAs 的药理机制完全不同,并对抑郁障碍的单胺神经递质病因假说提出挑战。噻奈普汀不但不抑制突触前膜对单胺类神经递质的再摄取,反而可增加突触前膜对 5-HT 的再摄取,增加囊泡中 5-HT 的储存,且改变其活性,突触间隙 5-HT 浓度减少,同样具有临床抗抑郁效果。对 5-HT 的合成及突触前膜的释放无影响。说明其抗抑郁效果具有其他的机制,也说明抑郁障碍的病因学假说并非局限于神经递质方面。在大脑皮质水平,噻奈普汀能增加海马锥体细胞的活性,增加皮质及海马神经元再摄取 5-HT。对皮质下的 5-HT 神经元(如网状系统)无影响。抗抑郁机制可能与该药能恢复神经可塑性和保护海马神经元有关。研究证实,抑郁症是一种神经系统应激状态,应激可导致海马神经元可塑性异常改变,表现为海马体积缩小、神经元树突减少及神经元萎缩,而噻奈普汀可以逆转缩小的海马体积,恢复神经发生,预防神经元萎缩,恢复神经可塑性和突触可塑性,起到保护海马的作用。

该药具有良好的抗抑郁作用,长期服用可有效预防抑郁障碍的复发。对老年抑郁障碍具有较好的疗效。能较好地改善抑郁伴发的焦虑症状,其抗焦虑作用与丙米嗪相当,优于氟西汀及马普替林。

推荐剂量为12.5mg,每日3次(37.5mg/d)。肾功能损害及老年人应适当减少剂量。治疗剂量下不良反应明显比传统的三环类抗抑郁药少而轻,特别是抗胆碱能及心血管系统的不良反应较少,对性功能的不良影响少。常见不良反应有口干、便秘、恶心、失眠、多梦、头晕、体重增加、易激惹等。

2.腺苷甲硫氨酸

是一种内源性甲基供体,可增加脑内儿茶酚胺(DA、NE)、吲哚胺(5-HT、褪黑激素)及组胺等神经递质的合成。具有快速的抗抑郁作用,比较适用于老年抑郁症及不能耐受其他抗抑郁药的患者。不良反应轻微,有头疼、口干等。

3.路优泰

是从植物(贯叶连翘、圣约翰草)中提取的天然药物,药理成分为金丝桃素,对 5-HT、NE、DA 的再摄取有抑制作用,适用于中等严重程度以下的轻型抑郁症,不良反应少。

第三节　抗焦虑药

一、概述

焦虑障碍以持续性焦虑或反复发作的惊恐不安为主要特征,常伴有自主神经紊乱、肌肉紧张与运动性不安,发作时患者多自觉恐惧、紧张、忧虑、心悸、出冷汗、震颤及睡眠障碍等,分为焦虑神经症(广泛性焦虑和惊恐发作)、恐怖性障碍、强迫性障碍和创伤后应激障碍。流行病学调查资料显示,焦虑症的患病率为0.148%,女性多于男性。广泛性焦虑症多在 20～40 岁发病,而惊恐发作多发生于青春后期或成年早期。一般病程短、症状较轻、病前社会适应能力完好、个性缺陷不明显的焦虑症患者预后情况较好。

抗焦虑药物是用以减轻焦虑症状并有镇静催眠作用的一类药,一般不会引起自主神经系统的症状和锥体外系的反应。临床上抗焦虑药物种类繁多,主要包括巴比妥类、苯二氮䓬类(BZ)和非苯二氮䓬类等,其中巴比妥类药已很少使用。苯二氮䓬类是临床上最常用的抗焦虑药,治疗剂量时具有镇静、抗焦虑、抗癫痫和肌肉松弛作用,剂量较高时有催眠作用,也是临床上最为常用的镇静催眠药。该类药物的作用机制主要是增强中枢抑制性神经递质 GABA 的作用,可抑制腺苷的摄取,使内源性神经抑制剂作用增强。此外,苯二氮䓬类药物还可抑制 GABA 非依赖性 Ca^{2+} 内流、钙依赖型神经递质释放和河豚毒素敏感性 Na^+ 通道。丁螺环酮等非苯二氮䓬类药物是近年来开发出来的新型抗焦虑药物,作用机制不同于苯二氮䓬类,具有抗焦虑、抗抑郁的功效,对广泛性焦虑患者具有良好的疗效和耐受性。

除上述药物外,某些抗抑郁药通常也可改善抑郁症所伴发的焦虑症状,三环类抗抑郁药显示出与苯二氮䓬类药物一样的治疗广泛性焦虑和惊恐发作的效果,SSRI和MAOI也有治疗惊恐障碍的作用,近几年在国内上市的新型抗抑郁药噻萘普汀(达体朗)、米他扎平(瑞美隆)和路优泰都具有肯定的抗焦虑作用。抗精神病药也可在一定程度上控制焦虑症状;β-肾上腺素受体阻断剂可以缓解焦虑的自主神经系统症状,如心动过速,对社交场合的心悸、震颤尤为有效,常用药物有普萘洛尔,禁忌证是心脏病、低血压或心动过缓、支气管痉挛、代谢性酸中毒(糖尿病)和长期进食差等。

药物治疗主要用于复发前驱期的早期治疗、急性发作的治疗、先兆发作的预防和改善发作间歇期的残留症状。使用剂量应逐步递增,尽量采用最小有效量,以减少不良反应,并提高服药依从性。联合用药时需充分了解药物之间的相互作用,一般不主张并用两种以上抗焦虑药。

二、苯二氮䓬类抗焦虑药

(一)地西泮(苯甲二氮䓬,安定)

为苯二氮䓬类抗焦虑药,具有抗焦虑、镇静、催眠、抗惊厥、抗癫痫及中枢性肌肉松弛作用。其抗焦虑作用选择性很强,可能与其选择性地作用于大脑边缘系统,与中枢苯二氮䓬受体结合而促进 γ-氨基丁酸(GABA)的释放或突触传递功能有关。较大剂量时可诱导入睡,是目前临床上最常用的催眠药。此外还具有较好的抗癫痫作用,对癫痫持续状态极有效。中枢性肌肉松弛作用、抗惊厥作用均比氯氮䓬强。

【吸收】

口服吸收快,生物利用度约76%,口服后 T_{max} 为 0.5～2h,直肠给药 T_{max} 为 10～30min,肌内注射后吸收缓慢且不规则,静脉注射迅速进入中枢而生效。

【分布】

血浆蛋白结合率为 98.7%,V_d 为 1.1L/kg。静脉注射进入中枢后迅速进行再分布,故疗效持续时间短。

【消除】

在肝脏代谢,先经去甲基代谢生成 N-去甲基地西泮,再羟化生成奥沙西泮,两种代谢物均具有药理活性。代谢物与葡糖醛酸结合后经肾脏排泄,部分经胆汁排泄,有肝肠循环。也可经乳汁排泄,浓度为血浆的 1/10。$t_{1/2}$ 为 30～60h,属长效药。

【剂量方案】

抗焦虑、镇静:每次 2.5～5mg,3 次/日;催眠:5～10mg,睡前一次服用;抗癫痫:每次 5～10mg,3 次/日;癫痫持续状态:每次 5～20mg,缓慢静脉注射。

【特殊剂量方案】

小儿一般不口服给药,6 个月以下不用。6 个月以上:常用量,一次 0.1mg/kg,3 次/日。年老体弱或肝功能不良者适当减量。

【不良反应】

常见嗜睡、头昏、乏力等不良反应,影响技巧性操作和驾驶安全;大剂量可有共济失调、震颤;偶有过敏反应如皮疹、白细胞减少等;个别患者发生兴奋、多语、睡眠障碍,甚至幻觉,停药后,上述症状很快消失;长期连续用药可产生依赖性和成瘾性,停药可能发生撤药症状,表现为激动或忧郁。地西泮促使急性血卟啉症发作,血清胆红素增加,中性粒细胞一过性下降,应予以注意。

【注意事项】

对苯二氮䓬类药物过敏者,可能对本药过敏;肝肾功能损害者能延长本药清除半衰期;癫痫患者突然停药可引起癫痫持续状态;严重的精神抑郁可使病情加重,甚至产生自杀倾向,应采取预防措施;避免长期大量使用而成瘾,如长期使用应逐渐减量,不宜骤停;对本类药耐受量小的患者初用量宜小。

以下情况慎用:严重的急性乙醇中毒,可加重中枢神经系统抑制作用;重度重症肌无力,病情可能被加重;急性或隐性发生闭角型青光眼可因本品的抗胆碱能效应而使病情加重;低蛋白血症时,可导致易嗜睡、难醒;多动症者可有反常反应;严重慢性阻塞性肺部病变,可加重呼吸衰竭;外科或长期卧床患者,咳嗽反射可受到抑制;有药物滥用和成瘾史者。

【相互作用】

与中枢抑制药如乙醇、巴比妥类、吩噻嗪类、抗组胺药、麻醉性镇痛药、全身麻醉药等合用,增强中枢抑制作用和毒性;利福平等肝药酶诱导剂,增加地西泮消除,而异烟肼等肝药酶抑制剂则会延缓地西泮消除;可增加筒箭毒、三碘季铵酚的作用,而降低琥珀胆碱的肌肉松弛作用。

【临床应用】

主要用于焦虑症及各种神经官能症、失眠、癫痫、各种原因所致惊厥、肌肉痉挛性疼痛、心脏电击复律等。

【剂型规格】

片剂:2.5mg,5mg;胶囊剂:10mg;注射剂:10mg。

(二)氯氮䓬(利眠宁,甲氧二氮䓬)

为最早合成和应用的苯二氮䓬类药物,作用机制与其选择性作用于大脑边缘系统,与中枢苯二氮䓬受体结合而促进 γ-氨基丁酸的释放、促进突触传导功能有关。本品还有中枢性肌肉松弛作用和抗惊厥作用,小剂量时有抗焦虑作用,随着剂量增加,可显示镇静、催眠、记忆障碍,很大剂量时也可致昏迷,但很少有呼吸和心血管严重抑制。

【吸收】

口服吸收良好,T_{max} 为 2~4h,生物利用度 96%;肌内注射吸收缓慢而且不规则。

【分布】

血浆蛋白结合率 96%,V_d 为 0.3L/kg。

【消除】

$t_{1/2}$ 为 8~28h,平均为 15h。主要经肝脏代谢,先后转化为具有相似药理活性的代谢产物去甲基及羟基化衍生物去甲氯氮䓬和去甲氧西泮,自肾缓慢排泄。久用有蓄积性。

【剂量方案】

口服,抗焦虑:成人每次 10mg,3 次/日;催眠:10~20mg,睡前一次服用;缓解肌肉痉挛:每次 10mg,3 次/日,肌肉或静脉注射;抗焦虑:开始成人 50~100mg,以后改为 25~50mg,3~4 次/日,儿童减半;麻醉前给药:术前 1h,肌内注射 50~100mg;酒精戒断症处理:50~100mg 起始,必要时每 2~4h 重复注射。

【特殊剂量方案】

年老体弱者:口服,每次 5mg,每白 2~4 次;儿童:抗焦虑、镇静时,6 岁以上,5mg/日,分 2~4 次服用。

【不良反应】

常见为头晕、嗜睡、便秘、心悸。大剂量可有共济失调、皮疹、乏力、头痛、粒细胞减少、尿潴留等,偶见中毒性肝炎。长期大量服用使耐药性增高并可成瘾。男性可致阳痿。突然停药可引起戒断症状和惊厥。与吩噻嗪类、巴比妥类、酒精等并用可加强中枢抑制。罕见再生不良性贫血、溶血性贫血。

【注意事项】

年老体弱、肺功能减退者、肝肾功能不全者须慎用,哺乳期妇女及孕妇应忌用,尤其是妊娠开始 3 个月及分娩前 3 个月。

【相互作用】

与易成瘾药或其他可能成瘾药合用时,成瘾的危险性增加;饮酒及与全麻药、可乐定、镇痛药、单胺氧化酶抑制药和三环类抗抑郁药合用时,可相互增效;与抗酸药合用时可延迟本品的吸收;与抗高血压药或与利尿降压药合用时,可使降压作用增强;与钙离子通道拮抗药合用时,可使低血压加重;与西咪替丁合用时可以抑制本品的肝脏代谢,血药浓度升高;与普萘洛尔合用时可导致癫痫发作的类型和(或)频率改变,应及时调整剂量;与卡马西平合用时,由于肝微粒体酶的诱导可使两者的血药浓度下降,清除半衰期缩短;与左旋多巴合用时,可降低后者的疗效;与抗真菌药酮康唑、伊曲康唑合用,可提高本品疗效并增加其毒性。

【临床应用】

用于焦虑症、神经官能症和失眠,控制戒酒后出现的症状,麻醉前给药。因疗效不如地西泮,现已少用。

【剂型规格】

片剂:5mg,10mg;注射剂:10mg。

(三)劳拉西泮(氯羟去甲安定)

为 3-羟-1,4-苯二氮䓬类衍生物,是应用较广泛的抗焦虑药和镇静催眠药。劳拉西泮属中等作用时间的苯二氮䓬类抗焦虑药物,对与焦虑有关的精神失常,能提供有效的精神安定与解除作用;当焦虑与紧张引起失眠时,也可帮助恢复睡眠。通过与中枢神经系统的脑细胞膜上 $GABA_A$ 受体结合,强化 GABA 的抑制功能,启动氯离子通道,产生强大的抗焦虑作用,已成为治疗焦虑的主流用药。与已有的苯二氮䓬类药物相比,劳拉西泮毒性小、用量低,对自主神经失调症等引起的紧张不安、焦虑、忧郁等都有较好疗效。

【吸收】

经胃肠道吸收稳定,T_{max} 为 2h,生物利用度约 90%。

【分布】

血浆蛋白结合率 85%,V_d 为 1.3L/kg,肝硬化时分布容积增加。

【消除】

主要在肝脏与葡糖醛酸结合,经肾排泄;可透过胎盘屏障,并能从乳汁分泌。$t_{1/2}$ 10～20h。

【剂量方案】

口服,抗焦虑:每次 1～2mg,2～3 次/日;催眠:1～4mg,睡前 1h 一次服用;麻醉前给药:术前 1～2h 给 2～4mg;化疗前给药:1～2mg 劳拉西泮与地塞米松合用,预防呕吐。

【特殊剂量方案】

年老体弱者须减少剂量。口服给药,建议初始剂量为每日 1～2mg,分次服用;根据需要或耐受性调整剂量,以避免过度镇静。静脉给药,建议初始剂量为 0.044mg/kg,总量不超过 2mg,以避免过度镇静。

【不良反应】

常见头晕、疲劳、不安等。偶见不安、精神紊乱、视物模糊等,长期用药可有巴比妥一乙醇样依赖性;骤然停药偶可产生惊厥;大剂量用药可出现无尿、皮疹、粒细胞减少;静脉注射可引起静脉炎、静脉血栓形成。

【注意事项】

对其他苯二氮䓬类药物过敏者也可对本药过敏,应禁用本品;重症肌无力、青光眼、睡眠呼吸暂停综合征,对聚乙二醇、丙二醇及苯甲醇过敏,严重呼吸功能不全者(除非有机械通气)禁用;服药期间应避免驾车及操纵机器;停药应逐渐减量,以防出现戒断综合征;国外资料建议,18 岁以下患者应避免肌内注射或静脉注射本药;老年人用药须小心谨慎;肝肾功能不全者、孕妇及哺乳期妇女慎用。

【相互作用】

丙磺舒、丙戊酸可影响本药与葡糖醛酸的结合,使清除半衰期延长,血药浓度升高,引起嗜睡;与洛沙平、氯氮平合用可增强镇静作用,引起流涎和共济失调;口服避孕药可增加本药的代谢,使本药疗效降低;与乙胺嘧啶合用可能导致肝毒性;乙醇可增强本药的中枢神经抑制作用,故用药期间不宜饮酒。

【临床应用】

用于焦虑障碍、失眠、麻醉前给药和化疗引起的呕吐。

【剂型规格】

片剂:0.5mg,1mg,2mg;注射剂:4mg。

（四）奥沙西泮（舒宁，去甲羟基安定）

具有抗焦虑、抗惊厥、抗癫痫、镇静催眠、中枢性骨骼肌松弛和暂时性记忆缺失（或称遗忘）作用。作用于中枢神经系统的苯二氮䓬受体（BZR），加强中枢抑制性神经递质 γ-氨基丁酸（GABA）与 GABA$_A$ 受体的结合，增强 GABA 系统的活性。随着用量的加大，临床表现可自轻度的镇静到催眠甚至昏迷。长期应用可产生依赖性。

【吸收】

口服吸收较慢，45～90min 生效，T$_{max}$ 为 2～3h，生物利用度 90％。

【分布】

血浆蛋白结合率 86％～89％，V$_d$ 为 1.0L/kg。可通过胎盘屏障。

【消除】

主要与葡糖醛酸结合，然后经肾脏排泄。可部分从乳汁分泌。t$_{1/2}$ 为 4～15h。

【剂量方案】

口服，抗焦虑和戒酒症状：每次 15～30mg，3～4 次/日；催眠：15～25mg，睡前 1h 一次服用。

【特殊剂量方案】

老年人剂量：抗焦虑时初始剂量宜小，每次 7.5mg，3 次/日；按需增至一次 15mg，3～4 次/日。体弱患者抗焦虑时用量同老年人剂量。

【不良反应】

较常见萎靡不振，以老年体弱者为多；少见视物模糊、头昏、头痛、恶心、呕吐、排尿不畅、口齿不清、疲倦无力、嗜睡及共济失调等，减量或停药后，恶心、头昏等症状可自行消失；罕见白细胞减少、过敏反应、肝功能损害、记忆障碍、兴奋、失眠、幻觉、视力变化、肌痉挛及红斑狼疮；反复用药易产生依赖性。

【注意事项】

孕妇、哺乳期妇女和儿童禁用；急性酒精中毒者、有药物滥用或成瘾史者、肝肾功能不全者、运动过多症患者、低蛋白血症患者、严重的精神抑郁者、伴呼吸困难的重症肌无力患者、急性或隐性闭角型青光眼患者、严重慢性阻塞性肺疾病患者慎用；对其他苯二氮䓬类药物过敏者，对本药也可能过敏；其他参见地西泮。

【相互作用】

与全麻药、镇痛药、单胺氧化酶 A 型抑制药、三环类抗抑郁药及可乐定合用时，可相互增效；西咪替丁可抑制本药的中间代谢产物，使其血药浓度升高；与抗高血压药或利尿降压药合用于全麻时，后者降压作用增强；与钙离子通道阻滞剂合用时，可能使低血压加重；抗酸药可延迟本药吸收；本药可降低左旋多巴的疗效；与扑米酮或普萘洛尔合用时，可能引起癫痫发作的类型和（或）频率改变，普萘洛尔的血药浓度可能明显降低，故应及时调整剂量；与卡马西平合用时，因诱导肝微粒体酶，卡马西平和本药的血药浓度均下降，清除 t$_{1/2}$ 缩短；与其他易成瘾的药物合用时，成瘾的危险性增加。

【临床应用】

主要用于焦虑障碍、伴有焦虑的失眠和戒酒出现的症状。

【剂型规格】

片剂:10mg,15mg。

(五)氟西泮(氟安定,氟胺安定)

主要作用于边缘系统与情绪和焦虑有关的部位,可抑制边缘系统对网状结构的激活作用,因而对焦虑所致的失眠症具有较好疗效。还可减轻因电刺激下丘脑所致的升压反应,同时可提高杏仁核和下丘脑的觉醒阈值。对脑干网状激活系统的抑制作用较弱。可缩短入睡时间,延长总睡眠时间,减少觉醒次数,具有较好的催眠作用。

【吸收】

口服后经胃肠道迅速吸收,有明显首过效应。口服后 $15\sim40$min 起效,T_{max} 为 $30\sim60$min,$7\sim10$ 天血药浓度达稳态。

【分布】

广泛分布于全身,血浆蛋白结合率 95.5%,V_d 为 22L/kg。

【消除】

$t_{1/2}$ 为 72h,主要与葡糖醛酸结合,缓慢由肾脏排泄,也可在肝脏代谢,主要活性代谢产物 N-去烷基氟西泮的 $t_{1/2}$ 为 $47\sim100$h。

【剂量方案】

口服,催眠:$15\sim30$mg,睡前一次服用。

【特殊剂量方案】

15 岁以下儿童不宜使用;年老体弱者开始时 15mg/次,根据反应适当加量。

【不良反应】

宿醉现象明显,其他可见头痛、头晕、恶心、呕吐、腹部不适、关节痛、泌尿生殖道反应等。长期应用可产生药物依赖。

【注意事项】

孕妇和儿童禁用;严重抑郁患者、肝肾功能不良者慎用;与中枢神经抑制药合用有协同作用,防止抑制过度。反复应用者应定期检查肝肾功能。

【相互作用】

酒精可增强本药作用;烟草中某些成分可诱导肝药酶,加速本药的代谢;大剂量咖啡因(500mg)可干扰本药的抗焦虑作用。其他可参见地西泮。

【临床应用】

用于各种类型的失眠症、焦虑症,治疗因焦虑所致的失眠效果优于其他同类药物。

【剂型规格】

片剂:15mg;胶囊剂:5mg,15mg,30mg。

（六）硝西泮（硝基安定）

具有镇静、催眠和抗惊厥作用，催眠作用类似短效或中效巴比妥类药物，其催眠近似于生理性睡眠，无明显后遗效应。抗癫痫作用也较强。

【吸收】

口服吸收 78%，服用 10mg 硝西泮后，T_{max} 为 0.5～5h，最大浓度值在 80～100ng/mL 范围内。

【分布】

蛋白结合率约 87%，V_d 为 1.9L/kg。

【消除】

$t_{1/2}$ 为 21～30h，经肝脏代谢后大部分以代谢物的形式随尿液排泄，20% 由粪便排出。可透过胎盘屏障，并能从乳汁分泌。

【剂量方案】

口服，催眠：每晚 5～10mg，睡前服用；抗癫痫：每次 5mg，3 次/日，可酌情增加。

【特殊剂量方案】

年老体弱者剂量减半；体重 30kg 以下的儿童 0.3～1mg/(kg·d)，分 3 次服用。

【不良反应】

常见嗜睡、头晕、头痛等，老年患者偶见精神错乱。长期用药可成瘾。

【注意事项】

服药期间避免饮酒；小儿及重症肌无力患者禁用。

【相互作用】

与全麻药、巴比妥类药、镇痛药、中枢性骨骼肌松弛药、单胺氧化酶抑制药、三环类抗抑郁药及可乐定、水合氯醛、乙氯维诺合用，可相互增效；与羟丁酸钠合用时中枢神经系统抑制及呼吸抑制作用增强；与抗真菌药酮康唑、伊曲康唑合用，疗效增强，毒性增加；与卡马西平合用时，因肝药酶的诱导，两者的血药浓度均下降，清除半衰期缩短；抗酸药可延迟本药的吸收，利福平可增加本药的肝脏代谢，降低本药的作用；与抗高血压药或利尿降压药合用，可增强降压作用；西咪替丁、西番莲可抑制本药的肝脏代谢，血药浓度升高；与普萘洛尔合用，可导致癫痫发作的类型和（或）频率改变，需及时调整剂量；与易成瘾或可能成瘾的药物合用时，成瘾的危险增加。乙醇与本药可相互增效，咖啡因可降低本药的镇静和抗焦虑作用。

【临床应用】

用于治疗失眠，30min 左右起作用，维持睡眠 6h，醒后无明显后遗效应。可用于治疗多种癫痫，尤其用于婴儿痉挛及肌阵挛性发作。

【剂型规格】

片剂：2.5mg，5mg，10mg；胶囊剂：5mg。

（七）艾司唑仑（三唑氮䓬，三唑氯安定）

有较强的镇静、催眠、抗焦虑作用和较弱的中枢性作用。镇静催眠作用比硝西泮强 2.5～4

倍。具广谱抗惊厥作用,对各型实验性癫痫模型都有不同程度的对抗作用。

【吸收】

口服吸收较快,T_{max} 为 2h。

【分布】

血浆蛋白结合率 93%,给药后迅速分布于全身组织。

【消除】

主要代谢产物为无活性的 4-羟艾司唑仑和 1-氧艾司唑仑,代谢物主要经肾脏排泄,小部分随粪便排出。

【剂量方案】

口服,催眠:每次 1～2mg,睡前服用;镇静、抗焦虑:每次 1～2mg,3 次/日;抗癫痫:每次 2～4mg,3 次/日;麻醉前给药:每次 2～4mg,手术前 1h 服用。

【特殊剂量方案】

参考国外用法,对身体健康的老年患者,起始用量为 1mg,睡前服,但加量应谨慎。对身体虚弱的老年患者,起始剂量为 0.5mg。肝病患者的用药剂量须做适当调整。

【不良反应】

不良反应较少,个别患者有乏力、口干、头胀和嗜睡等反应,一般无需特殊处理,减量即可。

【注意事项】

重症肌无力患者禁用;高血压患者、孕妇、婴儿、老年人及肝肾功能不全者慎用。

【相互作用】

与全麻药、镇痛药、单胺氧化酶抑制药、三环类抗抑郁药、可乐定等合用,可相互增效;与西咪替丁合用,本药血药浓度升高;酮康唑可升高本药的血药浓度,增加不良反应,延长作用时间;与利托那韦合用,本药的血药浓度可增加,有引起过度镇静与呼吸抑制的潜在危险;与卡马西平合用,可使卡马西平和(或)本药的血药浓度下降,清除半衰期缩短;可降低左旋多巴的疗效;与钙离子通道阻滞剂合用,可使血压下降加重;与普萘洛尔、扑米酮合用时,可引起癫痫发作类型和(或)频率改变,需调整用药用量;酒精可增强本药的作用。

【临床应用】

用于各种类型的失眠、焦虑、紧张、恐惧、癫痫大小发作等,也可用于术前镇静。

【剂型规格】

片剂:1mg,2mg。

(八)三唑仑(三唑安定,三唑苯二氮䓬)

为短效苯二氮䓬类,可激活 GABA 受体,从而增强抑制皮质和边缘系统。本品有显著的镇静催眠作用,在苯二氮䓬类中代谢最快、作用最强,速效、强效和极少积蓄是其突出特点。可缩短清醒期并延长第 1 期睡眠,而对第 Ⅱ、第 Ⅲ 期睡眠影响较小,在缩短入睡时间、减少觉醒次数及增加睡眠方面均优于氟西泮。

【吸收】

口服吸收迅速，15～30min 起效，T_{max} 为 2h。

【分布】

血浆蛋白结合率约 90%，V_d 为 1.1L/kg。

【消除】

$t_{1/2}$ 1.5～5.5h。在肝脏羟化代谢，代谢酶为 CYP3A4。主要以代谢物形式经肾脏排出，8%随粪便排泄。可通过胎盘，也可从乳汁中排泄。

【剂量方案】

口服，催眠：成人睡前一次服用 0.125～0.25mg，总量不超过 0.5mg。

【特殊剂量方案】

年老体弱者剂量减半。

【不良反应】

不良反应较少，主要有嗜睡、头晕、头痛、疲倦、共济失调和遗忘等。久用产生耐受性、依赖性和成瘾性，停药后出现戒断症状。影响驾驶及技巧性操作。

【注意事项】

对本药过敏、急性闭角型青光眼、重症肌无力患者禁用；呼吸功能不全、肝肾功能不全、急性脑血管病和抑郁症患者慎用；老年人、儿童、孕妇及哺乳期妇女慎用。

【相互作用】

与中枢抑制药合用可增加呼吸抑制作用；与易成瘾和其他可能成瘾药合用时，成瘾的危险性增加；与酒及全麻药、可乐定、镇痛药、吩噻嗪类、单胺氧化酶 A 型抑制药和三环类抗抑郁药合用时，可彼此增效；与抗高血压药和利尿降压药合用，可使降压作用增强；与西咪替丁、红霉素合用，本品血药浓度升高，须减少药量；与扑米酮合用可减慢后者代谢；与左旋多巴合用时，可降低后者的疗效；与利福平合用，增加本品的消除，血药浓度降低；异烟肼抑制本品的消除，致血药浓度增高；与地高辛合用，可增加地高辛血药浓度而致中毒。

【临床应用】

主要用于镇静催眠，特别对入睡困难效果更佳，也可用于焦虑及神经紧张等。

【剂型规格】

片剂：0.125mg，0.25mg，0.5mg。

三、新型非苯二氮䓬类抗焦虑药

（一）丁螺环酮（布斯哌隆，布螺酮）

为阿扎哌隆的衍生物，是近年来开发出的新型抗焦虑药，主要作用于海马的 5-HT$_{1A}$ 受体和 DA 受体，具有完全的突触前激动剂功能，可使 5-HT 功能下调进而产生抗焦虑作用。对 DA 的突触前膜受体有阻滞作用，对后膜既是 DA 受体激动剂又是阻滞剂，但作用较弱，故亦有抗抑郁作用。因起效较慢,不作为急性焦虑的首选药物。

【吸收】

药经胃肠道吸收迅速、完全,T_{max}为40～90min,首过效应明显,生物利用度低。

【分布】

血浆蛋白结合率约为95%,但不会置换与蛋白结合的其他药物。

【消除】

大部分在肝脏经羟化和N位脱烷基代谢,代谢产物中5-羟基丁螺环酮和1-(2-嘧啶基)哌嗪具有一定生物活性。60%经肾脏排泄,40%从粪便中排出。肝、肾功能不全时可影响本药的代谢及清除率。$t_{1/2}$约为2～3h。

【剂量方案】

口服,抗焦虑:开始每次5mg,3次/日,以后每2～3日增加5mg;有效剂量为每日20～30mg,若到60mg仍无效,不应再用。

【特殊剂量方案】

老年人肾功能减退,剂量应低于常规剂量。

【不良反应】

常见头晕、头痛、恶心、不安、烦躁,可见多汗、便秘、食欲减退,少见视物模糊、注意涣散、萎靡、口干、肌痛、肌痉挛、肌强直、耳鸣、胃部不适、疲乏、梦魇、多梦、失眠、激动、神经过敏、腹泻、兴奋,偶见心电图异常、血清谷丙氨基转移酶(ALT)轻度升高,罕见胸痛、精神紊乱、抑郁、心动过速、肌无力、肌肉麻木。

【注意事项】

严重肝肾功能不全、青光眼及重症肌无力者、孕妇及哺乳期妇女、癫痫患者禁用。用药前后及用药时应定期检查肝功能与白细胞计数。

【相互作用】

氟伏沙明、地尔硫草、维拉帕米、红霉素、磺胺异噁唑、伊曲康唑、奈法唑酮等可抑制本药的代谢,使其血药浓度升高。与洋地黄类药合用,可使后者血药浓度升高。与利福平、避孕药合用可降低本药作用。与降血糖药、氯氮平药合用,可增加药物不良反应。与单胺氧化酶抑制药合用,可能发生高血压危象,禁止两者合用。乙醇可增强本药的中枢抑制作用,极易产生过度镇静,故服药期间不宜饮酒。饮用大量葡萄柚汁会使本药毒性增加。

【临床应用】

主要用于广泛性焦虑、焦虑伴抑郁症状者,也可用于治疗选择性5-羟色胺再摄取抑制剂(SSRI)引起的性功能障碍。

【剂型规格】

片剂:5mg,10mg。

(二)坦度螺酮

坦度螺酮1996年在日本首次上市,通过激动5-HT$_{1A}$受体而发挥抗焦虑作用,其抗抑郁功能主要与5-HT能神经突触后膜5-HT$_2$受体密度降低有关。

在已进行的临床研究中发现,坦度螺酮能有效地缓解焦虑症状,对心身疾病所伴发的焦虑等神经症症状也有肯定的疗效。其特点是不良反应小,很少出现影响日常生活的困倦感、步态不稳等中枢神经抑制作用,口渴、便秘、排尿困难等抗胆碱能不良反应也很少见,尚未发现有关该药导致药物依赖的报道。值得注意的是若从苯二氮䓬类抗焦虑药物直接换用该药,可引起前者的停药戒断现象,导致症状加重。

【吸收】

口服吸收良好,T$_{max}$为0.8～1.4h。

【消除】

主要在肝脏代谢为1-嘧啶-哌嗪,后者的血药浓度为本药的2～8倍。70%经肾脏排泄,21%从粪便排出,其中仅粪便中有2%的原型药。t$_{1/2}$为1.2～1.4h。

【剂量方案】

口服,成人每次10mg,3次/日,需要时逐渐加量,最高至每日60mg。

【特殊剂量方案】

老年患者用药时应从小剂量开始,肝肾功能不全时可能需要调整剂量。

【不良反应】

较少见,主要有头晕、头痛、恶心、食欲下降、烦躁和睡眠障碍等。

【注意事项】

对长期使用苯二氮䓬类药物已经出现耐受者疗效差,加量至每日60mg仍无效者应停止用药;与苯二氮䓬类无交叉依赖性,替换苯二氮䓬类药物后者须逐渐减量,以免产生停药反应;本品有困倦和头晕等不良反应,影响驾驶和技巧性操作;严重心脏病、肝肾病患者慎用,孕妇及哺乳期妇女禁用。对本药及1-嘧啶-哌嗪过敏者禁用,其他氮杂螺酮衍生物(如丁螺环酮、伊沙匹隆、吉哌隆)过敏者慎用。

【相互作用】

与钙拮抗药(如硝苯吡啶等)合用可增强降压作用。与氟哌啶醇合用可增强锥体外系症状。

【临床应用】

用于焦虑神经症、自主神经失调症。

【剂型规格】

片剂:5mg,10mg。

四、其他非苯二氮䓬类抗焦虑药

(一)甲丙氨酯(氨甲丙二酯)

属非苯二氮䓬类抗焦虑药,动物实验提示本药可作用于中枢神经的多个部位(包括背侧丘脑和边缘系统),具有抗焦虑、镇静催眠和中枢性肌肉松弛作用。其作用与氯氮䓬相似,但强度较弱。

【吸收】

口服吸收好,T_{max} 为 2～3h。

【分布】

体内分布较均匀,其中以肝、肺、肾中较多,可分布至大脑、小脑、中脑,也可透过胎盘。血浆蛋白结合率至多为 30%,V_d 为 0.5～0.8L/kg。

【消除】

主要在肝脏代谢,由肾脏排泄,10% 以原型排出。本药能穿透胎盘,能分泌入乳汁,浓度可达血浆中的 2～4 倍。

【剂量方案】

口服,抗焦虑:0.2g/次,2～3 次/日;治疗失眠:0.4g/次,睡前服用;抗癫痫:每次 0.2～0.4g,2～3 次/日。

【特殊剂量方案】

老年人初始剂量为最低有效剂量,按需要及耐受情况逐渐增加。6 岁以上儿童,常用剂量为每日 25mg/kg,分 2～3 次服用。参考国外用法:肾功能不全时须根据肾功能调整用药间隔时间,肾小球滤过率(GFR)不低于 50mL/min 者,用药间隔为 6h;GFR 为 10～50mL/min 者,用药间隔为 9～12h;GFR 小于 10mL/min 者,用药间隔为 12～18h。

【不良反应】

常见嗜睡,可见无力、头痛、眩晕、低血压与心悸。偶见皮疹、骨髓抑制。

【注意事项】

长期使用可产生依赖性,停药时须逐渐减量,以免发生撤药综合征;肾功能不全者、肺功能不全者慎用;定期检查肝功能与白细胞计数;用药期间不宜驾驶车辆、操作机械或高空作业;服药期间勿饮酒。

【相互作用】

与全麻药、中枢性抑制药、单胺氧化酶抑制药、三环类抗抑郁药等合用时,均可增效,中枢性抑制作用也更明显;与阿片类镇痛药、卡立普多合用时,可出现呼吸抑制;与戊四硝酯(长效硝酸甘油)合用,可使戊四硝酯血药浓度升高;与酒精合用可能发生协同作用而导致过度镇静。

【临床应用】

治疗焦虑性神经症、失眠症、肌张力过高或肌肉僵直等疾病,也可用于癫痫小发作。

【剂型规格】

片剂:0.2g,0.4g。注射剂:0.1g。

(二)羟嗪(安泰乐)

为哌嗪类化合物,属非苯二氮䓬类抗焦虑药,具有中枢镇静、弱抗焦虑及肌肉松弛作用,并有抗组胺作用。

【剂量方案】

口服,每次 25~50mg,3 次/日;肌内注射,每次 100~200mg。

【特殊剂量方案】

6 岁以上儿童:每日 50~100mg,分 4 次口服。

【不良反应】

本药不良反应少见,较安全。常见嗜睡,可见无力、头痛、眩晕、低血压与心悸。偶见皮疹、骨髓抑制,可能诱发癫痫。

【注意事项】

6 岁以下儿童慎用,每日剂量不宜超过 50mg,婴儿忌用。长期使用可产生依赖性。肝肾功能不全者、肺功能不全者慎用。用药期间不宜驾驶车辆、操作机械或高空作业,且不可饮酒,应定期检查肝功能与白细胞计数。

【相互作用】

与巴比妥类、阿片类或其他中枢抑制药合用时,可增强中枢抑制作用。

【临床应用】

治疗神经症的焦虑、紧张、激动以及躯体疾病的焦虑紧张症状,也用于失眠、麻醉前镇静、急慢性荨麻疹以及其他过敏性疾患、神经性皮炎等。

【剂型规格】

片剂:25mg;注射剂:200mg。

第七章　抗癫痫药

　　癫痫发作指全部脑神经元无序的、同步有节奏放电引起短暂的行为改变。癫痫指以间歇性、无预兆发作为特征的脑功能紊乱。癫痫发作可分为局灶性发作,其病灶位于一侧脑皮质;和全身性发作,病灶放电累及两侧大脑半球。癫痫发作的行为表现与癫痫发作起始的皮质部位的生理功能有关。如癫痫发作波及运动皮质,则受该区域控制的肢体出现阵挛性痉挛,单纯性局灶性发作无意识丧失,复合性局灶性发作常有意识丧失。多数复合性局灶性发作起源于颞叶。全身性发作包括失神性发作、肌阵挛性发作和强直-阵挛性发作。

　　对癫痫综合征的分类可指导临床疾病的诊断和治疗,在某种程度上,也可指导抗癫痫药的选择。已发现有 40 多种癫痫综合征分属于局灶性和全身发作性癫痫。局灶性癫痫可由任何一种局灶性发作所组成,约占所有癫痫的 60%。最常见的病因是局部皮质损伤(如肿瘤、发育畸形、外伤或卒中),也可是遗传性的。全身性发作约占所有癫痫的 40%,病因通常由遗传所致。最常见的全身性发作是青年肌阵挛性癫痫,约占所有癫痫综合征的 10%。发病年龄一般在青少年早期,典型发作有肌阵挛、强直-阵挛性发作以及常见的失神性发作。像大多数全身发作性癫痫一样,青少年肌阵挛性癫痫很可能是由多基因突变引起。

一、癫痫发作和抗癫痫药物的本质和机制

1.局灶性癫痫

　　抑制性突触活动减少或兴奋性突触活动增强可触发一次发作。哺乳动物脑内介导大量突触传递的神经递质是氨基酸,其中经典的抑制性和兴奋性神经递质分别为 γ-氨基丁酸和谷氨酸。药理学研究发现,$GABA_A$ 受体拮抗药或不同谷氨酸受体亚型(NMDA,AMPA 或海人藻酸)激动药均可引起实验动物的癫痫发作。相反,增强 GABA 介导的有突触抑制作用的药物或谷氨酸受体拮抗药均可抑制癫痫发作。这些研究支持药理学通过调节突触功能来控制癫痫发作的观点。

　　通过对单个神经元局灶性发作时的电生理分析证实,此时神经元以较高频率发生去极化并触发动作电位。这种神经元放电被认为是癫痫发作的指征,在神经元正常活动中是没有的。因此,选择性抑制这种放电可减少癫痫发作且药物副作用很低。降低 Na^+ 通道从失活状态到复活的能力就可抑制高频放电的发生,这样可延长不应期,不会产生另一次动作电位。因此,减慢钠通道从失活状态恢复的速度,也就限制神经元高频放电的能力。卡马西平、拉莫三嗪、苯妥英、托吡酯、丙戊酸和唑尼沙胺可能就是通过这种机制而有抗局灶性发作的作用。

　　增强 GABA 介导的突触抑制能降低神经元兴奋性并提高发作阈值。一些药物被认为是

通过调节 GABA 介导的突触抑制作用来阻滞癫痫发作。突触释放的 GABA 的主要突触后受体是 $GABA_A$ 受体。$GABA_A$ 受体激活通过增加 Cl^- 进入细胞内,使神经元超极化而抑制突触后神经元。临床使用的苯二氮䓬浓度类及巴比妥类药以不同方式作用于 $GABA_A$ 受体,增强其介导的突触抑制作用;这种机制可能是这些药物控制局灶性和全强直-阵挛性发作的基础。当较大剂量应用时,如癫痫持续状态时,这些药物也能阻止动作电位的高频放电。增强 GABA 介导的突触抑制的第二种机制是抗癫痫药噻加宾的抗癫痫作用机制。噻加宾能抑制 GABA 转运体 GAT-1,降低神经元和胶质细胞对 GABA 的摄取,并增强 GABA 介导的神经传递。

2.全身性发作

失神性发作和起源于脑皮质局部区域的局灶性发作相比,全身性发作起源于丘脑和大脑皮质的交互放电。失神性发作脑电图(EEG)的特征是丘脑和新皮质产生综合峰和波放电,频率为每秒 3 次(3Hz)。EEG 的峰值与动作电位的放电有关,随后出现的慢波与动作电位的延迟抑制有关。丘脑神经元产生每秒 3 次的棘波有关的固有特征,是电压调控 Ca^{2+} 电流的特殊形式——低阈值("T")电流,与大多数神经元中小振幅 T 电流相比,丘脑许多神经元的 T 电流振幅较大,丘脑神经元动作电位的爆发是由 T 电流活动引起的。T 电流在丘脑放电震荡中起放大作用,每秒 3 次棘波是振荡的一种,是失神性发作波形。许多抗失神性发作药都是通过抑制 T 型钙电流起作用。因此,抑制电压门控性离子通道是抗癫痫药的共同作用机制,抗局灶性发作药阻断电压激活的 Na^+ 通道,抗失神性发作药阻断电压激活的 Ca^{2+} 通道。

3.癫痫的遗传学研究

大多数癫痫患者神经功能正常,这表明正常个体中介导家族性癫痫的突变基因与特殊的、罕见的特发性癫痫综合征基因的成功鉴别有关,该综合征患者所占比例不到所有癫痫人群中的 1%。有趣的是,几乎所有突变的基因都编码一种电压或配体门控的离子通道。基因突变已在电压门控 Na^+ 通道、K^+ 通道及 GABA 和乙酰胆碱门控通道中得到鉴定。某些突变的细胞电生理结果表明癫痫发作机制与抗癫痫药间存在有趣的联系。例如,高热惊厥所致全身性癫痫是由电压门控 Na^+ 通道的 β 亚单位(SCNIB)位点突变所致,该位点与通道失活有关。

二、抗癫痫药概述

理想的抗癫痫药应能控制所有类型的癫痫发作而不引起任何副作用。目前使用的药物对某些患者不仅不能控制癫痫发作,反而常引起不良反应,其严重程度从轻微的中枢神经系统(CNS)损害到再生障碍性贫血或肝功能衰竭而引起死亡。我们的任务是选择合适的药物或联合用药,使每个患者在副作用可耐受的情况下使癫痫发作得到满意的控制。约 50% 的患者发作可完全控制,25% 患者的症状可显著改善。成功率高低取决于癫痫发作类型、发病原因及其他因素。为减小毒性反应,治疗通常选择一种药物。如果最初用药已达到合适的血浆浓度而癫痫仍不能控制,可再加用一种抗癫痫药,两种药物同时使用。但有时需要多种药物联合使用,特别是患者患有两种或两种以上类型的癫痫时。

血浆药物浓度测定对癫痫的药物治疗有很大帮助,特别是在治疗初期、剂量调整后、治疗失败、出现毒性反应或观察多种药物联合应用时。但有些药物的临床疗效和血浆浓度间无相互关系,推荐的血浆浓度仅供临床参考,最终治疗方案必须根据临床疗效和毒性反应来确定。

三、苯妥英

苯妥英可用于治疗除失神性发作外的各种局灶性发作和强直-阵挛性发作。

1.药理作用

中枢神经系统苯妥英具有抗癫痫作用,但无 CNS 全面抑制效应。中毒剂量可出现兴奋体征,致死量可出现去大脑僵直现象。

2.作用机制

苯妥英通过持久去极化来限制动作电位的反复发生,这种作用是通过减慢电压激活的 Na^+ 通道从失活状态恢复的速度来实现的。治疗浓度对 Na^+ 通道有选择性,不改变自发活动或对离子透入的 GABA 或谷氨酸无反应。当高于该浓度 $5\sim10$ 倍以上时,苯妥英的其他作用也较为明显,包括减少自发活动,增强对 GABA 的反应性,这些作用可能引起不利于治疗的毒副作用。

3.药动学特点

苯妥英有快速释放制剂和长效释放制剂。长效释放制剂可每天只用药一次。由于溶出度和其他剂型依赖性的因素不同,当苯妥英剂型不同时其血浆水平也会有改变。不同的剂型包括苯妥英、苯妥英钠。因此,根据"苯妥英等效量"来考虑其相应剂量,但血清水平监测对确保安全治疗也很必要。

苯妥英与血浆蛋白广泛结合(约 90%),主要是白蛋白。结合型苯妥英含量的微小改变将显著影响游离型(具有活性)药物的绝对含量,新生儿、低白蛋白血症及尿毒症患者血浆游离型药物的比例明显增加。一些药物(如丙戊酸)与苯妥英竞争血浆蛋白结合位点,丙戊酸盐会抑制苯妥英代谢,因此两药合用,导致游离型苯妥英显著增加。

苯妥英的消除速度与其浓度呈函数关系变化(消除速度为非线性)。当血浆浓度低于 $10\mu g/mL$ 时,苯妥英的血浆半衰期为 $6\sim24$ 小时,但随着浓度增加半衰期也相应增加。但药物剂量增加,血浆药物浓度不成比例增加,即使在治疗剂量范围附近的微小变动也是如此。

绝大部分苯妥英(95%)经肝脏 CYP 代谢,其主要代谢产物为一种对羟基苯衍生物,无活性。苯妥英代谢具有可饱和性,其他经这些 CYP 代谢的药物能抑制苯妥英代谢,从而导致苯妥英浓度升高。反之,苯妥英能抑制经这些酶代谢的其他药物的降解速度,如华法林。接受华法林治疗的患者再使用苯妥英会引起出血障碍。其他药物相互作用是由于苯妥英能诱导 CYP,增加经 CYP3A4 代谢的药物(如口服避孕药)的降解,用苯妥英治疗能增加口服避孕药的代谢而导致意外受孕。苯妥英潜在的致畸作用增强了对药物间相互作用的高度关注。卡马西平、奥卡西平、苯巴比妥和扑米酮也能诱导 CYP3A4 的产生,同样可能加快口服避孕药的降解。

苯妥英水溶性低,限制其静脉给药。水溶性前体药磷苯妥英经肝和红细胞内磷酸酶催化转变为苯妥英。磷苯妥英与血浆蛋白广泛结合（95％～99％），主要是白蛋白。这种结合具有饱和性，且磷苯妥英从蛋白结合位点上取代苯妥英。静脉或肌内注射磷苯妥英治疗成人局灶性或全身性癫痫发作有效。

4.毒性

苯妥英的毒性作用取决于给药途径、给药时间和剂量。

当快速静脉给予水溶性前体药磷苯妥英抢救癫痫持续状态时，最明显的毒性反应是心律失常，伴或不伴低血压及 CNS 抑制。虽然心脏毒性常发生在老年或有心脏病史的患者中，但年轻健康的患者也可发生。减慢磷苯妥英给药速度至小于 150mg/min，可减少这些并发症至最低限度。口服过量急性中毒主要出现小脑、前庭系统有关的体征，大剂量可致明显小脑萎缩。长期治疗伴随的毒性反应同样也是与剂量有关的小脑—前庭反应，但也有其他 CNS 反应、行为变化、癫痫发作频率增加、胃肠道症状、牙龈增生、骨软化和巨幼红细胞性贫血。多毛症是年轻女性最感烦恼的一个副作用。通常，这些现象可通过适当调整剂量来减轻。严重的不良反应包括发生在皮肤、骨髓和肝脏的副作用，可能是罕见的药物过敏，须立即停药。有时可观察到肝转氨酶中等程度升高，因这些变化短暂，部分与诱导肝药酶合成有关，所以不必停药。

牙龈增生显然与胶原代谢改变有关，大约 20％的患者在长期治疗期间发生齿龈增生，这可能是儿童与青少年中最常见的毒性反应，这种现象在面部皮肤粗糙的患者中尤为明显，没有牙齿的牙龈部分不受影响。这种情况不需停药，注意口腔卫生能减少发病。

内分泌方面的各种反应已有报道。抗利尿激素分泌不正常的患者，可能出现该激素释放受抑制。高血糖和糖尿的出现可能是由于药物抑制胰岛素分泌所致。骨软化是由于维生素 D 代谢发生变化和抑制肠道对 Ca^{2+} 的吸收所致。苯妥英也增加维生素 K 代谢，减少维生素 K 依赖性蛋白的浓度，而这种蛋白对骨中 Ca^{2+} 的正常代谢非常重要，这就可以解释对苯妥英引起的骨软化补充维生素 D 难以奏效的原因。

约 2％～5％的患者出现过敏反应，包括麻疹样皮疹，偶尔出现更严重的皮肤反应，如史-约综合征。系统性红斑狼疮和潜在性致命的肝坏死也有少数报道。血液学反应包括中性粒细胞减少和白细胞减少，罕见的红细胞再生障碍，粒细胞缺乏及血小板减少症。淋巴结病与免疫球蛋白 A(IgA) 的生成减少有关。妊娠期间母亲服用苯妥英时，新生儿有可能发生凝血酶原减少和出血，用维生素 K 治疗和预防均有效。

5.血浆药物浓度

苯妥英在血浆中总浓度和临床疗效间有着密切关系。因此，血浆浓度在 $10\mu g/mL$ 以上时一般能够控制癫痫发作，$20\mu g/mL$ 左右可发生毒性反应（如眼球震颤）。

6.药物间相互作用

与经 CYP2C9 或 CYP2C10 代谢的任何药物合用，可降低苯妥英的代谢率而提高其血浆浓度。相反，诱导肝脏 CYP 的药物增加苯妥英代谢。因此，卡马西平降低苯妥英浓度，而苯妥英降低卡马西平浓度。苯妥英与苯巴比妥间的相互作用不确定。

7.临床应用

(1)癫痫。苯妥英对局灶性和强直-阵挛性发作有效,但对失神性发作无效。苯妥英各种制剂的生物利用度和吸收速度有显著差别。一般而言,患者应选择一个生产厂家的药品进行治疗。但如果必须暂时更换其他产品,需谨慎选择一种治疗等效的产品,并监测患者以免不能控制癫痫发作或出现新的毒性反应。

(2)其他应用。苯妥英对某些三叉神经痛及其相关的神经性疼痛有效,但卡马西平效果更好。

四、巴比妥类抗癫痫药

大多数巴比妥类药都有抗癫痫特性。下面仅讨论两种用于癫痫治疗的巴比妥类药物,它们在低于催眠剂量时即可发挥最大的抗癫痫作用。

苯巴比妥(鲁米那,LUMINAL)是第一个有抗癫痫作用的有机化合物,其相对毒性较低,价格便宜,是目前依然应用广泛而有效的抗癫痫药。

1.作用机制

苯巴比妥抗癫痫作用是通过作用于 $GABA_A$ 受体,增强突触抑制来实现的。治疗浓度苯巴比妥增强 $GABA_A$ 受体一介导的电流,这是通过延长通道开放时间而非影响通道开放频率。超过治疗浓度的苯巴比妥也可抑制持续性反复放电,这可能是更高浓度苯巴比妥治疗癫痫持续状态的机制。

2.药动学性质

苯巴比妥口服吸收完全但缓慢,单剂量给药后数小时血浆浓度达峰值,40%~60%苯巴比妥与血浆和组织蛋白结合。25%以上的药物以原型经肾排泄,其余部分由肝脏CYP灭活。苯巴比妥诱导尿苷二磷酸葡萄糖苷转移酶(UGT)和某些CYPs,增加经这些机制消除的药物的降解。

3.毒性

镇静是苯巴比妥最常见的副作用,所有患者在治疗初期均有不同程度的镇静作用,长期给药会产生耐受性。服药过量会出现眼球震颤和运动失调。儿童有时出现激动和多动症现象,老年患者可出现焦虑和精神紊乱。1%~2%患者出现猩红热样或麻疹样皮疹,还可能伴有其他药物过敏现象。剥脱性皮炎罕见。妊娠期间母亲服用苯巴比妥,新生儿可发生低凝血酶原血症和出血。与使用苯妥英相同,长期使用苯巴比妥可引起巨幼红细胞性贫血和骨软化,前者用叶酸治疗,后者用大剂量维生素 D 治疗。

4.血浆药物浓度

成人长期服用苯巴比妥日剂量为 1mg/kg 时,其血浆浓度平均为 $10\mu g/mL$;儿童每日剂量为 1mg/kg 时,血浆浓度为 $5\sim7\mu g/mL$。虽然药物浓度与效应之间存在精确的联系,但一般推荐血浆浓度为 $10\sim35\mu g/mL$。苯巴比妥血浆浓度和副作用的关系随着耐受性的产生而改变。长期服药时,如血浆浓度低于 $30\mu g/mL$,一般不出现镇静、眼球震颤和运动失调,但在治疗开始几天即使血药浓度较低,或是治疗过程中任何时间增加剂量,副作用也是明显的。血药浓度超过 $60\mu g/mL$ 时,非耐受个体可出现严重的毒性反应。

因为有时毒性反应不表现在体征上而表现在行为上,所以建议患者特别是儿童不要过量服用苯巴比妥,只有所增加的剂量能够耐受或为控制癫痫发作所需要时,苯巴比妥血浆浓度才可增加到 $30\sim40\mu g/mL$。

5.药物间相互作用

苯巴比妥和其他药物间的相互作用通常涉及苯巴比妥对肝 CYPs 的诱导作用。苯巴比妥和丙戊酸合用时,其血药浓度可增加 40%。

6.临床应用

苯巴比妥对全身性强直-阵挛性发作和局灶性发作有效。它具有高效、低毒、价廉的优点,因而成为治疗这些类型癫痫的重要药物。但由于其镇静作用和对儿童行为的影响而限制其使用。

五、亚氨芪类

1.卡马西平

(1)药理作用。卡马西平是治疗局灶性和强直-阵挛性发作的主要药物,也用于治疗三叉神经痛。虽然卡马西平的作用和苯妥英相似,但两种药物仍有重要的不同点。如卡马西平对躁狂-抑郁患者有治疗作用,包括对碳酸锂治疗无效的患者,其作用机制尚不清楚。

(2)作用机制。与苯妥英相似,卡马西平限制持久去极化诱发的动作电位重复放电,这是由于其减慢电压激活的 Na^+ 通道复活速度而引起的。治疗浓度卡马西平具有选择性,这时自发活动和离子透入性 GABA 或谷氨酸不起作用。卡马西平代谢产物 10,11-环氧卡马西平有类似的作用,可能与卡马西平的抗癫痫作用有关。

(3)药动学特点。卡马西平口服吸收慢而不规则。口服后一般要经 4~8 小时达血浆药物浓度峰值,也可延迟到 24 小时,特别是大剂量给药时。药物迅速分布到所有组织。约 75%卡马西平与血浆蛋白结合,而脑脊液(CSF)中的药物浓度和血浆中游离药物浓度有一致性。

卡马西平在人体主要代谢途径是转变成 10,11 环氧化物。该代谢物和原药有一样的活性,其血浆和脑中的浓度可达到卡马西平的 50%,特别是与苯妥英或苯巴比妥合用时。10,11-环氧化物进一步代谢成无活性化合物,主要以葡糖醛酸的形式从尿中排出。卡马西平也可通过结合和羟化灭活,肝脏 CYP3A4 是参与卡马西平生物转化的主要因素。卡马西平诱导 CYP2C、CYP3A 和 UGT,从而加速经这些酶降解的药物的代谢(如经 CYP3A4 代谢的口服避孕药)。

(4)毒性。卡马西平的急性中毒反应可引起木僵或昏迷,对刺激反应过敏、惊厥及呼吸抑制。长期用药最常见的副作用包括困倦、眩晕、共济失调、复视及视力模糊,超大剂量可引起癫痫发作频率增加。其他副作用包括恶心、呕吐、严重的血液毒性反应(再生障碍性贫血、粒细胞缺乏症)和超敏反应(皮炎、嗜酸性粒细胞增多、淋巴结病和脾肿大)。卡马西平治疗后期并发症是水潴留、伴有渗透压和血浆 Na^+ 浓度降低,尤其多见于有心脏病的老年患者。

患者对卡马西平的神经毒性会产生耐受性,逐渐增加剂量可减轻这些神经毒性反应。卡马西平引起 $5\%\sim10\%$ 的患者出现肝转氨酶的短时间升高。10% 的患者治疗早期出现短暂轻度白细胞减少,在不间断用药情况下 4 个月内可恢复,暂时性血小板减少也会发生。约 2% 的患者因持续性粒细胞减少需停药。约有 20 万分之一用卡马西平的患者发生再生障碍性贫血,尚不清楚定期血液检查能否防止不可逆性再生障碍性贫血的发生。卡马西平对孕妇引起的胎儿畸形将在后面讨论。

(5)血浆药物浓度。卡马西平的剂量和血浆浓度间没有简单的关系。有效治疗浓度变化较大,但有报道为 $6\sim12\mu g/mL$。当血药浓度超过 $9\mu g/mL$ 时,常出现 CNS 的副作用。

(6)药物间相互作用。苯巴比妥、苯妥英和丙戊酸可通过诱导 CYP3A4,加速卡马西平代谢,卡马西平能增强苯妥英的生物转化。与卡马西平合用可降低丙戊酸、拉莫三嗪、噻加宾和托吡酯的浓度。卡马西平减少氟哌啶醇的血浆浓度和疗效。丙氧芬、红霉素、西咪替丁、氟西汀和异烟肼可抑制卡马西平的代谢。

(7)临床应用。卡马西平对全身强直-阵挛性发作、单纯和复合性局灶性发作均有效。使用时需监测肾、肝功能及血液学参数。

卡马西平是治疗三叉神经痛和舌咽神经痛的主要药物,对伴有体力消耗的阵发性脊髓疼痛也有效。绝大多数神经痛患者用药后疼痛可减轻,但只有 70% 的患者可持续缓解,$5\%\sim20\%$ 的患者因副作用而中断治疗。抗癫痫药血浆浓度的治疗范围对治疗神经疼痛有指导作用。卡马西平也用于双相情感性障碍。

2.奥卡西平

奥卡西平是卡马西平的酮类类似物。作为前体药在体内迅速转变为其主要活性代谢产物 10-羟基衍生物,通过与葡糖醛酸结合而失活,经肾排泄。其作用机制与卡马西平相类似。奥卡西平的肝药酶诱导作用较卡马西平弱。用奥卡西平替代卡马西平,推测其原因是奥卡西平对肝药酶诱导作用减少,导致苯妥英和丙戊酸水平增加。虽然奥卡西平似乎不减弱华法林的抗凝效果,但可诱导 CYP3A4 的产生而减少类固醇类口服避孕药的血浆浓度。奥卡西平已被批准单独应用或作为成人及 $4\sim16$ 周岁儿童局灶性发作的辅助用药。

六、琥珀酰亚胺类

1.药理作用

乙琥胺是治疗失神性发作的主要药物。

2.作用机制

乙琥胺可降低丘脑神经元低阈值 Ca^{2+} 电流(T 型钙电流),从而调制丘脑 3Hz 棘波活动。与临床浓度相应的乙琥胺抑制 T 型钙电流,但不改变稳态失活的电压依赖性或从失活状态恢复的时间。治疗浓度乙琥胺不能抑制持久的重复放电或增强 GABA 的反应。

3.药动学特点

乙琥胺吸收完全,单剂量口服后 3 小时达血浆药物浓度峰值。乙琥胺与血浆蛋白结合少,长期用药 CSF 浓度与血浆浓度相同。约 25％以原型从尿排出。其余部分被肝微粒体酶代谢,主要代谢产物羟乙基衍生物占用药量的 40％,无活性,直接或以葡糖苷酸从尿排出。乙琥胺的血浆半衰期在成人平均为 40～50 小时,在儿童约 30 小时。

4.毒性

与剂量有关的常见副作用是胃肠道症状(恶心、呕吐及食欲减退)和 CNS 症状(困倦、昏睡、欣快、眩晕、头痛及呃逆),但可对这些反应产生耐受性。也有报道出现帕金森样症状和畏光。静坐不能、情绪激动、焦虑、富于攻击性、注意力不集中及其他行为异常主要发生在既往有精神病史的患者。荨麻疹和其他皮肤反应,包括史蒂文斯-约翰逊综合征以及系统性红斑狼疮,嗜酸性粒细胞增多,死于骨髓抑制。

5.血浆药物浓度

长期治疗,当每日剂量为 1mg/kg 时,乙琥胺的平均血药浓度为 2μg/mL。血药浓度在 40～100μg/mL 时才能获得控制失神性发作的满意效果。

6.临床应用

乙琥胺对失神性发作有效,但对强直-阵挛性发作无效。儿童(3～6 岁)初始每天用量 250mg,6 岁以上儿童为每天 500mg,成人隔一周增加 250mg,直到发作被控制或毒性反应出现。偶尔每日药量分次服用减少恶心或困倦,通常维持量为每天 20mg/kg。如果成人每日用量超过 1500mg,儿童超过 750～1000mg 时应小心使用。

七、丙戊酸

1.药理作用

丙戊酸的抗癫痫作用是在被作为载体寻找其他具有抗癫痫活性药物时偶然发现的。它在动物模型上的效果与治疗人类失神性发作、局灶性和全身强直-阵挛性发作的效果一致。

2.作用机制

治疗浓度的丙戊酸可抑制小鼠皮质或脊髓神经元去极化诱发的持续重复放电,这种作用是通过延长电压激活 Na^+ 通道的恢复时间而实现的。丙戊酸不影响神经元对 GABA 的反应。在临床显效但略高于阻止持久重复放电的浓度,丙戊酸盐轻度减少低阈值(T 型)Ca^{2+} 电流,这种对 T 型 Ca^{2+} 电流的作用与乙琥胺的作用相似。阻止持久重复放电和减小 T 型钙电流分别使丙戊酸具有抗局灶性发作和强直-阵挛性发作以及失神性发作的作用。

另一种推测的丙戊酸抗癫痫机制涉及 GABA 的代谢。在体外,丙戊酸激活谷氨酸脱羧酶,GABA 合酶并抑制 GABA 降解酶。

3.药动学性质

丙戊酸口服后吸收迅速而完全,1～4 小时血药浓度达峰值,如果服用肠溶片或进餐时服用,达峰时间可延长数小时。约 90％丙戊酸与血浆蛋白结合,但随着治疗范围内总浓度增加,结合比例有所下降。尽管 CSF 中丙戊酸浓度与血中游离药物浓度保持平衡,已证实丙戊酸进出 CSF 由载体介导。

大部分丙戊酸(95%)经肝脏代谢(通过 UGTs 和 β-氧化),只有不到 5% 的药物以原型随尿排出。丙戊酸是 CYP2C9 和 CYP2C19 的底物,但仅相对较少的部分由这些酶代谢消除。代谢产物 2 丙基-2-戊烯酸和 2-丙基-4 戊烯酸有接近原药丙戊酸盐的抗癫痫作用,但只有前者在血浆和脑中显著积聚。丙戊酸半衰期约为 15 小时,但患者同时服用其他抗癫痫药,丙戊酸半衰期缩短。

4.毒性

最常见的副作用是暂时性胃肠道症状,约 16% 的患者出现厌食、恶心和呕吐。CNS 副作用包括镇静、共济失调和震颤,这些症状很少发生并可通过减少剂量来缓解。偶尔可出现皮疹、脱发和食欲亢进,长期使用丙戊酸可引起体重增加。40% 以上的患者可出现血浆中肝转氨酶升高,常出现在治疗开始的头几个月且无症状。

罕见的并发症是暴发性肝炎。2 岁以下使用过多种抗癫痫药的儿童易患致命性肝损伤。10 岁以上单用丙戊酸盐治疗的儿童无死亡发生。使用丙戊酸也常发生急性胰腺炎和高血氨症。丙戊酸有致畸作用,如神经管缺陷。

5.血浆药物浓度

丙戊酸盐有效血浆浓度为 30～100μg/mL。但血浆浓度和效应之间的关系并不密切。30～50μg/mL 是一个阈值,在此浓度血浆蛋白结合点开始处于饱和状态。

6.药物间相互作用

丙戊酸抑制经 CYP2C9 代谢的药物,包括苯妥英和苯巴比妥。丙戊酸也抑制 UGT,从而抑制拉莫三嗪和劳拉西泮的代谢。丙戊酸与白蛋白高度结合,并可置换苯妥英和其他药物。这种置换增强了丙戊酸对苯妥英的代谢抑制作用。丙戊酸盐和氯硝西泮合用增加失神性发作,但这种并发症很罕见。

7.临床应用

丙戊酸盐对失神性发作、肌阵挛性发作、局灶性和强直-阵挛性发作有效。最初每天用量一般为 15mg/kg,以后每天增加用量,每周增加 5～10mg/kg,一直到每日最大剂量 60mg/kg。当每日用药总量超过 250mg 应分次给药。

八、苯二氮䓬类

苯二氮䓬类主要用作镇静-抗焦虑药,也具有广泛的抗癫痫作用。氯硝西泮和氯氮䓬被美国批准用于长期治疗某些类型的癫痫。地西泮和劳拉西泮对癫痫持续状态有肯定的疗效。

1.作用机制

苯二氮䓬类药抗癫痫作用主要与其增强 GABA 介导的突触抑制有关。治疗浓度的苯二氮䓬类药作用于 GABA_A 受体,增加 GABA 激活的 Cl⁻ 通道开放频率,但不影响其开放时间。更高浓度的地西泮和其他苯二氮䓬类药减少神经元的持续高频放电。虽然该剂量与治疗癫痫持续状态所用的剂量相符合,但远远高于非住院患者用于抗癫痫和抗焦虑的剂量。

2.药动学特性

苯二氮䓬类药口服吸收好,1～4小时血浆药物浓度达峰值。静脉注射后按高脂溶性药物的典型方式重新分布。CNS作用出现迅速,但随着药物转移到其他组织而迅速失效。地西泮重新分布迅速(重新分布的半衰期约为1小时)。苯二氮䓬类药与血浆蛋白的结合程度与药物脂溶性有关,地西泮约为99%,氯硝西泮约为85%。

地西泮的主要代谢物N-去甲基-地西泮,较原药活性略低,可作为部分激动药。氯氮䓬快速脱羧也可生成该代谢物。地西泮和N-去甲基-地西泮被缓慢羟化,生成其他有活性的代谢产物如奥沙西泮。地西泮的血浆半衰期为1～2天,N-去甲基-地西泮约为60小时。氯硝西泮主要通过硝基还原被代谢成无活性的7-氨基衍生物。不到1%的药物以原型随尿排出。氯硝西泮血浆半衰期约为1天。劳拉西泮的代谢主要是与葡糖醛酸结合,血浆半衰期为14小时。

3.毒性

长期口服氯硝西泮的主要副作用是困倦和嗜睡,在治疗初期约有50%的患者发生,但持续使用会出现耐受,肌肉运动不协调和共济失调不多见。尽管这些症状常通过减少剂量或减慢药物增加的速度而保持在可以耐受的水平,但有时也被迫停药。其他副作用有肌张力降低、发音困难、眩晕。行为失常(攻击性、多动、易激怒和精力不集中)特别是在儿童,是非常麻烦的副作用。食欲减退和食欲亢进都有过报道。唾液和支气管分泌物增加在儿童可引起麻烦。如果突然停药,可能加重癫痫发作和引发癫痫持续状态。静脉注射地西泮、氯硝西泮或劳拉西泮后可能发生心血管和呼吸系统抑制,特别是以前用过其他抗癫痫药或其他中枢抑制药者更易发生。

4.血浆药物浓度

因为耐受性影响药物浓度与其抗癫痫效果的关系,苯二氮䓬类血浆浓度价值有限。

5.临床应用

氯硝西泮用于治疗失神性发作和儿童肌阵挛性发作,但对抗癫痫作用的耐受性出现在用药1～6个月,此时任何剂量的氯硝西泮对某些患者都不起作用。氯硝西泮成人最初用量每天不超过1.5mg,儿童每天为0.01～0.03mg/kg。如果将每日量分2～3次服用可减少剂量依赖性副作用,每隔3天,儿童每天的用量可增加0.25～0.5mg,成人0.5～1mg。推荐的最大剂量为成人每天20mg,儿童每天0.2mg/kg。

地西泮是治疗癫痫持续状态的有效药物,但缺点是作用时间短,因此常使用劳拉西泮。地西泮口服治疗癫痫发作意义不大,但氯硝西泮与某些其他药物合用可治疗局灶性发作。成人氯硝西泮最大初始剂量为每天22.5mg,分3次给药,儿童为每天15mg,分2次给药。9岁以下儿童不宜用氯硝西泮。

九、其他抗癫痫药

1.加巴喷丁

加巴喷丁是一个由GABA分子与一个亲脂性环己烷环结构共价结合形成的抗癫痫药。

加巴喷丁属于有中枢活性的 GABA 激动药。

(1)药理作用和作用机制。加巴喷丁在动物模型上的效果与丙戊酸相近,但与苯妥英和卡马西平不同。尽管该药为 GABA 激动药,但将 GABA 用离子透入法给予原代培养神经元,加巴喷丁并不能模拟 GABA。加巴喷丁可促进 GABA 释放。它可将皮质细胞膜蛋白与一段氨基酸序列结合,这段序列与 L 型电压敏感性 Ca^{2+} 通道的 $\alpha_2\delta$ 亚基氨基酸序列相同,但加巴喷丁不影响背根神经节细胞 T 型、N 型或 L 型 Ca^{2+} 通道的 Ca^{2+} 电流。

(2)药动学特点。加巴喷丁口服后吸收好,主要以原型从尿排出。单服加巴喷丁半衰期约为 4~6 小时。与其他抗癫痫药的相互作用尚未知。

(3)临床应用。当合用其他抗癫痫药,加巴喷丁对伴或不伴继发性全身发作的局灶性发作有效。单用加巴喷丁(900 或 1800mg/d)与卡马西平(600mg/d)对新确诊的局灶性或全身性发作疗效相同。加巴喷丁也用于治疗偏头痛、慢性痛或双相障碍。加巴喷丁常用量为每天 900~1800mg,分 3 次服用,虽然某些患者需要 3600mg。治疗一般从小剂量开始(第一天 300mg,一次服用),以后每天增加 300mg 直至达到有效剂量。

(4)毒性。总的说来,加巴喷丁的耐受性好。最常见的副作用是嗜睡、头晕、共济失调和易疲劳。这些作用通常轻微,连续治疗 2 周内症状逐渐消失。

2.拉莫三嗪

拉莫三嗪起初作为叶酸拮抗药使用,是基于减少叶酸能拮抗癫痫发作的观点。但拉莫三嗪抗癫痫作用与其拮抗叶酸的特性无关。

(1)药理作用和作用机制。拉莫三嗪阻断小鼠脊髓神经元的持久重复放电,并延缓重组 Na^+ 通道从失活恢复的过程,其机制与苯妥英和卡马西平相似,这可能是拉莫三嗪用于局灶性和继发性全身性发作的解释。但拉莫三嗪的作用比苯妥英和卡马西平的作用更广泛,提示其可能还有其他作用机制如抑制突触中谷氨酸释放。

(2)药动学特性和药物间相互作用。拉莫三嗪胃肠道吸收完全,主要经葡萄糖苷酸化代谢。单剂量的血浆半衰期为 15~30 小时。苯妥英、卡马西平或苯巴比妥减少拉莫三嗪的半衰期和血药浓度。相反,丙戊酸增加拉莫三嗪的血浆浓度,可能与抑制葡萄糖苷酸化有关。拉莫三嗪和丙戊酸合用几周后可使丙戊酸盐的血药浓度降低约 25%。拉莫三嗪与卡马西平合用可使卡马西平的 10,11-环氧化物水平和毒性反应增加。

(3)临床应用。无论是单用还是合用,拉莫三嗪对成人局灶性和继发性全身性强直-阵挛性发作,以及成人与儿童 Lennox-Gastaut 综合征有效。

已服用有肝药酶诱导作用的抗癫痫药的患者,拉莫三嗪的初始剂量为每天 50mg,连续两周。随后增加到 50mg,每天 2 次,连续两周。以后每周以每天 100mg 增加至维持量为每天 300~500mg,分 2 次服用。同时服用丙戊酸和另一种诱导肝药酶的抗癫痫药的患者,拉莫三嗪初始剂量为 25mg,隔日 1 次,连续 2 周,随后增加到每天 25mg,连续两周,以后每 1~2 周每天增加 25~50mg,维持量为每天 100~150mg,分 2 次服。

(4)毒性。拉莫三嗪与其他抗癫痫药合用时,常见副作用有头昏、共济失调、视力模糊或复视、恶心、呕吐及皮疹。也有几例 Stevens-Johnson 综合征和弥散性血管内凝血的报道。儿科患者严重皮疹的发生率(约 0.8%)高于成人(约 0.3%)。

3.左乙拉西坦

左乙拉西坦是一种 α-乙基-2-氧-1-吡咯烷乙酰胺的 S 对应体。

(1)药理作用和作用机制。左乙拉西坦对局灶性和继发性全身性强直-阵挛性发作疗效好,其抗癫痫机制不清。

(2)药动学特性和药物相互作用。左乙拉西坦口服几乎完全吸收且吸收迅速,不与血浆蛋白结合。95%的药物及其失活代谢物从尿中排出,其中 65%为原型,24%的药物通过水解乙酰胺基团而被代谢。它既不是 CYP 或葡糖醛酸糖苷酶的诱导药,也不是其高亲和力底物,因此与其他抗癫痫药、口服避孕药或抗凝药间无相互作用。

(3)临床应用、毒性。临床试验表明左乙拉西坦和其他抗癫痫药合用对成人难治性局灶性发作有效。单用左乙拉西坦治疗局灶性或全身性癫痫的疗效尚不清楚。该药耐受性好,不良反应包括嗜睡、无力和眩晕。

4.噻加宾

噻加宾是 3-哌啶羧酸衍生物。

(1)药理作用和作用机制。噻加宾抑制 GABA 转运体、GAT-1,从而减少神经元和胶质摄取 GABA。因此,噻加宾延长 GABA 的突触停留时间,增加突触抑制的时间。

(2)药动学。噻加宾口服吸收迅速,广泛结合到血清或血浆蛋白,主要由肝脏 CYP3A 代谢,同时给予肝药酶诱导药如苯巴比妥,苯妥英或卡马西平时,其半衰期(约为 8 小时)缩短2~3 小时。

(3)临床应用。噻加宾作为辅助治疗,用于伴或不伴继发性全身性发作的难治性局灶性癫痫。单用该药治疗新确诊的或难治性的局灶性和全身性癫痫的疗效尚未确定。

(4)毒性。副作用包括眩晕、嗜睡和震颤,通常在初次给药后很快出现,表现轻至中度的严重性。噻加宾增强突触释放 GABA 的效应可增加失神性发作动物模型的棘波放电,提示噻加宾可能禁用于全身性失神性癫痫。有报道称噻加宾用于有棘波放电病史的患者,加重其脑电图异常。

5.托吡酯

托吡酯是一种氨基磺酸盐取代的单糖。

(1)药理作用和作用机制。托吡酯降低小脑颗粒细胞电压门控 Na^+ 电流,与苯妥英作用方式类似。此外,托吡酯激活超极化 K^+ 电流,增强突触后 $GABA_A$ 受体电流,也抑制谷氨酸受体的 AMPA-海人藻酸亚型活化。托吡酯也是一种弱的碳酸酐酶抑制药。

(2)药动学。托吡酯口服后吸收迅速,很少(10%~20%)与血浆蛋白结合,主要以原型从尿中排出,半衰期约为 1 天。托吡酯降低雌二醇血浆浓度,提示避免同服低剂量口服避孕药。

(3)临床应用。托吡酯对于新确诊的儿童和成人局灶性和原发性全身性癫痫的疗效与丙戊酸和卡马西平相同。单用托吡酯对难治性局灶性癫痫和难治性全身性强直-阵挛性发作有效。与安慰剂相比,托吡酯对 Lennox-Gastaut 综合征患者的猝倒症和强直-阵挛性发作有效。

(4)毒性。托吡酯耐受性好,常见的副作用是嗜睡、易疲劳、体重减轻和神经质。它可引起肾结石(可能与抑制碳酸酐酶有关)。托吡酯与认知损伤有关,患者也可能抱怨碳酸饮料口味改变。

6.唑尼沙胺

唑尼沙胺是一种磺胺类衍生物。

(1)药理作用和作用机制。唑尼沙胺抑制 T 型 Ca^{2+} 电流和脊髓神经元持久的重复放电,可能通过与苯妥英和卡马西平类似的机制,延长电压门控 Na^+ 通道的失活态。

(2)药动学。唑尼沙胺口服几乎完全吸收,半衰期长(约 63 小时),约 40% 与血浆蛋白结合。口服后约 85% 主要以药物原型和经 CYP3A4 代谢产生的葡萄糖苷酸、苯磺乙酰基代谢物的形式从尿液排出。苯巴比妥,苯妥英和卡马西平降低唑尼沙胺血浆浓度/剂量比,而拉莫三嗪增加该比例。唑尼沙胺对其他抗癫痫药的血浆浓度影响小。

(3)临床应用。难治性局灶性发作患者的临床试验证实,唑尼沙胺与其他药物合用效果优于安慰剂。单用该药治疗新确诊的或难治性的癫痫的疗效尚未证实。

(4)毒性。唑尼沙胺耐受性好,不良反应包括嗜睡、共济失调、厌食、神经质和易疲劳。约 1% 服用唑尼沙胺的患者出现肾结石,可能与其抑制碳酸酐酶有关。

十、癫痫治疗的一般原则和药物选择

癫痫应早期诊断、早期治疗,选一种合适的药物,以达到延长发作静止期、减少毒性的理想预期效果。要综合考虑药物的疗效和副作用,为患者提供合适的治疗选择。

首先要考虑是否开始治疗,如对于一个无家族癫痫史、神经病学检测、EEG、磁共振(MRI)扫描均正常的健康成人来说,偶尔一次强直-阵挛性发作,下一年复发的可能性(15%)和药物反应的概率相似,对其进行抗癫痫治疗可能是不必要的。另一方面,相似的发作发生在有癫痫家族史,且神经病学监测、EEG 和 MRI 均异常的患者,那么复发的危险性为 60%,需要开始治疗。

除非存在特殊情况(如癫痫持续状态),开始治疗时应选择一种药物,剂量一般是治疗范围底限的血浆药物浓度。为了减轻剂量相关的副作用,初始治疗剂量应减量,按合适的间隔增加剂量,以控制发作或减少毒性,最好监测血浆药物浓度。

依从性不好是抗癫痫药治疗失败最常见的原因,规范化治疗很有必要。对选择合适的单个药物的最大耐受剂量的依从性可完全控制约 50% 患者癫痫发作。如果药物治疗时癫痫发作,医生应评估是否存在潜在的恶化疾病因素(如睡眠剥夺、合并发热性疾病或药物,包括咖啡因或非处方药)。如果患者依从性好,但癫痫仍持续,需改用其他药物。除非药物的严重副作用要求采用其他方式,停药时应逐渐减少剂量,把癫痫复发的危险性降至最小。多种药物可用于成人局灶性发作,因此可选用第二种具有不同作用机制的药物。

在单用第二种药物疗效仍不好的情况下,许多医生会实施两药合用。这一决定不宜轻率做出,因为大部分患者单用一种药物,副作用最少,能获得最佳的治疗效果。但有些患者只有用两种或更多的抗癫痫药才能充分控制病情,还没有适当的对照研究来系统比较两药合用的效果,用这种方法进行完全对照的机会不多。似乎选择两种不同机制的药物合用较明智(如一种促进 Na^+ 通道失活的药物,另一种增强 GABA 介导的突触抑制的药物)。另外需谨慎考虑药物的不良反应和潜在的药物间相互作用。

1.治疗持续时间

抗癫痫药通常需持续使用至少 2 年。如果患者两年后不再发作,可考虑中止治疗。与停药后复发危险有关的因素包括 EEG 异常,已知的结构损害,神经病学检查异常,频繁发作的病史或难治性癫痫发作。相反地,与癫痫复发危险率低有关的因素包括特发性癫痫、EEG 正常、儿童期发病及单药易控制的发作。癫痫复发的危险率在低风险人群中约 25%,在高风险人群中超过 50%。大约 80% 的癫痫复发出现在中止治疗后 4 个月内。临床医师和患者必须权衡癫痫复发的危险及其相关的潜在有害结果(如失去驾驶权利)和继续治疗的意义(如花费、副作用、癫痫的诊断意义),理想的是在数月内缓慢停药。

2.单纯性和复合性的局灶性和继发性全身强直-阵挛性发作

卡马西平和苯妥英是单药治疗局灶性或强直-阵挛性发作最有效的药物。在卡马西平和苯妥英中作选择时,要考虑药物毒性作用,它们均可引起性欲减退和阳痿(卡马西平 13%、苯妥英 11%)。在卡马西平和丙戊酸之间,卡马西平对复合性局灶性发作的效果较好。总之,资料证实卡马西平和苯妥英治疗局灶性发作的效果更好,但苯巴比妥和丙戊酸也有效。卡马西平、苯巴比妥和苯妥英用于控制继发性全身强直-阵挛性发作的疗效无显著差别。因继发性全身强直-阵挛性发作常与局灶性发作并存,这些数据表明在 1990 年前上市的药物中,卡马西平和苯妥英是治疗这些疾病的一线药物。

一个关键问题是如何选择合适的药物用于新诊断的局灶性或全身性癫痫患者的初始治疗。该问题似乎不重要,因约 50% 新确诊的患者使用第一个药物,无论是老药还是新药后,癫痫不再发作。对药物有反应的患者通常会接受初次选用的药物治疗数年,说明选择合适药物的重要性。苯妥英、卡马西平和苯巴比妥诱导肝 CYP,因此使多种抗癫痫药使用复杂化,影响口服避孕药、华法林和其他药物代谢。这些药物也增强内源性化合物,包括性腺类固醇和维生素 D 的代谢,潜在地影响生殖功能和骨密度。相比而言,大多数新药对 CYP 影响很小。对新药使用存在争议的是由于其价格较高、临床应用经验较少。令人遗憾的是,对新型抗癫痫药和 1990 年以前的药物的前瞻性研究,未得出新药更优越的结论。虽然许多专家提倡使用加巴喷丁、拉莫三嗪和托吡酯作为新诊断的局灶性或混合性癫痫发作的首选药,但它们均未被 FDA 批准用于这类疾病。

3.失神性发作

资料表明乙琥胺和丙戊酸盐治疗失神性发作同样有效,均可使 50%～75% 的新确诊患者避免发作。已存在或治疗期间发生强直-阵挛性发作时,丙戊酸是首选药物。拉莫三嗪也对新诊断的失神性发作有效,但尚未被 FDA 批准用于该疾病。

4.肌阵挛性发作

丙戊酸可用于治疗幼儿肌阵挛性癫痫发作,通常同时伴有强直-阵挛性发作和失神性发作。尚未有实验观察新型药物对幼儿肌阵挛性癫痫发作或其他特发性全身癫痫综合征的疗效。

5.发热性惊厥

患发热性疾病的儿童有 2％～4％伴有惊厥,这些儿童中 25％～33％会再度发生发热性惊厥,仅 2％～3％在以后会发生癫痫。使癫痫发生危险性增加的因素包括已有的神经障碍或发育迟缓,癫痫家族史或复杂的发热性惊厥(如发热性惊厥持续时间超过 15 分钟,同一天内再次发作)。如果这些危险因素都存在,发生癫痫的危险性约为 10％。对复发的发热性惊厥和癫痫发作可能性较高的儿童,发热时用地西泮直肠给药既能预防癫痫复发,又能避免长期给药的副作用。疗效不确定和严重副作用使苯巴比妥长期用药作为预防目的仍存在争议。

6.婴幼儿癫痫发作

通常应用的抗癫痫药对伴有脑电图高度节律失调的婴儿痉挛无效,通常使用糖皮质激素。氨己烯酸(γ-乙烯 GABA)比安慰剂有效,尽管有报道使用氨己烯酸治疗的成人出现视野缩小的现象,2000 年美国以孤儿药方式批准该药用于治疗婴儿痉挛,在其他国家也被批准使用。

Lennox-Gastaut 综合征是癫痫中较严重的一种,通常在儿童时期发病,以认知损伤和多种类型癫痫为特征,包括强直-阵挛、强直、无力、肌阵挛和非典型失神性发作。拉莫三嗪是一种对治疗抵抗型癫痫有效且患者耐受的药物。拉莫三嗪与其他抗癫痫药合用可增加疗效。托吡酯也对 Lennox-Gastaut 综合征有效。

7.癫痫持续状态和其他惊厥急症

癫痫持续状态是神经科急症,成人死亡率约为 20％。治疗目的是迅速中止行为活动和癫痫电活动,癫痫持续状态越长,越难控制,造成永久性脑损伤的危险性越大。治疗的关键是有明确的治疗计划,迅速选用有效的药物及合适的剂量,警惕肺换气不足和低血压。由于剂量过大可引起肺换气不足,有必要进行暂时的机械通气,药物只能静脉给予。以下四种药物具有相似的有效率(44％～65％):先用地西泮,随后用苯妥英、劳拉西泮、苯巴比妥及苯妥英单用,复发率和不良反应无明显区别。

8.抗癫痫治疗与妊娠

抗癫痫药对育龄妇女的健康有着重要影响。口服避孕药的效果会被同时服用的抗癫痫药减弱(失败率为 3.1％,非癫痫妇女失败率为 0.7％),这可能与抗癫痫药诱导肝药酶,使口服避孕药代谢增加有关,尤其需注意能诱导 CYP3A4 的抗癫痫药。

患癫痫母亲,其婴儿先天性畸形发生率可能是来自非癫痫母亲孩子的两倍。这些畸形包括先天性心脏病。抗癫痫药单药高浓度或多药合用与先天性缺陷有关。苯妥英、卡马西平、丙戊酸盐和苯巴比妥均有致畸作用。1990 年后生产的抗癫痫药对动物有致畸作用,但对人类是否有致畸作用尚未确定。对于准备妊娠的癫痫妇女来说,一方面可尝试不用抗癫痫药,也可单药治疗并密切监测药物水平,要避免会达到药物毒性水平的多药合用。推荐妊娠妇女每天补充叶酸(0.4mg/d)以减少神经管畸形的可能,这对癫痫妇女同样适用。

　　抗癫痫药诱导CYP,这与新生儿维生素K缺乏有关,可导致凝血障碍和颅内出血。建议在怀孕最后2～4周每天给予母亲维生素K_1 10mg/d进行预防治疗。

第八章　镇痛药

第一节　阿片受体激动药

阿片受体激动药包括阿片生物碱类镇痛药(吗啡、可待因)及人工合成镇痛药(哌替啶、芬太尼、美沙酮等)。阿片为罂粟科植物罂粟未成熟蒴果浆汁的干燥物,内含吗啡、蒂巴因、可待因等 20 余种生物碱,化学结构上分别属于菲类和异喹啉类。阿片中,菲类的吗啡和可待因约占 10％和 0.5％,均可激动阿片受体,产生镇痛作用;异喹啉类的罂粟碱约占 1％,具有松弛平滑肌、舒张血管作用。

吗啡

【体内过程】

吗啡口服后易从胃肠道吸收,但首过消除显著,生物利用度仅为 25％。皮下注射吸收快,30min 后可吸收 60％,硬膜外或椎管内注射可快速渗入脊髓发挥作用。本药吸收后约 1/3 与血浆蛋白结合。游离型吗啡迅速分布于全身各组织器官,尤以肺、肝、肾和脾等血液丰富的组织中浓度最高。本药脂溶性较低,仅有少量透过血-脑屏障,故脑内浓度较低,但足以产生高效的镇痛效应。吗啡可通过胎盘进入胎儿体内。大部分经肝脏代谢,在肝内与葡糖醛酸结合,代谢产物吗啡-6-葡糖醛酸的生物活性比吗啡强,其血浆浓度远远高于吗啡,半衰期较长,其镇痛强度是吗啡的 2 倍,但也不易透过血-脑屏障。代谢物及原型药物主要经肾排泄,少量经胆汁排泄和乳汁排泄。$t_{1/2}$ 约为 2～3h。肾功能减退者和老年患者的吗啡-6-葡萄糖醛酸排泄缓慢,易致蓄积效应。

【药理作用】

吗啡是阿片受体激动剂,其镇痛、镇静、抑制呼吸和镇咳等作用均与激动阿片受体有关。

1.中枢神经系统

(1)镇痛和镇静。成人皮下注射吗啡 5～10mg 即可提高痛阈 60％～70％,明显减轻或消除各种疼痛,作用持续 4～5h。对慢性持续性钝痛的镇痛作用优于间断性锐痛。在镇痛剂量下还有明显的镇静作用,但无催眠作用;有些患者随着疼痛的缓解及情绪的好转还可出现欣快感,这些均有利于消除患者的紧张、恐惧、焦虑不安等情绪,提高患者对疼痛的耐受性。但欣快感却是引起吗啡成瘾的原因。

吗啡的致欣快作用与患者所处状态有关,对正处于疼痛折磨的患者十分明显,而对已经适应慢性疼痛的患者则不甚显著,甚至引起烦躁不安。

（2）抑制呼吸。治疗量的吗啡即可抑制脑干的呼吸中枢,使呼吸频率减慢、潮气量降低、肺泡内的 CO_2 分压升高。呼吸抑制的程度与剂量相关,剂量越大,抑制作用就越显著,中毒剂量时,可使呼吸频率减慢至 $3\sim4$ 次/分,是吗啡急性中毒的主要死因。

（3）其他作用。抑制延髓咳嗽中枢,有强大的镇咳作用。兴奋动眼神经缩瞳核,引起瞳孔缩小,中毒量时瞳孔可呈针尖大小,此为诊断吗啡中毒的重要依据之一。吗啡作用于下丘脑体温调节中枢,改变体温调定点,使体温略有降低,但长期大剂量应用,体温反而升高。吗啡可兴奋延脑催吐化学感受区(CTZ)引起恶心呕吐,还可促进垂体后叶释放抗利尿激素,抑制促性腺释放激素和促肾上腺皮质释放激素的释放而致血中黄体生成素(LH)、促卵泡激素(FSH)和促肾上腺皮质激素(ACTH)水平降低。

2.平滑肌

（1）胃肠道平滑肌。胃肠道有高密度阿片受体分布,吗啡兴奋胃肠道平滑肌和括约肌,提高胃窦张力,减慢胃排空速度;增加小肠及结肠张力,减弱推进性蠕动,延缓肠内容物通过;同时由于提高回盲瓣及肛门括约肌的张力、减少消化液分泌、延缓食物消化,以及由于中枢抑制使便意迟钝,因而可引起便秘。便秘反应无耐受性。

（2）胆道平滑肌。治疗量吗啡可使胆道平滑肌痉挛,奥狄括约肌收缩,使胆囊内压力升高,引起上腹不适甚至胆绞痛,阿托品可部分缓解。还可引起胆汁和胰液反流,造成血淀粉酶和脂肪酶水平升高。

（3）其他平滑肌。吗啡降低子宫张力、收缩频率和收缩幅度,影响分娩,延长产程,故不宜用于分娩止痛。吗啡提高膀胱括约肌张力,引起排尿困难、尿潴留;对输尿管也有收缩作用。治疗量吗啡对支气管平滑肌兴奋作用不明显,但大剂量可引起支气管平滑肌收缩,诱发或加重哮喘,可能与其促进柱状细胞释放组胺有关。

3.心血管系统

吗啡对心脏无明显影响,但可扩张阻力血管和容量血管,使血压下降,引起体位性低血压。其降压作用除了降低中枢交感张力外,还与其释放组胺有关。此外,吗啡类药物能模拟缺血性预适应对心肌缺血性损伤的保护作用,减小梗死病灶,减少心肌细胞死亡。吗啡对脑循环影响很小,但由于呼吸抑制,体内 CO_2 蓄积,可引起脑血管扩张和阻力降低,导致脑血流增加和颅内压升高。

4.免疫系统

吗啡对免疫系统有抑制作用,包括抑制淋巴细胞增殖,减少细胞因子的分泌,减弱自然杀伤细胞的细胞毒作用,抑制人类免疫缺陷病毒(HIV)蛋白诱导的免疫反应等,这可能是吗啡吸食者易感染 HIV 病毒及其他感染性疾患的主要原因。

【作用机制】

阿片受体(μ、δ、κ)和阿片肽共同组成机体的抗痛系统,调控痛觉,维持正常痛阈,发挥生理性止痛作用。痛觉向中枢传导过程中,感觉神经末梢兴奋并释放 P 物质等兴奋性递质,后者作用于接受神经元的相应受体,通过脊髓丘脑束将痛觉冲动传入中枢。内源性镇痛物质(如脑啡肽)由特定神经元释放后可激动脊髓感觉神经突触前、后膜上的阿片受体,通过 G 蛋白偶联机制,抑制腺苷酸环化酶,关闭突触前膜电压敏感 Ca^{2+} 通道,减少 P 物质等神经递质释放,开放突触后膜 K^+ 通道,使突触后膜超极化而抑制痛觉冲动传导,产生镇痛作用。同时,内源性阿片肽还可通过增加中枢下行抑制系统对脊髓背角感觉神经元的抑制作用而产生镇痛作用。吗啡等外源性阿片类镇痛药作为阿片受体激动剂,通过激活上述抗痛系统,模拟内源性阿片肽对痛觉的调制功能而产生镇痛作用。

【临床应用】

1.镇痛

吗啡对多种原因引起的疼痛均有效,但反复应用易致依赖性。除晚期癌性剧痛可长期应用外,一般只限于短期用于其他镇痛药无效的急性锐痛,如严重创伤、烧伤、手术等引起的剧痛。对急性心肌梗死引起的剧烈疼痛,不仅可以止痛,而且可减轻患者焦虑情绪和心脏负担。对胆绞痛和肾绞痛等内脏绞痛需加用 M 胆碱受体阻断药如阿托品等。对神经压迫性疼痛疗效较差。

晚期癌症患者常伴有严重的持续性疼痛,应常规给予止痛药物。有研究表明,定量定时给予镇痛药,维持一定的血药浓度而产生的镇痛作用往往优于疼痛发作时给药,因此,有吗啡的缓释剂上市。

2.心源性哮喘

心源性哮喘系急性左心衰竭引起肺水肿,导致肺泡换气功能障碍,CO_2 潴留刺激呼吸中枢,引起呼吸加快所致。除吸氧及应用强心苷、氨茶碱、呋塞米等药物外,静脉注射小剂量吗啡可产生良好的效果,可迅速缓解患者的气促和窒息感,促进肺水肿液的吸收。其机制是吗啡降低呼吸中枢对 CO_2 的敏感性,减弱反射性的呼吸兴奋,使急促浅表的呼吸得以缓解。同时,吗啡扩张外周血管,降低外周阻力,减轻心脏前、后负荷。吗啡的镇静作用有利于消除患者的紧张、恐惧、焦虑不安情绪,但休克、昏迷及严重肺功能不全或痰液过多者禁用。对其他原因引起的肺水肿,如尿毒症所致肺水肿,也可应用吗啡。

3.止泻

适用于非细菌性急、慢性消耗性腹泻,可选用阿片酊或复方樟脑酊。对细菌感染性腹泻,应同时服用抗菌药。

【不良反应】

1.耐受性和依赖性

治疗量的吗啡连续反复应用后,除了缩瞳和便秘外,其他大部分效应都会逐渐减弱,形成耐受性,表现为吗啡使用剂量逐渐增大和用药间隔时间缩短,且阿片类药物间有交叉耐受性。患者会发生病态性嗜好而产生依赖性,包括精神依赖性和躯体依赖性。成瘾性即躯体依赖性,停药后出现戒断症状,表现为烦躁不安、失眠、疼痛、流鼻涕、流泪、出汗、震颤、呕吐、腹泻、发热、瞳孔散大、焦虑、虚脱和意识丧失。吗啡和海洛因停药后 6~10h 开始出现戒断症状,停药后 36~48h 最严重。成瘾者都有强迫性觅药行为,常不择手段去获取药品,不仅严重损害用药者的健康,还可造成严重的社会问题。故阿片类镇痛药应按国家颁布的《麻醉药品管理条例》严格管理,限制使用。

吗啡产生耐受性和依赖性的机制还未完全阐明。现认为主要是神经组织对吗啡产生了适应性,其中蓝斑核与吗啡依赖性和戒断症状有直接的联系。蓝斑核由去甲肾上腺素能神经元组成,阿片受体分布密集。内阿片肽和吗啡均可抑制蓝斑核放电。当对吗啡产生耐受和依赖后,一旦停用吗啡,蓝斑核的放电加速而出现戒断症状,表明戒断症状的产生可能与蓝斑核去甲肾上腺素能神经元的活动增强有关。α_2 受体激动剂可乐定可抑制蓝斑核放电,故可缓解吗啡的戒断症状,但不能消除成瘾者对吗啡的渴求心理。近年发现导水管尾部灰质(CPAG)的脑啡肽能神经元、谷氨酸能神经元和 GABA 能神经元及其相互作用与吗啡戒断症状产生密切相关。

2.一般不良反应

治疗量吗啡可引起眩晕、头痛、恶心呕吐、便秘、嗜睡、呼吸抑制、排尿困难、胆绞痛。还可引起颅内压升高和体位性低血压。

3.急性中毒

吗啡过量可引起急性中毒,表现为昏迷、呼吸深度抑制(可至 2～4 次/min),瞳孔极度缩小呈针尖样,血压降低甚至休克。呼吸肌麻痹是致死主要原因。抢救措施主要是人工呼吸、吸氧、补液,并使用吗啡拮抗药(纳洛酮等)拮抗吗啡呼吸抑制。

鉴于吗啡的呼吸抑制、血管扩张和延长产程的作用,且能通过胎盘屏障或经乳汁分泌,抑制新生儿和婴儿呼吸,故禁用于分娩止痛和哺乳期妇女止痛。因抑制呼吸、抑制咳嗽反射及促组胺释放可致支气管收缩,禁用于支气管哮喘及肺心病患者。此外,甲状腺功能减退、肾上腺皮质功能不全、前列腺肥大、排尿困难、肝功能严重减退患者和颅脑损伤所致颅内压升高的患者及新生儿和婴儿禁用。

可待因

可待因又名甲基吗啡。口服易吸收,生物利用度为 60%,血浆 $t_{1/2}$ 为 2～4h,过量时可延长至 6h。大部分在肝脏代谢,约 10% 脱甲基为吗啡。代谢产物及少量原形(10%)经肾排泄。

可待因与阿片受体亲和力低,药理作用与吗啡相似,但作用较吗啡弱,其镇痛作用为吗啡的 1/12～1/10,镇咳作用为吗啡的 1/4。本药无明显镇静作用,对呼吸中枢抑制也较轻。临床用于中等程度的疼痛和剧烈干咳。无明显便秘、尿潴留及体位性低血压等副作用,欣快感和成瘾性也低于吗啡,但仍属于限制性应用的精神药品。

哌替啶

哌替啶,又名杜冷丁、麦啶,为苯基哌啶衍生物,于 1937 年人工合成阿托品类似物时发现其具有吗啡样作用,是目前临床最常用的人工合成镇痛药。

【体内过程】

口服生物利用度为 40%～60%,故一般注射给药。血浆蛋白结合率为 60%,可通过胎盘屏障进入胎儿体内。血浆 $t_{1/2}$ 为 3h。主要经肝转化为哌替啶酸及去甲哌替啶,后者 $t_{1/2}$ 为 15～

20h,有中枢兴奋作用,与中毒时发生的惊厥有关。代谢产物再以结合形式经肾排泄,仅少量以原形排出。

【药理作用】

1.中枢神经系统

作用与吗啡相似。皮下或肌内注射后 10min 可产生镇静、镇痛作用,但作用持续时间比吗啡短,仅 2～4h。镇痛强度约为吗啡的 1/10。部分患者用药后出现欣快,成瘾性发生较慢,戒断症状持续时间较短。哌替啶亦使呼吸中枢对 CO_2 的敏感性降低而抑制呼吸,但较吗啡弱。可兴奋延脑催吐化学感受区及增加前庭器官的敏感性,故易产生眩晕、恶心和呕吐。无明显中枢性镇咳作用。

2.兴奋平滑肌

虽可中度提高胃肠道平滑肌及括约肌张力,减少推进性蠕动,但作用短暂,所以不引起便秘,亦无止泻作用。可引起胆道括约肌痉挛,提高胆道内压力,但比吗啡弱。治疗量对支气管平滑肌无影响,大剂量可引起支气管平滑肌收缩。对妊娠末期子宫,并不对抗催产素的作用,故不延缓产程。

3.心血管系统

促组胺释放,抑制血管运动中枢,引起血管扩张;对心脏具有负性肌力作用;偶可引起体位性低血压。呼吸抑制使体内 CO_2 蓄积,扩张脑血管升高颅内压。

【临床应用】

1.镇痛

哌替啶对多种疼痛均有效,如手术、创伤、晚期癌症等引起的疼痛。镇痛作用虽弱于吗啡,但成瘾性较吗啡弱,产生也较慢,故常作为吗啡的代用品用于各种剧痛。因其能提高平滑肌的兴奋性,故对胆绞痛和肾绞痛等内脏绞痛患者需加用阿托品。新生儿对哌替啶的呼吸抑制作用非常敏感,故产妇于临产前 2～4h 内禁用,以免抑制出生后新生儿的呼吸。每日使用剂量不应超过 600mg。连续用药不应超过 48h,故慢性钝痛不宜使用。

2.麻醉前给药及人工冬眠

哌替啶的镇静作用可消除或缓解患者对手术的紧张、恐惧情绪,减少麻醉药用量。与氯丙嗪、异丙嗪等组成冬眠合剂,用于人工冬眠疗法。

3.心源性哮喘和肺水肿

作用与机制同吗啡,可扩张外周血管,降低外周阻力,减轻心脏负荷,有利于肺水肿的消除;降低呼吸中枢对 CO_2 的敏感性,减弱过度的反射性呼吸兴奋作用,使急促或表浅的呼吸得以缓解。

【不良反应】

治疗量哌替啶可引起眩晕、出汗、口干、恶心呕吐、心悸、体位性低血压等。反复使用也易产生耐受性和成瘾性。过量可抑制呼吸。偶可引起震颤、肌肉痉挛甚至惊厥。有轻微的阿托品样作用,给药后可致心率加快,故室上性心动过速患者不宜使用。其他禁忌证同吗啡。

【药物相互作用】

本药与单胺氧化酶抑制剂合用可因干扰去甲哌替啶的代谢而使之蓄积，引起兴奋、高热、出汗、神志不清、重度呼吸抑制、昏迷甚至死亡。纳洛酮、尼可刹米、烯丙吗啡可降低本药的镇痛作用；而巴比妥类、酚噻嗪类、三环类抗抑郁药、硝酸酯类抗心绞痛药等可增强本药的作用。本药可增加双香豆素的抗凝作用，后者应按凝血酶原时间调整用量。

芬太尼

芬太尼的化学结构与哌替啶相似，主要激动 μ 受体，属短效、强效镇痛药，作用与吗啡相似，镇痛效力为吗啡的 80～100 倍。起效快，静注后 1～2min 达高峰，维持约 10min；肌注15min 起效，维持 1～2h。血浆蛋白结合率为 84%，经肝脏代谢而失活，$t_{1/2}$ 为 3～4h。临床主要用于各种原因引起的剧痛。与氟哌利多合用可产生"神经安定镇痛"效果，以完成某些小手术或医疗检查，如烧伤换药、内镜检查等。与全身麻醉药或局部麻醉药合用，可减少麻醉药用量。

不良反应如恶心、呕吐及胆道括约肌痉挛等弱于吗啡。大剂量可产生明显肌肉僵直，静脉注射过快可致呼吸抑制，反复用药也能产生依赖性。不宜与单胺氧化酶抑制剂合用，禁用于支气管哮喘、重症肌无力、颅脑肿瘤或颅脑外伤引起昏迷的患者及 2 岁以下婴幼儿。

阿芬太尼

阿芬太尼主要作用于 μ 受体，对 κ 和 δ 受体作用较弱。起效比芬太尼快 4 倍，静注后1.5～2min 作用达峰，但因其本身具有弱亲脂性而发生迅速的再分布，故作用持续时间较短，维持约 10min。消除 $t_{1/2}$ 为64～129min。经肝脏代谢失活后经尿排出。镇痛作用比芬太尼小1/4，对呼吸的抑制作用一般仅持续数分钟，比芬太尼短。对手术后呼吸的抑制可用阿片拮抗药完全消除。适用于短小手术，对于时间较长的手术，推注一次后可根据需要继续静脉滴注或附加注射。

美沙酮

美沙酮为 μ 受体激动药，其镇痛作用强度与吗啡相当，但作用持续时间明显长于吗啡，左旋体的作用强度为右旋体的 8～50 倍，临床常用其消旋体。口服生物利用度为 92%，血浆蛋白结合率为 89%，$t_{1/2}$ 为 35h。达到稳态血药浓度的时间为 4～10 日。主要经肝脏代谢并从肾脏排泄，酸化尿液可增加其排泄。反复使用有一定蓄积性。单次给药的镇静作用较弱，多次给药可产生显著的镇静作用。临床适用于创伤、手术后、晚期癌症等引起的剧痛。缩瞳、便秘、升高胆道内压力和抑制呼吸等作用亦较吗啡轻。由于其耐受性和依赖性的发生较慢，停药后的戒断症状也较轻，且易于治疗。使用美沙酮期间，注射吗啡不再产生欣快感，停用吗啡也不再出现明显的戒断症状。因此，美沙酮是常用的吗啡和海洛因等成瘾者脱毒治疗时的替代药物。

第二节 阿片受体拮抗药

这类药物用于治疗阿片类药物过量有显著的疗效。随着对病理生理状态下（如休克、脑卒中、脊髓和脑外伤）内源性阿片系统作用认识的深入，这些拮抗药将会有更多的治疗适应证。

一、药理学特性

如果内源性阿片系统尚未激活,阿片受体拮抗药的药理作用就取决于有无预先使用某种阿片受体激动药、该阿片类药物的药理特性,以及之前对阿片类药物产生的躯体依赖性的程度。

1.无阿片类药物时的作用

皮下注射 12mg 的纳洛酮(NARCAN)不会产生可察觉的主观效应,24mg 仅引起轻度困倦。纳曲酮似也是一种相对纯粹的拮抗药,但其口服效力更高,作用时间更长。当纳洛酮剂量超过 0.3mg/kg 时,可使正常人的收缩压升高,记忆测试表现下降。有一研究发现高剂量的纳曲酮似可引起轻微烦躁不安,其他一些研究则认为它几乎没有主观作用。

虽然高剂量的拮抗药可望改变内源性阿片肽的作用,实际观测到的效应却常常轻微且有限。这最可能反映的是内源性阿片系统的活性处于较低水平。在这方面,镇痛效应不同于内分泌效应,因为纳洛酮较易使激素水平发生可见的变化。有趣的是,纳洛酮似可阻断安慰剂和针灸的镇痛作用。

内源性阿片肽显然是通过对某些下丘脑释放激素的释放产生强烈抑制作用来参与垂体分泌的调节。因此,给予纳洛酮或纳曲酮可促进 GnRH 和 CRH 的分泌,升高 LH、FSH 和 ACTH 以及由其靶器官产生的类固醇激素的血浆浓度。纳洛酮在女性可刺激催乳素的释放。

2.拮抗作用

肌内或静脉注射小剂量(0.4~0.8mg)纳洛酮可防止或迅速逆转 μ 受体激动药的作用。伴有呼吸抑制的患者用药后 1~2 分钟内呼吸频率即可增加。镇静作用可被逆转,若血压已经降低,也可恢复正常。为了对抗丁丙诺啡引起的呼吸抑制,需应用更高剂量的纳洛酮。静脉给予 1mg 纳洛酮可完全阻断 25mg 海洛因的效应。纳洛酮可逆转激动-拮抗药如喷他佐辛所致的精神病样和烦躁不安作用,但所需的剂量较大(10~15mg)。拮抗作用的持续时间取决于所用剂量,但通常为 1~4 小时。纳洛酮对阿片类药物的拮抗效应常伴有"超射"现象。例如,被阿片类药物抑制的呼吸频率在使用纳洛酮后可暂时变得比抑制前的更快。儿茶酚胺的反跳性释放可能会导致高血压、心动过速和室性心律失常。肺水肿也见有报道。

3.对躯体依赖性的作用

对吗啡样阿片类药物依赖者,皮下注射小剂量(0.5mg)的纳洛酮可促发中到重度的戒断症状,与阿片类药物突然撤药的症状极为相似,不同的是这些症状在纳洛酮用药后几分钟内即可出现,约 2 小时后消失。症状的严重程度和持续时间与拮抗药的剂量以及依赖性的程度和类型有关。较高剂量的纳洛酮在喷他佐辛、布托啡诺或纳布啡依赖患者均可促发戒断症状。纳洛酮产生"超射"现象暗示单次使用 μ 受体激动药后 6~24 小时可出现早期急性躯体依赖性。

4.耐受性和躯体依赖性

即使长期大剂量使用纳洛酮,停药后也不会出现任何可辨识的戒断症状,纳曲酮(另一种相对纯粹的拮抗药)的撤药也很少产生症状和体征。然而,长期应用拮抗药会增加脑内阿片受体的密度,对随后所使用的阿片受体激动药的效应有暂时性的放大作用。纳曲酮和纳洛酮极少或没有滥用的可能性。

5.吸收、代谢和排泄

虽然纳洛酮易经胃肠道吸收,但进入体循环前几乎完全被肝脏代谢,因此必须经胃肠外给药。纳洛酮的半衰期约为1小时,但其临床效应的持续时间会更短。

与纳洛酮相比,纳曲酮口服后可更多地保留其效力。中等剂量口服后,其作用持续时间接近24小时。用药后1~2小时达血浆峰浓度。其表观半衰期约为3小时,且长期用药也不会改变。纳曲酮的效力比纳洛酮强得多,阿片类药物成瘾者口服100mg纳曲酮后,产生的组织内浓度足以对抗25mg海洛因静脉用药所致的欣快感,时间长达48小时。

二、临床应用

阿片受体拮抗药已明确用于阿片类药物中毒尤其是呼吸抑制的治疗,以及阿片类药物躯体依赖性的诊断,并作为治疗药物用于阿片类药物强迫性用药者。纳曲酮已被美国FDA批准用于治疗酒精滥用。

阿片类药物过量的治疗:盐酸纳洛酮应慎用于阿片类药物过量,因其在依赖者也可促发戒断症状,并引起不良的心血管副作用。只要小心调整纳洛酮的剂量,往往有可能对抗呼吸抑制效应而不引发完全的戒断症状。纳洛酮的作用持续时间相对较短,常需反复给药或持续输注。母亲经静脉或肌内注射阿片类药物会继发新生儿呼吸抑制,阿片受体拮抗药也可有效减轻此效应。在新生儿,纳洛酮经静脉、肌内或皮下注射的起始剂量为$10\mu g/kg$。

参考文献

[1]刘春峰,魏克伦.儿科急危重症[M].北京:科学出版社,2019.

[2]陈国洪.儿科神经系统发作性疾病的诊断与治疗[M].郑州:河南科学技术出版社,2019.

[3]刘春峰.儿科诊疗手册[M].3版.北京:科学出版社,2020.

[4]李智平,翟晓文.儿科常见疾病药物治疗的药学监护[M].北京:人民卫生出版社,2020.

[5]谭国军.儿科常见疾病临床诊治要点[M].长春:吉林科学技术出版社,2019.

[6]安文辉.小儿内科疾病临床诊疗思维[M].长春:吉林科学技术出版社,2019.

[7]曹玲.儿童呼吸治疗[M].北京:人民卫生出版社,2019.

[8]陈育智.儿童支气管哮喘的诊断及治疗[M].北京:人民卫生出版社,2020.

[9]魏克伦.小儿呼吸系统常见病诊治手册[M].北京:科学出版社,2017.

[10]魏克伦,尚云晓,魏兵.小儿呼吸系统常见病诊治手册[M].北京:科学出版社.2020.

[11]李德爱,陈强,游洁玉,邱晓春.儿科消化系统疾病药物治疗学[M].北京:人民卫生出版
社,2019.

[12]罗健东,闵清.临床药理学[M].2版.北京:科学出版社,2019.

[13]王克威.药理学[M].2版.北京:北京大学医学出版社,2018.

[14]杨宝峰,陈建国.药理学[M].9版.北京:人民卫生出版社,2018.

[15]潘年松,冯彬彬.中药药理基础[M].北京:中国中医药出版社,2018.

[16]于世英,杜光,黄红兵.临床药物治疗学·肿瘤[M].北京:人民卫生出版社,2017.

[17]杨俊卿,秦大莲.药理学[M].2版.北京:科学出版社,2019.

[18]沈祥春.药理学[M].北京:科学出版社,2019.

[19]彭成.中药药理学[M].北京:中国中医药出版社,2018.

[20]胡义扬,刘成海.肝脏病常用中药药理与临床[M].上海:上海科学技术出版社,2018.

[21]王筠默.中药药理学[M].上海:上海科学技术出版社,2018.

[22]徐宏喜.中药药理学[M].3版.上海:上海科学技术出版社,2019.

[23]陆茵,马越鸣.中药药理学[M].2版.北京:人民卫生出版社,2016.

[24]梁日欣,杨洪军.中药药理学研究进展[M].北京:科学出版社,2017.

[25]冯彬彬.中药药理与应用[M].4版.北京:人民卫生出版社,2018.

[26]孙建宁,彭成.中药药理学专论[M].2版.北京:人民卫生出版社,2017.

[27]黄峻,黄祖瑚.临床药物手册[M].5版.上海:上海科学技术出版社,2015.

[28]李宏建.临床药物治疗学·心血管系统疾病[M].北京:人民卫生出版社,2016.

[29]史伟.临床药物治疗学·肾脏疾病[M].北京:人民卫生出版社,2017.

[30]赵霞,张伶俐.临床药物治疗学·妇产科疾病[M].北京:人民卫生出版社,2016.

[31]徐虹.临床药物治疗学·儿科疾病[M].北京:人民卫生出版社,2016.

[32]姜远英,文爱东.临床药物治疗学[M].4版.北京:人民卫生出版社,2016.

[1] ......

[2] ......

[3] ......

[4] ......

[5] ......